崔述生全国名老中医药
专家传承工作室 组织编写

崔述生 主编

《第二版》

崔述生正骨推拿经验集

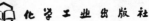

化学工业出版社

·北京·

内容简介

本书全面收集、整理国家级名老中医崔述生临床正骨推拿经验，包括崔述生学术渊源、学术思想体系、手法理论体系、经验特色手法，以及伤科疾病、内科疾病、妇科疾病、儿科疾病的推拿手法诊疗等方面，还附有练功十八法、床上八段锦、放松功以及伤科常用方药等内容的介绍。本书可供推拿医师及从业者，各级中医、中西医结合临床工作者、医学生参阅。

图书在版编目（CIP）数据

崔述生正骨推拿经验集 / 崔述生主编；崔述生全国名老中医药专家传承工作室组织编写. —2版. —北京：化学工业出版社，2023.1
ISBN 978-7-122-42478-5

Ⅰ. ①崔… Ⅱ. ①崔… ②崔… Ⅲ. ①正骨手法②推拿 Ⅳ. ①R274.2②R244.1

中国版本图书馆 CIP 数据核字（2022）第 206548 号

责任编辑：邱飞婵　　　　　　　　文字编辑：满孝涵
责任校对：王鹏飞　　　　　　　　装帧设计：关　飞

出版发行：化学工业出版社
　　　　　（北京市东城区青年湖南街 13 号　邮政编码 100011）
印　　刷：北京云浩印刷有限责任公司
装　　订：三河市振勇印装有限公司
850mm×1168mm　1/32　印张 11½　字数 309 千字
2023 年 5 月北京第 2 版第 1 次印刷

购书咨询：010-64518888　　　　　售后服务：010-64518899
网　　址：http://www.cip.com.cn
凡购买本书，如有缺损质量问题，本社销售中心负责调换。

定　　价：59.00 元　　　　　　　　版权所有　违者必究

主编简介

崔述生 北京中医药大学教授、主任医师，国家级名老中医，全国劳动模范，首都名中医，首届北京中医行业榜样。全国第六批、第七批老中医药专家学术经验继承工作指导老师，北京市第四批、第五批、第六批老中医药专家学术经验继承工作指导老师，拥有"崔述生全国名老中医药专家传承工作室""北京中医药薪火传承'3＋3'工程崔 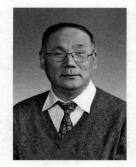 述生名老中医传承工作室"以及"北京中医药薪火传承'3＋3'工程建设单位崔述生名医传承工作站"。多次担任市、区政协委员。任中国中医药信息学会正骨推拿分会会长，中国中医药信息学会主任委员，中国中医药学会理事，北京中医药学会正骨推拿分会顾问，中华人民共和国人力资源和社会保障部、中华人民共和国国家卫生健康委员会、国家中医药管理局、中国残疾人联合会高级职称评审委员会委员，执业医师考试委员会委员。

崔述生教授主持国家及省部级重点科研课题多项，其中研制用于治疗跌打损伤的外用药膏——速效损伤灵，获得北京市科技进步三等奖。"崔氏手法传承记"系列讲座获得"第二批北京中医药传承精品课程"奖项，并受到北京市中医管理局的表彰。在核心期刊发表论文及文章百余篇，出版医学专著10部，获全国中华中医药学会优秀著作奖。

崔述生教授师从"北派一指禅"代表卢英华，从事中医临床、教学及科研工作近50年，擅长运用推拿、点穴、中药内服外用治疗伤科、内科、儿科以及妇科疾患。主张"三个结合"思想——中药内治法与外治法相结合、药物治疗与非药物治疗相结合、物理疗法与手法治疗相结合。开创"拨筋派"，形成一系列独特的推拿手法，例如"七线拨筋法""'三拍、三扳、三点'法""头部推拿十法""腹部推拿八法""背部推拿六法"等，同时创编"电脑工作者'闹钟式'颈部保健操""青少年脊柱保健操"。形成了以"点拨齐用，筋骨并重，药术相辅，形神同调"为核心的学术思想。

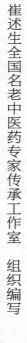

编写人员名单

主　编　崔述生

编　者

崔述生　王永谦　孙　波　丁洪磊　张　旭
李佃波　吴寿长　姜孟家　卢国明　裴明明
甄苗苗　崔　璇　潘慧钗　尤　璐　石　玥
关宣可

崔述生全国名老中医药专家传承工作室　组织编写

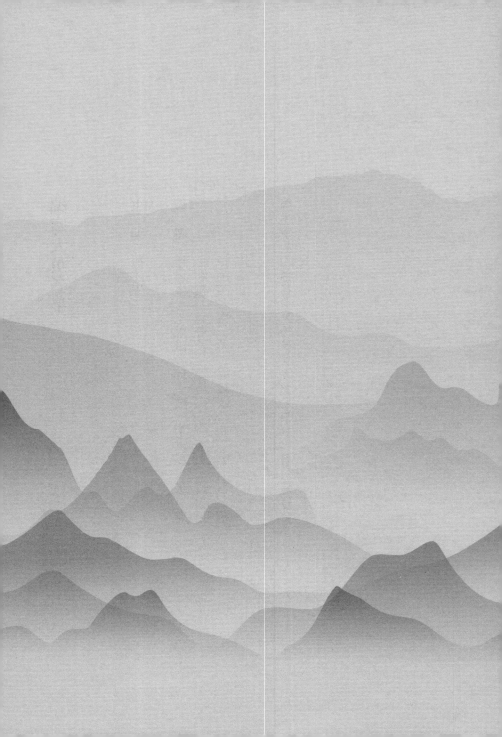

前言

　　中国医学是一个伟大的宝库，中医推拿学又是宝库的重要组成部分，它是我国劳动人民长期与疾病做斗争的过程中的经验总结。为继承发扬祖国医学遗产，谨将国家级名老中医崔述生的临床正骨推拿经验进行收集、整理，并结合临床跟师的心得体会，编撰成册。

　　《崔述生正骨推拿经验集》第一版于 2015 年 10 月出版，距今 7 年有余，其中涉及崔老师临床经验内容虽广泛，但对于崔老师临床学术体系、传承创新特色的总结不够完善。故本次再版在上一版的基础上，对书中所涉及的内容进行了重新编排，将崔老师在临床中口述的内容进行收集整理，其中，上一版的上篇内容进行了大篇幅的修改，新增了燕京骨伤手法流派形成，崔述生学术渊源、学术思想体系、手法理论体系，并将崔氏经验特色手法以单独的篇幅进行了详细讲解，以求在全面体现崔老师临床常用手法的基础上，做到丰富、翔实、深入。

　　本书介绍了崔述生临床正骨经验，按照内容分为总论，伤科疾病分论，内科、妇科、儿科疾病分论三篇。

　　① 总论：介绍崔述生学术渊源、学术思想和手法理论体系以及经验特色手法。本书所载之手法，既有前贤已用者，又含崔老师所独创者，多为临床经验所得，甚为珍贵。

　　② 伤科疾病分论：顾名思义，中医骨伤所常用的正骨推拿手法，为崔老师独到之处，亦是本书之精华。

③ 内科、妇科、儿科疾病分论：崔老师善用推拿手法治疗一些内科、妇科、儿科疾病，并甚有疗效。

此外，本书附录部分还介绍了练功十八法、床上八段锦、放松功的习练方法，以及伤科常用方药。

本书在编写过程中，得到有关同志的大力支持和协助，在此一并致谢。由于编者水平和经验有限，书中难免有不足之处，恳请读者提出宝贵意见，以便今后修订完善。

本书基于"道术结合"思路与多元融合方法的名老中医经验传承创新研究（项目编号：2018YFC1704100），东部地区名老中医学术观点、特色诊疗方法和重大疾病防治经验研究（课题编号：2018YFC1704102）的支持。

编者

目 录

下篇
内科、妇科、儿科疾病分论　/　223

附录　/ 285

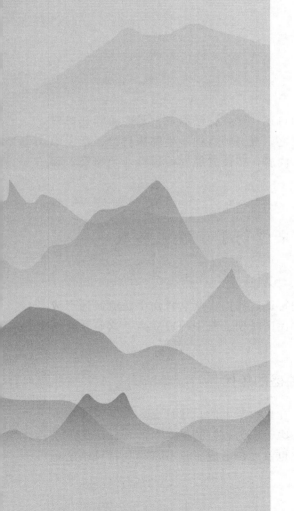

上篇

总论

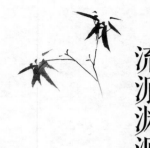

第一章　流派渊源

本章内容经崔述生老师口述，学生记录而成。其中由师徒口口相传者有之，难以考证者有之，崔老师重视学生临床侍诊，常说中医需要薪火相传，阅读本章内容，望读者能知传道授业之路径，师之本愿。

第一节　燕京骨伤手法流派形成

根据各历史时期的时代特征，我们将燕京骨伤手法流派的形成分为三个时期：明清时期、民国时期、新中国成立后。这三个时期有着各自不同的特点。

一、明清时期——御医独盛的年代

北京是明清两朝都城。在皇权至上的封建社会，御医主要服务于皇族、大臣，这种"臣为医、君为患"的臣对君的特殊医患关系在北京持续了数百年，由此也就逐步形成了具有京师独特风格的御医派，骨伤手法流派亦如此。在明朝有凤阳门骨伤流派；在清朝有上驷院绰班处骨伤流派。这都是在当时极为重要的骨伤手法流派。特别是上驷院绰班处，在清朝初期由于战争的频发，在医治伤者时要求康复快、愈后功能恢复好，这两大要求对后世历代绰班御医影响很大。清廷甚至对绰班御医硬性规定在医治骨折及跌损者时限以日期治愈，"逾期则惩治焉"。在这种情形下，绰班御医们必须精研理论、勤于实践，并且还要有完整的教学制度及岗位职责制度。正因为这样，上驷院绰班处的骨伤手法流派才得以很好地流传及发展。也是基于丰富的经验、完善的体系，在经历了清王朝灭亡、民国时期的动荡之后，上驷院绰班处的学术思想、治疗技法在当代的骨伤医疗环境中，仍然有着重要的意义，占有一席之地。这一时期民间虽然也有一些名医，但由于各种原因，未形成独立的流派，也就逐渐消亡在历史的长河中了。

二、民国时期——流派的涅槃与发展

清末民初时期，北京并无专门的正骨按摩诊所。那时从事正骨按摩的有两种人，一种是理发馆的剃头师傅，不少剃头师傅都多少会点正骨按摩术，百姓有骨伤、脱臼、软组织挫伤等疾病时，多到剃头棚找剃头师傅治疗；另一种是武馆或镖局里的正骨师，跌打损伤者常托人请武馆里的"绰班"治疗。民国后期才逐渐出现正骨按摩诊所。20世纪30年代京城较为有名的正骨按摩师有夏锡五、萨仁山、刘寿山、刘道信、王凤舞等。

民国时期，身为前清御医的夏锡五在朝阳门内北小街开设松山堂正骨科诊所，悬壶行医。

萨仁山，原名沙尼尔·扎拉前，字金寿，鄂伦春族，北京市人，生于1898年。萨仁山早年肄业于民国大学，先从师王云鹏学习中医内科，后从师上驷院绰班处于月如大夫，学习达13年。1936年在京行医。萨仁山善治骨折、脱臼、扭伤、挫伤。他倡导改进骨折固定用具，对上驷院绰班处的医技发展做出了贡献。

刘寿山，名泉，字寿山，男，北京市人。刘寿山幼年随舅父学针灸。他 19 岁拜骨科名家文佩亭老先生为师，口传心授，继承了文老先生正骨经验，后在东城、朝阳门一带开业行医，并且施舍医药，济贫于劳动人民。由于技术高超，治愈骨伤患者不计其数，誉满京城。

曹锡珍，字聘忱，河北省昌黎县人，生于 1898 年，卒于 1978 年。1916 年—1924 年在昌黎拜前清御医孙仲选为师，学习按摩、小儿推拿、中医学。1925 年—1927 年在天津师从吴卫尔学习西医。1934 年他应北平名医施今墨先生之请，任华北国医学院董事、按摩教授。他的手法先以"推经络、点穴位"为宗，再根据病症选择适应之按摩手法为辅，祛病强调"以治经为主，宁失穴勿失经"之戒。然调理病症，先生则擅长根据经穴之特点，以补、泻、和三种按摩法为先导。逐渐形成了以"经穴按摩"为代表的"曹氏按摩学派体系"。

上驷院绰班处的"绰班"起源于蒙满八旗，而少林伤科起源于中原少林。少林派武学出众，而练武常造成损伤，所以演武者多通晓部分医理和伤科手法技术，有些成了武医兼修的名家，当时在北京最具代表性的就是刘道信和王荣彪。

刘道信，字义臣，祖籍山东省邹平县，邹平刘氏世传之正骨流派，起源于本家族先祖，刘家自明朝开始即世传少林武技和正骨医术，传至刘道信已有数代。先生自幼就读私塾，兼学家传少林武技。稍长随其父兑峰公及家叔仙峰公亲授接骨治伤之术，对接骨渐渐有所领悟。自 16 岁始，若值父、叔外出，有求诊者往往代为诊疗，时亦有效。由于天资聪慧，又勤于实践，医术渐有长进，在邹平一带享有盛誉。1908 年到北京"会友镖局"供职，后受聘于"瑞蚨祥绸缎庄"守护西郊民巷库房，兼疗跌打损伤及教授武术，之后在北京西城和平门内翠花街正式悬壶行医，深受患者拥戴。

王荣彪是另一位少林派的正骨按摩医家。王荣彪，字锡鹏，男，河北省安次县人。王荣彪的父亲是安次县远近闻名的正骨医生，善习武术，王荣彪在少年时在家习武，同时学习正骨医术，受到父亲的真传，并精通诗、书、绘画。他在光绪年间来到北京。由于武术卓绝、功夫出众，被公认为"北方大侠"，收于万籁声所著

《武术汇宗》一书中。除武功外，先生正骨医术亦大受赞誉，曾被南京政府聘为正骨科总监考。1929年南京举行全国武术比赛，王荣彪被聘为总裁判长，并曾率团访日，在日本进行比赛及表演。1930年以后在北平隆福寺内设医馆，专治骨伤等病，行医授徒，是一位医、武结合的民间正骨医生。刘寿山曾受到王荣彪指点。

黄乐山，男，北京市人。黄乐山先生幼年习医，拜佟绍武、王雅孺为师学习骨科技术，对骨折、脱臼以及软组织挫伤有数十年之经验，尤其对陈旧性关节脱位和腰椎间盘脱出症的复位有独到之处。

成业田，男，河北省高阳县人。幼年在家习医，师承其父，侍诊多年。1936年来京开业，精于正骨按摩医术，且能书法，因此其交往遍及文艺界、艺术界，曾担任程砚秋先生保健医生，并为舞台工作人员进行治疗外伤正骨服务。

王鸿术，男，北京市人。王鸿术为正骨名家王凤舞之子，祖居东城金鱼胡同校尉营，自幼从父学习正骨。1939年独立工作，继承父业，仍在原址行医。20世纪二三十年代在京城享有盛名，求医者甚众，门庭若市，颇受群众之爱戴，当年民众称赞："有骨伤就找校尉营王鸿术"。

董万鑫，生于1921年，河北省香河县人，13岁起跟随北京西城宏庙正骨诊所的创始人陈启学习中医正骨，深得陈启真传。

动荡的社会环境，加上废止国医论的影响，使得中医的发展相对缓慢，但同时由于民众的需求，也给各派医家们提供了从业的群众基础、成名的机会和开山立派的机遇。各医家流派在动荡时期的历练中，或很好地生存下来，开山立派；或凭一技之长隐于民间而难成一代大家；或消失在历史的洪流中。这是一个去粗取精、自然选择的过程。

在这期间，那些医术精湛、医德高尚的医家借此机会开始在纷乱的社会中占得一席之地，得到民众及同行的认可，为本流派的创立打下了基础。另外，在这一时期，成名立派者有之，但若要广收门徒，将本流派发扬光大则比较困难。有几个原因：社会动荡，生存第一；师授徒未必全授，总要留一些后手。如杜自明老先生在

《中医正骨经验概述》一书中曾提到由于旧社会制度的影响，虽然拜师求教，也只能学到一丁半点的东西。即使他自己收徒，也不肯全盘教人，总是怕"教好学生，饿死先生"。

三、新中国成立后——流派的兴盛与百家争鸣

新中国成立，百废待兴，中医事业更是如此。1954年6月，毛主席指示："即时成立中医研究机构，罗致好的中医进行研究，派好的西医学习中医，共同参加研究工作。"周总理督促卫生部于9月12日派鲁之俊、朱链、何高民负责筹建中医研究院，并且从全国各地聘请中医名家来京工作，其中就包括杜自明、葛云彬、尚天裕。并且葛云彬、杜自明均在广安门医院工作，这使得广安门医院成为当时骨伤手法流派的汇聚之地，为流派的再融合创造了先决条件。另外，许多在北京已经成名的中医在党的中医政策感召下，放弃私业、就任公职。如刘道信放弃私业后在广安门医院工作，夏锡五在护国寺医院开展宫廷正骨，曹锡珍到宣武医院按摩科工作。这一时期，由于社会稳定、政策扶持，各流派对本派学术思想、技术特点做了较为全面的总结、整理，并多著书立说，以图书、影像资料等形式，保留了本流派的学术内容。当代有影响的许多中医骨伤手法流派均在此时得以发展。这一时期人才辈出，资料相对完整，在此不再赘述。

第二节　崔述生学术渊源概述

崔述生老师在从医过程中既有家传影响，也有系统的正骨推拿理论学习经历，更有师承学习的深远影响，特别是他还注重经典理论的学习提高，诸多因素促进崔述生老师学术思想的形成。

一、家传影响

崔述生老师的父亲崔国贵老先生是北京地区形意拳的代表人

物，国家武术高段位，尚氏形意拳继承人。在20世纪80年代初期北京市武术协会领导下成立的形意拳研究会担任重要职务，2005年10月在山东乐陵成立的中国尚氏形意拳研究会中担任名誉会长。

在崔国贵老先生晚年录制的《尚氏形意拳》视频中，对其学武过程有简单的介绍："我自幼喜爱形意拳，有幸获尚师高徒辛健侯（1931年全国擂台赛第一名）亲授指点，六十余载，行拳不辍，期间又走访诸多形意拳名家，交流技艺，学其精华，自认对尚氏形意拳有准确性继承，并在前人基础上有所发展……"

辛健侯作为尚氏形意拳的第一代传人，曾跟随河北形意拳大师李存义学习，因李存义年龄过大，正式拜尚氏形意拳创始人尚云祥先生为师，后随其父到沈阳，于1930年左右开办了辽宁国术馆，有"东北拳王"的称号。尚氏形意拳创始人尚云祥先生更是一位疾恶如仇的爱国武术家。在抗日战争爆发初期，他不仅担任二十九军的武术教官，还在全军传授自己的"五行刀术"，在与日寇喜峰口交战时大显神威，"大刀向鬼子们的头上砍去"流传至今。

形意拳与太极拳、八卦拳合称为我国三大内家拳拳种，位列中国四大名拳之一。修习要求"六合"，即：心与意合，意与气合，气与力合，肩与胯合，肘与膝合，手与足合。长期的耳濡目染使崔述生老师对中国传统武术、传统文化有了深入的了解，虽未随其父进行武术技法修习，但逐步养成了修习基础吐纳等功法的习惯，为其今后从事正骨推拿打下了良好的身体基础。

同时形意拳对力量的调整控制，特别是在习练时强调任何一个动作都必须具备的是"形""劲""气""意"，差一个都不行，是要靠"神"也就是精神意志来统领的。形、劲、气、意是"神"表现的基础，而"神"是形、劲、气、意的综合体现，它们互为表里，互为因果。而在发力时要求做到"整劲"，也就是将人体所具备的劲力汇聚为一，在运劲时，要求全身各部都在高度集中的唯一意念的支配下，遵循同一个技法的要求，一动无有不动地进行专一的配合，按照先聚气松沉，再由根至梢，节节贯通，依次传递的方法，就能使劲由根而起，逐步汇散成整，达于着力梢端而发出。这些形意拳深邃的理论与实践精华，也为崔述生老师更深地领会"意"与"力"的运用起到了关键性的作用。

二、学习经历

崔述生老师自参加工作起就在北京市东城区少年宫红医班工作，先后参加了卫生部组织的"全国新医正骨按摩学习班"（1975年—1976年）；北京中医学院组织的"中医干部培训班"（1978年—1979年）；北京中医药学会组织的第一期"中医正骨按摩学习班"（1980年—1981年）；北京中医药大学成人大专班（1993年—1996年）。通过多次短期学习，对正骨推拿理论有了初步的理解，也利用临床实习的机会，将理论与实践进行有机的结合。其中跟随马在山先生（1974年—1996年）和刘寿山先生（1978年—1979年）的学习经历，对崔老师影响深远。

马在山，自幼习医，秉承五代祖传经验，历经六十余年临床实践，擅长中医治疗骨科疾病。自1978年开始潜心研究中医药治疗股骨头坏死、骨折迟缓愈合、类风湿等疾病，为我国进行非手术中医治疗股骨头缺血性坏死的开创者之一，在总结了多年临床经验的基础上，针对激素性、外伤性、酒精中毒性等不同病因、不同类型股骨头坏死，开发研制了一系列中成药，自主创建了一套治疗股骨头坏死的中医综合疗法，以内服马氏系列制剂为主，包括活血健骨片、活血壮骨片、复骨片、骨蚀丸、补骨片等；辅以外治法，包括药浴法、熏敷法、推拿疗法、艾灸疗法等多种方法。

（1）药浴法　将中草药经过煎煮后的药液放入浴盆中，通过全身浸泡，药物即可通过皮毛、腧穴，由表及里渗透到肌肉、韧带和骨骼，以疏通腠理、开放毛窍，达到温经祛邪，通经活络，活血化瘀，调养气血之效，改善血液循环及髋关节功能。

（2）熏敷法　熏敷法是把中草药装入药袋后浸湿，放在蒸锅内开锅后蒸10～15分钟，用时药袋温度保持在40℃左右。在床上先铺一块塑料布，患者仰卧在塑料布上，将药袋放在患处，如药袋过热时可不使其接触皮肤，先用蒸气熏，待温度适合时再放在皮肤上，并放热水袋在药袋上面，以保持恒温，然后用塑料布包好，以防热气散失过快及污染衣物。每次熏敷 60 分钟。

（3）推拿疗法　医生运用轻巧的手法、熟练的推拿，达到舒筋活血、改善局部血液循环、恢复髋关节功能及防止肌肉萎缩的作用。

（4）马氏艾灸疗法　艾灸疗法是祖国医学宝库中一颗灿烂夺目的明珠。马老开展艾卷灸法治疗股骨头坏死，其作用机制是：局部刺激作用、经络调节作用、药物本身的药理作用、调节免疫功能作用、综合作用。通过以上五种机理，行气活血，疏通经络，温经散寒，促进血液循环，提高机体免疫力，达到促进股骨头修复的作用。

受马在山先生治疗"骨蚀病"的系列内服、外洗药物的启发，崔述生在正骨推拿过程中除了注意手法、技法的运用外，也特别注重内服、外用药物的经验总结，并积极开展科研创新，创制了 3 种外用药膏、洗剂，配合手法治疗，疗效突出。所研制的速效损伤灵曾获北京市科技进步三等奖。

刘寿山，名泉，字寿山，北京市人。19 岁拜文佩亭为师。文老先生及先师桂香五生前均在清朝上驷院任职。

刘寿山以手法取效而闻名遐迩，尝持"七分手法三分药"之说，他对接骨、上骱、治伤筋各备八法，推、拿、续、整、接、掐、把、托，接骨法也。提、端、捺、正、屈、挺、叩、捏，上骱法也。戳、拔、捻、捋、归、合、顺、散，治伤筋法也。较之《医宗金鉴》的八法，则大有发展与提高。他在运用手法时，稳准敏捷，用力均匀，刚柔相济，动作连贯，诚所谓"得之于心而应之于手者也"。筋骨的损伤，恒多以外科视之，刘氏独强调中医学的整体观点，谓"伤虽自于外，病已及于内；伤虽在于筋骨，病已及于气血。故治外伤，当明内损；治疗筋骨，当虑气血"。每临一证，既要辨患者之为青年、老年或妇女，亦要知其为脑力或体力劳动者。因为青年的气血充盈，老年则气血兼衰，妇女犹有经产的特殊生理。脑力劳动者多缺乏锻炼，劳力者形体恒坚实。故其受伤也，必因其体质不同而各有所异。或气滞而血凝，或气虚而血瘀，或气亏而血少，或血虚而气滞，必随其虚实之所在，而轻重疾徐其手法。就药物治疗而言，一般又常有其共性，如在早期，宜活血化瘀，以通畅其血脉；中期宜合营顺气，以调理其气机；后期宜强壮筋骨，以促进其康复。伤筋者当审其对骨骼有无影响；折骨者，应察其所属筋膜是否扭戾。

刘寿山认为骨伤科既要有整体观，又要有辨证法。他在骨伤科方面既有独特的临床经验，又有坚实的理论基础；外科不离于内科，心法尤优于手法。

刘氏非常重视练功手法，他自己毕生坚持锻炼，所以无论教学生，对患者，都要求习导引，练功夫。从患者言，足以增强体质，促进损伤修复；就医者言，体魄健壮，是提高手法运用不可少的基础。

刘寿山主张应用治疗手法要做到使患者不知其苦，或知痛已愈。为此，他严格遵循着准备、治疗和结束三个阶段的治疗过程与每个阶段的正确指导思想及方法。

准备阶段：多采用点穴、按揉、捻散、拔伸、试动等方法，达到疏通经络、散瘀、舒筋止痛和了解患肢功能活动范围的目的。点穴是以阿是穴和邻经、循经配穴为主，其特点是一手或双手同时点数个穴位，都在灌气颤抖中逐渐加重，由表入里，深达病所，再加按揉、捻散、拔伸，使患者不知其苦，为治疗做好准备。

治疗阶段："治筋喜柔不喜刚""肝主筋""肝主疏泄"，以柔而调达为顺，筋以柔韧为常。在施治中必须顺其生理，以柔制刚，切不可盲目粗暴，强拉硬扳，加重病情或造成再度损伤。在治疗脱位中强调在动中复位，以"摘"为关键。脱位后，由于筋挛使移位的关节端固定于关节盂缘，影响复位，所以巧妙地用一种"摘"的外力，解除两关节端的重叠交锁，便于复位。在治疗骨折中以"拔不开，接不上"为指导思想，即哲学上"欲合先离，离而复合"的原则。所以在治疗时要依据暴力方向，受伤机制与伤后的生理、病理变化，先顺势牵引，在断端移位时，旋转回功能位，继续牵引直至复位。

崔老师受刘寿山强调中医学的整体观点影响，深刻领会"伤虽自于外，病已及于内；伤虽在于筋骨，病已及于气血。故治外伤，当明内损；治疗筋骨，当虑气血"的理论精髓，特别是通过深入地领会中医基础思想，在临床工作中对于疾病的病因病机、治疗保健均强调整体辨证施治，治疗方式不局限于传统的手法治疗，往往根据实际情况给予药物内服、外用，辅助器械治疗等多种治疗。

三、师承经历

在系统学习正骨推拿理论知识和临证实习的基础上，崔述生老师迎来了从医生涯中对他影响最大的人，"北派一指禅"传人卢英华先生。

卢英华（1901年—1984年），义名显贵，山东省昌邑县人，中国中医研究院广安门医院推拿科主任医师，曾任中华医学会中医正骨按摩分会主任委员、顾问等职务。著名按摩专家，北方一指禅推法的代表人物。1918年来北京拜宏衍寺乐禅方丈为师，学习气功及按摩术。1933年正式挂牌行医，1954年任中国中医研究院广安门医院推拿科主任。

卢英华先生除采用各种按摩手法外，钻研并独创"指针点穴按摩法"，根据中医理论补虚、泻实、温寒、散热、祛邪扶正、调整阴阳、疏通经络、调和气血等治疗原则辨证施治。治疗内科疾病（胃下垂、十二指肠球部溃疡、便秘、急慢性胃炎、高血压、糖尿病等），外科疾病（肩关节周围炎），妇科疾病（产后初期乳腺炎、闭经等），儿科疾病（疳积、肌性斜颈、小儿遗尿等）均效果显著。曾拍摄科教片《卢英华按摩治疗面神经麻痹及十二指肠球部溃疡》与《按摩治疗糖尿病及胃下垂》，并撰有《中国按摩学》一书。

"指针点穴按摩法"是卢英华先生最常用的手法，临床以指针法为主，振颤、按压、揉捻、摩法等为辅，遵"虚则补之，实则泻之"原则，重视背俞穴、募穴、下合穴的运用，以通经络、散凝结治疗各科疾病。其中按压法是用指针按压在身体局部，垂直向下施加压力；揉捻法是用指针按压身体某部并呈圆形或椭圆形向前运动；振颤法包括两层含义，一种是用指针于施术部位进行比较粗大的振法（又称抖法），另一种是用指针于施术部位进行细致的振动，振颤的动作会使作用深达机体内部增加按摩的效果。

崔老师受卢英华的一指禅推法的影响，对于点穴治疗与经络学说产生兴趣，深入发掘经络学说与正骨推拿的关联。有感于经络系统沟通内外、联系肢体、运行气血、营养周身、抗御外邪、保卫机体的生理功能以及反映病候、传注病邪的病理特点，强调经络循行部位与脏腑间的关联，以及经络腧穴对于该穴所在部位及邻近组织、器官的局部病症的治疗作用，一改传统取穴方式，独创"循经点穴按摩法"，施以指针法点按穴位治疗，其突出代表为崔老师在颈椎病治疗中采用的"七线拨筋法"，疗效显著。

崔老师运用指针法时深感中国传统功法对于指针手法效果的重要性，中国传统功法中"形""劲""气""意"特别是"神"的要求与"指针点穴"法要求调身、调息及调神的要领如出一辙，故强调"指针点穴"法以调气为先，包含医患两端，分调身、调息及调神三个层面。调身："形不正则气不顺""骨正筋柔，气血以流"，身正则有力，筋柔则技巧，手法是力量与技巧的结合，调身正、调筋柔是点穴之先决。调息："凡刺之禁……必定其气乃刺之""凡下针，要病人神气定，息数匀，医者亦如之"，指出行针必待医患心平气和，气息调匀后方可进行，点穴亦然。调神："粗守形，上守神""上守神者，守人之血气有余不足，可补泻也"，调气必须守神，方能据患者气血虚实施手法以补虚泻实。

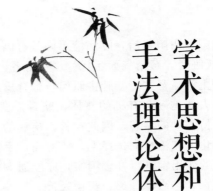

第二章 学术思想和手法理论体系

第一节 崔述生学术思想体系

一、 强调整体，辨证施法

证，是中医学对疾病发展过程中某一阶段病机变化的高度概括，辨证论治是中医治疗疾病的核心所在。就骨伤疾病而言，同样需遵循辨证施治的原则。与内科疾病不同的是，辨证施治在骨伤疾病的治疗中主要从阴阳、脏腑和经络的角度出发，根据不同的证，决定手法、中药等治疗方法的具体应用。

骨伤疾病有因外伤所致，也有慢性积劳而成，有深入筋骨者，亦有潜在皮脉者。一般而言，起病急、病位浅者多属阳，而病程较长、病位深者属阴。手法是治疗骨伤疾病的主要手段，不同的手法有轻重、缓急、深浅之分，一般而言，轻、缓、浅的手法属阴为补，重、急、深的手法属阳为泻，临床应用时，需根据病性、病位等特征，确定疾病的阴阳属性，从而确定施治手法。比如在治疗某些内科及伤科疾病时，崔述生老师会同时应用腹部手法调阴，背部手法调阳，阴阳兼治，随病情不同各有侧重。

"五脏者，藏精气而不泻""六腑者，传化物而不藏"。心主血脉，肝主筋，肾主骨，脾主肌肉，肺合皮毛。骨伤疾病多病位在筋骨，但人体是一个有机的整体，筋骨需要脏腑所化之精微的濡养，才能维持正常的状态，因此在骨伤疾病的治疗上，不可忽视脏腑的病机变化。在治疗的选择上，一方面，手法本身便具有调理脏腑功能状态的效用，既可补虚泻实，亦能通调脏腑气机；另一方面，手法不适宜者，当以针灸、药物完善。

《灵枢·经别》曰："夫十二经脉者，人之所以生，病之所以成；人之所以治，病之所以起；学之所始，工之所止也。"这段经文明确指出经络系统的作用不仅是反映人体正常生理机能和病理状态的变化，还可以通过经络诊断各种疾病。经络是人体气血运行的通道，又是疾病发生和传变的途径。其分布周身、联络脏腑肢节、沟通上下内外，使人体各部相互协调共同完成各种生理活动。伤科疾病往往都可在人体表面找寻到痛点、皮肤色泽改变、感觉麻木等各种异常，这些表现有的在腧穴之处，有的则循经分部，均属于经络系统的范畴。通过详细的经络诊察，结合经络系统的生理功能及病理表现，伤科疾病大都可采用经络辨证的方法。

不论是阴阳辨证，还是脏腑经络辨证，伤科疾病的治疗，离不开中医基本理论的指导。与此同时，伤科疾病有其本身的特色和治疗手段，还需结合学科特点，灵活应用，才能取得更好的疗效。

二、手摸心会，重视触诊

在骨伤疾病的诊断中，同样需要通过望、闻、问、切来收集病情资料，再结合现代医学视、触、动、量、特、神的检查方法，往往能对疾病有个初步的判断。而在这些体格检查中，触诊能给医者提供最多、最有价值的信息，而全面、细致的触诊也是推拿诊断治疗的根本所在。

"以手扪之，自悉其情"，触诊之前，医者需凝神静气，由浅入深，逐层体会病变局部的各种细微变化。首先感知患者体表的温度、皮肤的涩滑等感觉，新伤者往往体表温度正常，或者偏高，皮肤比较湿滑；旧伤者因局部气血不通，体表多发凉，皮肤较干涩。此外，还需仔细寻找皮下结节，此类结节位置表浅，需轻轻在皮肤表面触摸。其次，往下需感知筋肉的弹性、紧张度，各种大小不等、形状不均的筋结，有的如米粒样大小，有的如梭形，有的则呈条索状。找寻筋结时需由浅入深、再由深到浅，还要不断改变触摸的方向，全面了解各种筋结的病变状态。一般而言，筋肉弹性较好，筋结明显、局限者，推拿治疗的效果较好；筋肉弹性较差，无明显筋结，或者筋结深达骨面、固定不移者，推拿治疗的效果往往较差。最后，则需感知筋骨之间的关系。《医宗金鉴·正骨心法要旨》总结筋有"弛、纵、卷、挛、翻、转、离、合"等，一旦筋离其位、失其势，则骨亦随之出现"错缝"等病变，通过对筋骨之间位置、态势的判定，便可明确推拿治疗时，是需要通过放松筋肉来促使骨节合缝，抑或是扳动骨节从而使筋肉归槽。

筋骨之间的各种病理变化细致入微、错综复杂，一旦临证，就需排除杂念，心无旁骛，手随心转，不仅要仔细体悟病变局部的各种改变，还要结合人体运动系统正常的生理特点及不同疾病的特性，详细体察邻近部位及远端的变化。触诊是推拿诊治疾病的核心和基础，需要长时间用心体悟，才能逐渐掌握"手摸心会"的真正内涵。

三、手法为主，针药合用

手法，是通过刺激机体体表的一定部位或穴位以治疗疾病的一种方法。远在两千多年前的春秋战国时期，推拿就已在我国广泛应用。《黄帝内经》中就有很多关于推拿手法的记载，书中所载推拿治疗的疾病有痹证、痿证、口眼歪斜和胃脘痛等。经过两千多年的发展，中医手法已经形成了完整的体系，派系林立，各成体系。

《医宗金鉴》有云："夫手法者，谓以两手安置所伤之筋骨，使仍复于旧也。但伤有重轻，而手法各有所宜。""虽在肉里，以手扪之，自悉其情，法之所施，使患者不知其苦，方称为手法也。""诚以手本血肉之体，其宛转运用之妙，可以一己之卷舒，高下疾徐，轻重开合，能达病者之血气凝滞，皮肉肿痛，筋骨挛折，与情志之苦欲也。较之以器具从事于拘制者，相去甚远矣。是则手法者，诚正骨之首务哉。"从以上描述中可以看出，手法是治疗骨伤疾病的首选方法。

正所谓"手随心转，法从手出"，手法并不是一种单纯的物理操作，而是在心神的引导下，将医者自身之正气聚于手中，通过在施术部位的操作，补虚泻实、开达遏抑，从而达到治疗疾病的目的。在临床中，需要根据病情的轻重缓急、病位的浅深、病程的长短，分清辨证，再结合不同手法的特点，灵活选择，还需"使患者不知其苦"，才能称之为真正意义上的手法。

虽然手法是治疗伤科疾病最主要的方法，但临床疾病变化多端，并不是所有疾病都适合手法治疗，甚至是同一疾病的不同阶段，有需要手法者，亦有需要针灸、药物治疗者。针灸在伤科疾病的治疗上，尤其是对于疼痛性疾病，往往具有较好的疗效。而药物治疗，尤其是中药内服、外敷的方法，对于伤科疾病同样不可或缺。比如说，对于更年期患者，多以颈肩腰腿痛等症状就诊，因其存在脏腑功能失调、阴阳不和等病机变化，手法治疗的效果有限，多需要配合中药内服才能取得良好的疗效；腰椎间盘突出症急性发作期者，手法便不宜使用，此时针灸配合中药外敷，大多能取得不错的效果，待其急性期症状缓解后，再以手法治疗，则收效显著。

四、经筋同治，筋骨并重

早期的经筋体系所阐述的规律主要以运动系统肌肉、韧带组织为基础，探索其疼痛灶转移发展的规律；而早期的经脉体系所阐述的规律主要以神经系统为基础，以神经组织以及其效应器官反应为指标，探索疼痛感知的发生、传导及效应器官的发病机制和规律。经筋学侧重于对病灶发生、传变的认识和治疗；经脉学说则侧重对人体的自主反应系统调节功能的认识和应用。

崔述生老师认为，从文献记载来看，经筋系统的出现应当要早于经络系统。十二经筋是古人运用当时的解剖学知识，用中医学的术语，以十二条运动力线为纲，对人体肌肉、韧带及其附属组织生理病理规律的概括和总结。经筋除了束骨、利机关的作用，还具有反映病候、调节经脉的作用。正如《灵枢·邪客》所云："肺心有邪，其气留于两肘；肝有邪，其气留于两腋；脾有邪，其气留于两髀；肾有邪，其气留于两腘。凡此八虚者，皆机关之室。真气之所过，血络之所游，邪气恶血固不得住留，住留则伤筋络骨节，机关不得屈伸，故拘挛也。"现代经络学说，多强调经络对于经筋的濡养，而忽视了经筋对于经络的调节作用。

因此，在临床诊疗疾病的过程中，崔述生老师除了重视经络之外，还特别强调经筋的作用。一方面，脏腑的病候可以通过经筋反映出来，如足少阴经筋的损伤，可以影响到肾的功能，出现性功能障碍、月经失调；胸背部的经筋病变，可以影响心肺功能，出现胸闷、气短等。因此，应当将经筋的诊察列入四诊当中，更有利于全面掌握患者的病情。另一方面，在推拿治疗疾病的过程中，既要重视经络的作用，循经论治，也不可忽视经筋的状态，循筋论治。两者之间，相互结合，相辅相成，往往能收到更好的疗效。

《医宗金鉴·正骨心法要旨》曰："骨肉相连，筋可束骨……诸筋从骨，联续缠固，手之所以能摄，足之所以能步，凡阙运动，罔不顺从。"《杂病源流犀烛·筋骨皮毛发病源流》曰："筋也者，所以束节络骨，绊肉绷皮，为一身之关纽，利全体之运动者也。"可见，筋附于骨，骨连着筋，筋与骨相互连接、互根互用。骨靠筋的伸展和收缩实现位移运动功能，筋靠骨的支撑和承载协助身体各种运动，人体生理状态下筋骨之间处于一种"骨为体、筋为用、体阴而用阳"的平衡状态。

当人体遭受外邪、劳伤、外伤等因素的侵犯之后，筋骨之间的平衡状态便会被打破，出现"骨错缝、筋出槽"的病理改变。"骨错缝、筋出槽"是对伤科疾病的高度概括，也是推拿治疗伤科疾病的基本指导原则。《伤科汇纂》中记载："脊背腰梁节节生，原无脱髎亦无倾，腰因挫闪身难动，背或佝偻骨不平。大抵脊筋离出位，至于骨缝裂开绷，将筋按捺归原处，筋若宽舒病体轻。"《医宗金鉴·正骨心法要旨》曰："当先揉筋，令其和软，再按其骨，徐徐合缝，背脊始直。"《伤科补要·第二十三则·骨脚踝跗骨》也有记载："轻者仅伤筋肉易治，重则骨缝参差难治，先以手轻轻搓摩，令其骨合筋舒。"从上述记载可以看出，多数疾病通过理筋手法都可收到良好的疗效。然而，筋骨之间的关系错综复杂，不可一概而论。通过手摸心会，再结合现代影像学资料，许多"骨错缝"的变化都能很好地体现出来，有些外伤性疾病，如腰骶关节扭伤，直接正骨便可收到良好的疗效，理筋手法反而会加重症状；急性踝关节扭伤，以正骨手法为主，稍加理筋即可。对于一些陈旧性疾病，如若"骨错缝"未得到有效的纠正，筋骨之间无法达到平衡，理筋虽可取得一定的疗效，但非常容易反复发作，只有理筋与正骨并重，重新实现两者之间的平衡状态，才能取得良好的远期疗效。此外，人体是一个有机的整体，有些疾病除病变局部外，日久则会影响到其他部位。如膝关节骨性关节炎的患者，患病之后因下肢运动轨迹的改变，会导致踝关节筋骨位置的变化，因此治疗时还需要调整踝关节筋骨关系，往往能收到事半功倍的效果。

第二节　崔述生手法理论体系

一、手法内涵

1. 以功法为体

手法是推拿医生的基本功，是治疗伤科疾病的主要手段，推拿手法的功力、技巧是疗效差异的关键，良好的手法必须具有"均匀、柔和、持久、有力、深透、渗透"特点，这就需要推拿医生有一定的指力、臂力及腰腿力。练功是推拿学的一个重要组成部分，推拿医生通过练功以增强上肢部、下肢部、腰腿部等身体各部力量，提高手法技巧；患者通过练功也可达到扶助正气、强壮身体的目的。崔老师认为，推拿医疗工作者，除了练习手法外，必须要练功，只有掌握了练功的要领，才能体会到体、气、意，即调身、调息、调心，达到治病强身的目的。

推拿是一种脑力和体力相结合的医疗活动，因此推拿医生除了必须具备良好的专业素养外，还必须同时具备良好的身体素质，练功为推拿医生具备上述条件打下了基础。练功对人体的影响是整体的，无论是医生还是患者，都可以通过功法的练习培育人体正气，达到"正气存内、邪不可干"的目的。现代研究表明，练功可以使身心发达，加强心脏收缩力，促进血液循环；练功时呼吸深而慢，可以提高肺活量；练功时许多动作都有动有静、有起有伏、有虚有实，这样不仅可以改善机体的控制能力，而且对神经系统能产生良好的调节作用，并能使其机能有序化；练功时，消化器官中的腺体分泌更多的消化液，胃肠道的蠕动加强，有助于机体对食物的消化和吸收；练功可以使肌纤维增粗，肌糖原及肌红蛋白储量增加，从而使肌肉发达，强壮有力；练功可使骨骼增粗，骨皮质加厚，关节活动灵活，能够承受较大的负荷，同时练功能促进新陈代谢，减轻关节骨质增生和韧带肌肉的退行性变化，推迟肌肉酸痛、关节僵直、动作呆滞以及骨质疏松等老年性变化；练功对人体内分泌系统也有很大的作用，它能增强肾上腺皮质功能，从而有利于人体内蛋白质、脂肪、无机盐和水等的代谢，并通过甲状腺素来提高细胞的新陈代谢，还能通过脑垂体所分泌的促生长激素加速蛋白质的合成和骨的生长；练功尚可刺激胰岛素的分泌，有利于促进糖的氧化过程；此外，练功能明显提高个人的身体素质，提高身体对冷、热的适应能力，并能增强免疫力，提高对外邪的抵抗力，减少疾病的发生。

因此，练功是在增强自身体质的基础上，为更好地适应推拿专业对从业人员的素质要求，而进行的一定形式的与推拿从业相关的基本功训练，如站桩、指功、臂功等，以进一步提高身体各部分肌肉的柔韧性、协调性、灵活性，增强内脏机能，为长期从事推拿专业打下坚实的基础。

以崔老师为例，一周七天中，崔老师只有周日下午无门诊，从业近50年，风雨无阻，曾获评"全国劳动模范"，平均每日门诊量40多人。对于推拿医生而言，这是何等强度的劳动，更何况是对一位年已古稀的老人。然而，崔老师仍身体康健、精神矍铄，每天哼着小调出家门，这些无不得益于长期练功打下的底子。站桩功、练功十八法、放松功等是崔老师常挂在嘴边的功法。"打铁还要自身硬"，没有核心的功力，又如何做到"手随心转、法从手出"，何谈疗效。可以说："手法之力出自推拿医生的身体，而功法是支撑身体长期劳作的根基。"

2. 以经筋为用

推拿手法作用于哪，如何发挥治疗作用，理论基础是什么？不同的医家、不同的疾病会有不同的答案。崔老师的手法的总体思路可以汇聚到"经筋"方面。对推拿医生而言，脏腑辨证不是治疗的主线，而更多的实践是对于中医经络理论的理解和运用，而经筋又是重中之重。

十二经筋是十二经脉之气结聚于肌肉关节体系，是十二经脉的外周连属部位，十二经筋不入内脏循行，都是从四肢末端走向头身，与十二经脉的体表通路基本一致，行于体表呈条带状，有聚散的特点，在关节部位聚集，在肌肉丰满处扩散开，经筋通过结聚在结构上互相联系，在功能上互相配合协调人体运动。

十二经筋的分布规律：手三阳经筋起于手指，循臑外上行结于角（头部）。手三阴经筋起于手指，循臑内上行结于贲（胸部）。足三阳经筋，起于足趾，循股外上行结于面部。足三阴经筋起于足趾，循股内上行结于阴器（腹部），另外在各经筋循行中，还在踝、膝、股、髀、腕、肘、臂、腋、肩等关节或骨骼处结聚，特别是足厥阴经筋除结于阴器外，并能总络诸筋。

十二经筋依靠经络所输布的气血温煦濡养、联络百骸，维缚周身皮肉筋骨，使人体成为一个有机的整体，同时在经气的调节下，阴阳经筋协调维持肢体各部运动。故《素问·痿论》曰"宗筋主束骨而利关节也"，经筋病变多由寒热邪气伤及筋肉，闭阻气血所致，表现为经筋分布部位上的筋肉挛急、迟缓、疼痛等，甚则肢体不用、运动障碍。

手法操作于皮肤，作用于皮下筋骨。故此，经筋、皮部即为推拿治疗的潜在对象。通过经络的作用布散全身，活血行气而达到治疗效果。崔老师对于内、外、妇、儿疾病，多以经筋为依托，突出"拨筋通络"的核心思想。

3. 拨筋松解、指针行气

中医对人体中气的认识十分深刻，有"卫气、营气、宗气、元气、清气、浊气、水谷之气"等不同概念。又很具体地阐述出各个分类的气的作用、由来，并把气、血、津液的转化及运化关系分析透彻，更将人身之气与天地自然之气相应。"人活一口气"，一切活动离不开气的推动与支撑。内气即元气，《黄帝内经》称之为真气。它是先天祖气和后天谷气相合而成，《黄帝内经》说"真气者，所受于天，与谷气并而充身者也"，真气是维持人体生命活动的根本之气，《难经》说"气者，人之根本也"，《庄子》说"人之生，气之聚也，聚则为生，散者死"。中医在讲到气时，其特点就是宜走不宜留、宜行不宜滞。反则生疾，顺则消病。

基于上述原因，古人十分重视人体内气的运行，《吕氏春秋》早就提出"血脉，欲其通也……精气，欲其行也。"《黄帝内经》更明确指出"气之不得无行也，如水之流，如日月之行不休……其流溢之气内溉脏腑，外濡腠理"，故《抱朴子》说"善行气者，内以养身，外以却恶"。行气，就是引导内气在体内运行的意思。《黄帝内经》更强调人体的生化系统，无时不在进行着升降出入的气化运动，所谓"出入废则神机化灭，升降息则气立孤危"，正是气的能动作用，推动着人体生化系统升降出入的进行。

当"气道"受阻、运行不畅时，便产生各种病症。正如肌骨系统疾病是推拿治疗的主要内容，经筋损伤性疾病突出的共同点就是疼痛，其病机为"不通则痛"。"气为血之帅，血为气之母"，气滞则生血瘀；气郁则胀，久之化火，炼液生痰。由此可见，治病之根本在于行气。

行气不外乎两点：一是通畅气道；二是给气以动力。手法可松解痉挛，开郁散结，疏通经络，经络则为气血运行之通路，即为气道，由此达到"通则不痛"。崔老师在治病的过程中亦强调此两点，重用"拨筋松解、指针行气"。崔老师在治疗中常加入一些多年总结的特效穴，或弹拨某个关键部位，或以指针点振，从而达到更好的疗效（具体见拨筋疗法、指针法及分论）。

二、手法特点

1. 筋伤病的诊断手法较重、骨伤病的诊断手法较轻

门诊中，崔老师在给一些初诊的筋伤类疾病患者触诊时，往往手法很重。因为患者多以慢性痛、广泛痛为特点，自身描述不清，久病化郁，思虑过重，经常夸大病情。因此，崔老师常以稳、准之手法作用于患者，以明确痛点，并给予患者疏导和信心。而对于骨伤类疾病，则应用较轻柔的手法触诊，并需要明确的影像学依据，既有利于患者的诊疗，也有利于医者自身。

2. 手法治疗有节奏性

在手法治疗中，应该做到"轻重交替，张弛有度，缓急有序，因人施宜"。观察崔老师的治疗过程，手法轻重轮替，并没有追求宫廷派的"无痛"法度。手法的轻重本身就因人而异，并与施术部位有很大的关系。重手法未必一定疼痛；而轻手法也不是丝毫无痛。另外，手法的疼痛刺激本身也可以提高患者的痛阈，增加患者对疼痛的耐受性。因此，痛与无痛相交替，更易得到患者的认可。

3. 注重治疗线

崔老师的治疗手法多以线论治，尤其在颈椎病的治疗方面，更是提出了"七线拨筋法"这一独到的手法。治疗线并不是拘泥于循经络走行，而是涵盖中医的"经筋、脏腑、气血"及西医的"解剖、生物力学"等内容，根据疾病的特点及临床经验，统筹思考出

核心的治疗线，以线及面。并且崔老师的治疗线常有一定的连续性，如在治疗失眠时应用的"头部推拿十法"，施术时"行云流水、如环无端"，技法娴熟，部位走行自如。

4. 注重点穴

崔老师在治疗过程中非常注重"特效穴"的应用，有些施术部位并非穴位，但是以特殊的手法作用于此，往往事半功倍，因此，也可以称其为"特效部位"。比如在头部治疗中"指振百会"、腹部治疗时的"开四门"、腰扭伤时"弹拨阳陵泉"、颈椎病时"四指点揉拨松解胸锁乳突肌结节"等。几乎每种疾病，崔老师总能总结出自己独到的治疗手法及部位，这也可以称为"偷手"。

5. 手法具有复合性

观崔老师的治疗手法，已无法按教科书标准分类为揉法、按法、点法等，而更多的是以复合手法的形式出现。如"前臂滚揉法""四指点揉法""肘点揉拨法"等。因"手随心转、法从手出"，技法应用纯熟之后，往往"随心所欲"，应运而生，重点在于手法的目的性，而不拘泥于形式。另外，复合手法更容易结合医生自身的特点及治疗的环境，正所谓"熟能生巧"。

6. 手法幅度小、速度快

崔氏手法虽然讲究缓急有序、因人因病施宜，但是整体上仍以"手法速率快、幅度小"为特点。余每观师兄弟及其他师门同门之间的手法差异时，往往一眼便能看出崔氏手法的这一特点，并能大体判断跟师时间的长短。常规手法的速率并无特殊的要求，然而在整体治疗中，崔氏的手法频率却远高于其他同道，这可能与崔老师的手法发力特点相关。崔老师常说"干一天活最累的是腰腿，而不是肩手"，从中可以有更多的领悟和思考。另外，也与崔老师的性格和诊疗量等环境因素有一定相关性。

7. 手法的规律性、程序性

中医讲究的是辨证论治，因人施治，推拿治疗亦是如此。然而就如同君臣佐使的组方一样，推拿手法治疗也有一定的规律性和程序性。为此，崔老师总结出了一套套实用的治疗方案，如"七线拨筋法治颈椎""三拍、三扳、三点法治腰扭伤""头部推拿十法治失眠""腹部推拿八法治腹痛"等。以手法方案的形式将治疗的过程具体化、程序化，让后学在临证时有法可施、有章可循，再辅以针对性的手法，如中医方剂的随证加减一般，则可达到手法的传承与推广的目的。

三、手法的基本理论

1. 手法的作用原理

（1）舒筋通络　即通过手法治疗使肌肉放松、精神放松、关节伸展、气血运行自然流畅。原因有以下几点。

① 手法可以提高肌肉组织的局部温度。在患者体表行温通类手法后，体表温度可升高，可祛除寒气，起到缓解疼痛的目的，即"热气至则痛止"。

② 提高局部痛阈值。长时间点压或弹拨疼痛点，可以提高痛阈值，从而达到止痛的目的。

③ 使痉挛的肌纤维被拉长。如肌肉粘连的部位，可以顺着肌纤维的方向用力牵拉，或者点压粘连部位同时顺着肌纤维方向用力牵拉，可以使痉挛的肌纤维拉长，从而恢复肌肉原有的功能，达到事半功倍的治疗效果。

④ 改善局部血液循环。所有的按摩手法均可以改善病变组织局部的血液循环，使局部营养得到改善，肿胀得以消除，疼痛得以缓解，炎症得以治愈，关节方可灵活。

⑤ 分解粘连。弹拨类手法、点揉类手法、牵引类手法均可以使粘连的肌肉筋膜分解开来，恢复软组织的弹性及张力。

（2）理筋整复　即调理筋骨、整复错位，也就是纠正紊乱的解剖关系。在按摩治疗疾病的过程中，首先应该明确疾病的部位、病变性质、病变原因，如关节错位、解剖结构异常引起的肌肉酸痛不适、急性腰扭伤、寰枢关节错位等，应用关节错位整复手法，效如桴鼓。

2. 手法治疗疾病的基本要求

推拿手法技术的基本要求是持久、有力、均匀、柔和。"持久"是指手法能够持续运用一定时间，保持动作和力量的连贯性。"有力"是指手法必须具备一定的力量，并根据治疗对象、体质、病证虚实、施治部位和手法性质而变化。"均匀"是指手法动作的节奏、频率、压力大小要一定。"柔和"是指手法动作的轻柔灵活及力量的缓和，不能用滞劲蛮力或突发暴力，要"轻而不浮，重而不滞"。以上要求是密切相关、相辅相成的。持久能使手法逐渐深透有力，均匀协调的动作可使手法更趋柔和，而力量与技巧相结合则使手法既有力又柔和，即所谓"刚柔相兼"。在手法的掌握中，力量是基础，手法技巧是关键，两者必须兼备。

3. 影响手法效果的因素

（1）手法的性质　推拿手法主要是通过手以特定的方法作用于体表，这些方法主要有按揉、拍打、擦动、拿捏、振动、摩擦、点穴等，不同的手法有相似或不同的作用效果。如摩擦类手法起温通、放松的作用，而按揉类手法则以缓解肌肉紧张、痉挛及减轻局部肌肉疼痛、肿胀为目的。

（2）治疗时间　在推拿治疗过程中，术者需要掌握好治疗时间，一般治疗时间在 10 分钟到 1 小时左右，不宜时间过长。轻柔和缓类的手法治疗时间可以稍长，弹拨、点压、拿捏某个部位时最好在 10 分钟以内，甚至更短。时间过长、手法过重的治疗不仅达不到好的治疗效果，而且还会导致肌肉组织进一步损伤、肿胀，临床医生应该根据病情变化而调整治疗时间。

（3）作用力量的大小　通常对于推拿的初学者来说，在施术过程中很难把握好手法的力量，而且在施术时很难达到所想要的深透、渗透、柔和的目的，所以治疗效果往往不尽人意。在临床中，因为每个患者痛阈值是不一样的，每个患者对手法的敏感性也不一样，同一患者的不同部位能够忍受的力度也不一样，因此推拿科医生要根据患者的体质、胖瘦、性别、年龄、曾经接受按摩治疗与否及施术部位的特异性等判断用力的大小，从而使用恰当的力度达到事半功倍的治疗效果。

（4）病情变化及疾病的类型　疾病本身有一个发生、发展的过程，推拿治疗疾病实行早预防、早诊断、早治疗。而对于一些特殊疾病如骨折、关节扭伤、软组织肿胀等，早期不宜做按摩。推拿在临床治疗疾病也有其局限性，对于腰腿痛、颈椎病、关节错位、肌肉损伤等疾病，推拿有很好的治疗效果，而对于内科杂病、妇科病，推拿治疗时最好配合其他治疗方法。

（5）医嘱　崔老师在使用推拿手法治疗疾病时，常常会嘱咐患者要注意几个问题，这是崔老师诊疗过程中必不可少的一项，也是崔老师长期临床工作中总结出来的精髓。如急性腰扭伤患者回家应卧床休息，禁止爬、跑、跳，不宜搬抬重物，可以前后弯腰，不宜摇晃腰部等。

（6）患者的自我恢复性锻炼　推拿手法主要治疗颈、肩、腰、腿痛，以肌肉、组织、关节损伤为主，而导致肌肉、组织、关节损伤的原因往往与个人工作、生活息息相关，因此单纯的推拿治疗只能治标不治本，只有嘱咐患者改变不良的工作、生活习惯，加强自我恢复性锻炼，才能达到辨证论治、整体合一。

4. 手法的禁忌证

（1）有骨折、脱位、脊髓损伤和各种骨病的患者　骨折患者早期损伤处及周围不能做任何手法，恢复期可以做康复锻炼及温通类手法；脱位患者慎用重手法，关节脱位整复后不做摇晃、牵拉脱位关节等手法；脊髓损伤者腰背部禁止用任何手法；骨质疏松、腰椎滑脱、关节腔积液患者慎用手法治疗；骨结核、骨肿瘤患者禁止用手法治疗。

（2）在软组织损伤早期肿胀较重的部位　如踝关节扭伤疼痛、肿胀明显患者，禁止用手法治疗，建议用中草药外洗 3～7 天，待肿胀消退后再做手法治疗。

（3）有出血倾向者　外伤引起的出血、皮下血肿不能做手法治疗；脑卒中或脑出血患者早期禁止用手法治疗，待病情稳定后可以适当做康复锻炼及手法、针刺治疗。

（4）孕妇、经期妇女的腰骶部和小腹部　怀孕早期、晚期禁止使用任何手法，中期可以轻柔类手法放松四肢部位；女性月经期腰骶部和小腹部慎用手法治疗，可以用温通类手法摩擦腰骶部，禁止重手法点揉腰腹部。

（5）醉酒及精神失常等与医生不合作者　醉酒及精神失常患者禁止手法治疗，此类患者精神意识不清醒，容易出现医疗事故，醉酒患者一般建议其回家卧床休息。

（6）严重心肺疾病患者　支气管炎、哮喘、肺源性心脏病、冠心病、心律失常等，及伴有心悸、胸闷、呼吸困难症状的患者，慎用手法治疗。禁止重手法按揉或让患者剧烈活动的一些手法，以免导致患者虚脱、晕厥、心肌梗死等。

（7）皮肤破损处、传染性皮肤病患者　禁止使用任何手法治疗。

（8）年老体衰及严重骨质疏松症患者　禁止使用任何手法治疗。

四、基础手法

1. 罗纹面一指禅推法

【方法】以拇指的罗纹面着力于治疗部位，其余四指自然微张悬浮成弧，通过指间关节的屈伸和腕关节的环旋、前后摆动（环旋为揉、前后为拨），使产生的力持续地作用在治疗部位上（图2-1）。

【要求】沉肩、垂肘、悬腕、掌虚、指实、紧推、慢移，施术时注意患者的感受及病变部位的性质，选择着重治疗部位。

【主要施术部位】颈椎两侧肌肉群、手臂部肌肉、腰腿部肌肉、额部、脸颊、头部等。

【主治】颈型颈椎病、腰肌劳损、肌肉萎缩、关节活动受限、头晕、头痛、面肌痉挛、面瘫等。

【注意事项】在应用本法时，要注意拇指要固定在治疗部位，不可摩擦皮肤，应紧推慢移；其余四指微弯曲，四指指腹放松并紧

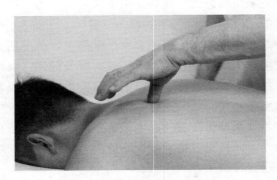

图 2-1　罗纹面一指禅推法

贴肢体另一侧，切不可抠、掐治疗部位；肩肘发力，拇指关节的屈伸和腕关节的摆动要协同一致，借此将力传于治疗部位。

2. 前臂滚揉法

【方法】以前臂近肘关节 1/2 处尺侧缘着力于治疗部位，手指放松微弯曲呈爪状，肘关节呈 90°屈曲，肩关节自然下垂，通过手、前臂的内外旋转和上臂环转、摆动，使前臂环转滚动，产生的力作用于治疗部位（图 2-2）。

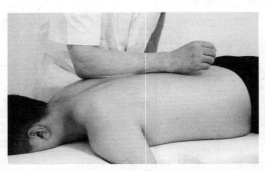

图 2-2　前臂滚揉法

【要求】前臂要紧贴治疗部位，不可摩擦皮肤，肩关节自然下垂放松，腕关节无屈伸、摆动。

【主要施术部位】肩背部斜方肌、背阔肌、三角肌、肩胛部肌肉群、腰部两侧肌肉、臀部肌肉等。

【主治】肩关节综合征、腰背筋膜炎、梨状肌综合征、下肢肌肉酸痛不适等。

【注意事项】练习本法时可先分别练习前臂揉法及前臂滚法，操作熟练后，临床应用时自然可将两法合二为一；此法通常用于肌肉丰厚处，在腰及胸肌、肩背部肌肉发力的同时，一定要注重治疗的体位，巧妙地借助术者上身的重力；施术时术者要自身放松，逐渐加力，不可突施暴力、蛮力，以免造成肋骨骨折或胸腰椎横突骨折。

3. 四指点揉法

【方法】以四指（食指、中指、环指、小指）的指腹着力于治疗部位，四指并拢微弯曲，紧贴皮肤，拇指附着于肢体的另一侧或自然放松，通过上臂的环转摆动和腕关节屈伸，使产生的力持续地作用在治疗部位上（图 2-3）。

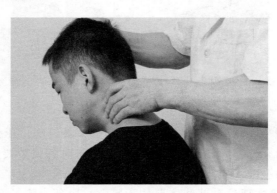

图 2-3　四指点揉法

【要求】沉肩、垂肘、手腕放松，掌虚、指实，施术时注意患者的感受及病变部位的性质，选择着重治疗部位。

【主要施术部位】颈椎两侧肌肉群、四肢肌肉群、腹部、头面部。

【主治】颈椎病、腹部内科疾病、妇科疾病、四肢关节病、偏头痛等。

【注意事项】在应用本法时，注意四指并拢吸定在治疗部位，拇指不可用力，四指指间关节、腕关节放松柔和，且不可抠、掐治疗部位；通常本法与拇指点揉法交替使用，熟练操作者还可揉入颤法，以达到更好的、更高效的放松效果。

4. 全掌揉法、掌根揉法或鱼际揉法

【方法】以单手手掌或掌根着力于治疗部位，亦可以大小鱼际为着力部位（鱼际揉法），五指放松，肘关节微弯曲在160°左右，肩关节自然下垂，腕关节放松，通过肩关节、腕关节的环转运动产生的力作用于治疗部位（图2-4）。

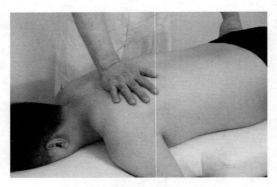

图2-4 全掌揉法

【要求】要吸定于治疗部位，并带动深层组织，压力要均匀，动作要协调有节律，揉动幅度要适中，施术时各关节要放松自如，以肩肘带动手腕。

【主要施术部位】此法主要用于腰背、腹部、腰骶部、臀部肌肉群以及头面部，也可用于上下肢肌肉丰满部位。

【主治】背阔肌筋膜炎、腰肌劳损、梨状肌综合征、第三腰椎横突综合征、胃肠功能紊乱、消化不良等。

【注意事项】揉法作用于腰背、四肢等处时应使力量达到肌肉层；作用于腹部时力量应达胃肠；作用于穴位时应有酸麻、胀痛感

觉。实际应用中通常配合按压、振颤等复合手法。

5. 掌根推法

【方法】以一掌掌根大小鱼际处吸定于治疗部位，肩部放松，坠肘，手背伸位，在推按下缓缓移动，同时腕关节做尺偏、桡偏的左右摆动，每分钟至少250下，频率快，稳，深透，渗透。两手交替进行。每次治疗3~5分钟（图2-5）。

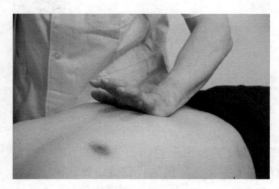

图 2-5　掌根推法

【要求】掌根吸定，不摩擦皮肤，摆动频率快，深透，渗透，手指不弯曲。

【主要施术部位】头面部、颈后部、腹部。

【主治】失眠、头痛、内科杂病、妇科疾病等。

【注意事项】着力部位要紧贴体表，推进的速度宜缓慢均匀，压力平稳适中，腕关节摆动与按压要协调均匀。

6. 振颤法

【方法】以全掌（也可双掌叠加，掌心置于治疗部位）置于治疗部位，做连续、快速颤动，可为上下颤动，也可为左右颤动（图2-6）。或以中指置于治疗部位，拇指、食指悖住中指末端，中指伸直，做连续、快速的上下颤动（崔老师称其为"指针法"）。

【要求】着力部位应紧贴皮肤，频率要快，每分钟大约施振250

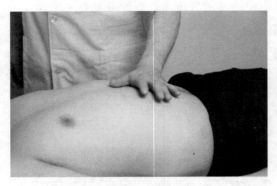

图 2-6　振颤法

下以上，力量要深透、渗透，不可只留于肌表；术者身体不抖，只在肩、臂、手部有颤动感；做"指针法"时，中指要吸定，点刺而皮肤不破、不肿。

【主要施术部位】多用于神阙、气海、下脘、中脘、上脘等腹部穴位，也用于头部百会、风池、翳风，偶用于腰骶部八髎。

【主治】消化不良，腹痛，小腹胀气，便秘，腹泻，女性痛经、月经不调，尿频、尿急，失眠，头晕、头痛，耳鸣等。

【注意事项】术者手不可离开治疗部位，也不可用力点压治疗部位，而是将力随振动逐渐渗透下去，应注意体会手下感觉。施术时术者应双脚平开，脚掌抓地，舌抵上腭，全神贯注，以意领气，运气至手，通过手的振颤传达到治疗部位深层，振颤频率应在每分钟 250 下以上为宜。练习时可先在书、玻璃、门上练习，这样易于体会手下的力道，再换作枕头、被子，增大手下感觉的难度，最后可在悬挂的纸上练习，让纸与手达到共振的效果。

7. 肘点揉拨法

【方法】肩关节下垂，肘关节屈曲 90°以内，以尺骨鹰嘴着力于治疗部位，肩关节环转，垂直于肌腹做上下、左右的点揉弹拨，拨中带点，拨中带揉，拨中带压，随拨随点随揉，刚中带柔，既深透又柔和（图 2-7）。

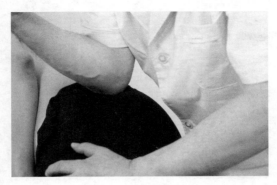

图 2-7　肘点揉拨法

【要求】术者要寻找合适的体位，肩关节放松，巧妙地借助身体的力量，以上臂的内收、外展或前后摆动带动肘部运动，腕关节、掌指关节放松不动。

【主要施术部位】臀部、腰部肌肉丰厚部位，有时也用于点肩井、背腧、环跳、承扶、秩边等穴位。

【主治】梨状肌综合征、坐骨结节滑膜炎、腰肌劳损等。

【注意事项】应垂直于肌腱、肌腹、条索拨动，力量刚柔相接，切忌长时间拨动患部，以免造成进一步损伤。操作熟练者亦可在治疗时加以手臂振颤的方法，使力量更好地渗透入里。

8. 捏法

【方法】五指捏法：两手腕关节略背伸，拇指横抵于皮肤，四指置于拇指前方的皮肤处，以五指对掌捏拿肌肤，两手边捏边同时前移，主要用于背部（图 2-8）；两指捏法（倒捏法）：两手腕关节略尺偏，食指中节桡侧横抵于皮肤，拇指置于食指前方的皮肤处，以拇指、食指捏拿皮肤，边捏边交替前进。

【要求】应沿同向直线捏，动作柔和协调，捏三下提一下，一般 3～5 遍，捏拿肌肤松紧要适宜。对儿童操作本法时，手法宜轻快连贯。

【主要施术部位】背部督脉、足太阳膀胱经。

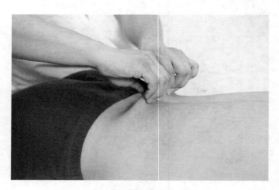

图 2-8　捏法

【主治】小儿消化不良、失眠、高热、感冒等。

【注意事项】捏拿要稳，左右手要协调一致，根据患者病证虚实，调整手法力度，轻快柔和为补，捏拿提拉刺激为泻。

9. 拿法

【方法】对掌拿法：一手拇指与其余四指对合呈钳形，施以夹力，以掌指关节的屈伸运动产生的力，拿捏风池、肩井、大椎等治疗穴位；八字拿法：双手同时做对掌拿法，虎口相对呈八字，施力时两手对合发力，提拿治疗部位，主要用于颈肩部（图 2-9）。

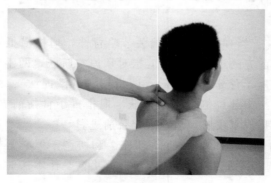

图 2-9　拿法

【要求】前臂放松，掌虚指实，指间关节伸直，用力由轻到重，不可突然用力，可保持拿起状态持续 2～3 秒再放松。

【主要施术部位】颈部、肩部、上臂、前臂、大腿前后、小腿后等部位。

【主治】颈椎病、肩关节综合征、上下肢肌肉酸痛不适、疲劳综合征等。

【注意事项】在使用此法时，指间关节应伸直不动，不可抠、掐患部，力量柔和，拿捏同时可配合拇指揉法及提抖法等。

10. 拍法

【方法】五指并拢微微弯曲，腕关节放松，以前臂的摆动带动腕关节的自由屈伸，指先落，腕后落，腕先抬，指后抬，实掌拍打体表，落腕时要加以小幅度尺偏的扫散动作，以加大实掌的力的传导（图 2-10）。

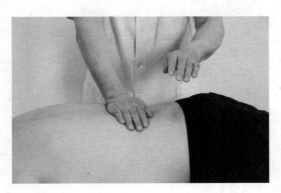

图 2-10　拍法

【要求】实掌，腕关节放松自然屈伸，前臂摆动幅度不宜太大，肩关节放松，拍打时力度要刚柔适中，落腕时要加以小幅度尺偏的扫散动作，可单手拍打，也可双手拍打。

【主要施术部位】肩部，背部，腰骶部，也可沿大腿两侧胆经从上向下拍打。

【主治】肩背酸痛、腰痛、痛经、腿脚酸痛，背部拍打还可祛痰止咳。

【注意事项】崔老师临床应用拍法为实掌，与一般书籍中记录的虚掌拍法不同，认为实掌更有利于力的传导，且有助于腕关节的放松；手法熟练后，落腕时要加以小幅度尺偏的扫散动作，放松效果更佳；力度以患者不觉疼痛为好，要有节奏地拍打。

11. 指尖叩击法

【方法】五指微弯曲，呈半握拳状，以指尖着力，腕关节放松，通过肘关节的屈伸带动腕关节自由摆动，使指尖有弹性、有节律地击打患部（图 2-11）。

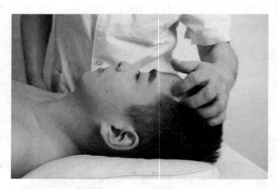

图 2-11 指尖叩击法

【要求】腕关节放松，叩击力量要轻，可以双手配合有节律地敲打患部。

【主要施术部位】头部。

【主治】头痛、头晕。

【注意事项】操作时应有一定节律，使患者感到轻松舒适，此手法多在治疗结束时使用。

12. 梳头栉发

【方法】两手十指屈曲，指尖附着于头皮部，从头额部至枕部做轻快的梳头动作（图 2-12）。

【要求】以指尖轻擦头皮，动作轻柔缓和、协调有节律。

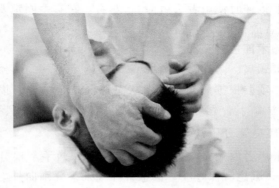

图 2-12 梳头栉发

【主要施术部位】头部。

【主治】头晕、头痛、失眠。

【注意事项】术者指甲不能太长，可以根据证型虚实调节动作快慢、力量轻重，常与指尖叩击法交替操作。

13. 虎口肘窝拔伸法

【方法】患者取坐位，术者站于患者侧后方，嘱咐患者后仰、后伸，术者以一手虎口处托住患者后枕部，另一手臂肘关节屈曲夹住患者下颌，左右摇动松动关节，缓慢向后上方拔伸患者颈部（图 2-13）。

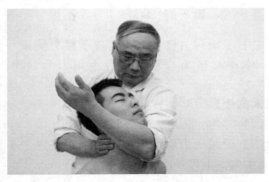

图 2-13　虎口肘窝拔伸法

【要求】拔伸时使患者头后仰 30°左右，左右手固定要稳、协同用力，待患者放松后方可拔伸。

【主要施术部位】头部。

【主治】颈痛、落枕、神经根型颈椎病。

【注意事项】根据病情、患者状态选择是否拔伸，拔伸力量缓慢增加，手法结束后适当放松颈肩部肌肉，以缓解紧张、疼痛。

14. 背部交叉分压法

【方法】患者取俯卧位，术者双手交叉，两手掌根分别置于偏歪棘突两侧，嘱患者深呼吸，待患者呼气末，分别向外下方瞬间用力，听到弹响即表明复位（图 2-14）。

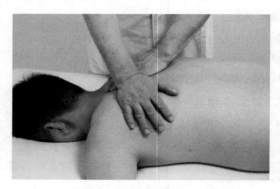

图 2-14　背部交叉分压法

【要求】左右手瞬间力度要适中，置于棘突偏歪一侧的掌根靠近脊柱，另一掌根略远离脊柱，左右手用力为偏歪一侧小于另一侧。

【主要施术部位】胸椎关节。

【主治】胸胁屏伤、胸椎椎间关节紊乱。

【注意事项】瞬间用力要适当，左右手掌根固定不移，术者重心要稳，呼吸均匀，不可强求弹响声。

15. 背部按法

【方法】嘱患者俯卧，术者双掌重叠，以两掌掌心重叠置于患者背部正中，垂直向下按压，停留 3～5 秒，从大椎至阳关，依次按压（图 2-15）；也可做拇指八字点压，即两手拇指指腹同时按压治疗部位，呈八字，指尖相对，合力垂直向下，按压时可配合振颤法，主要用于背部。

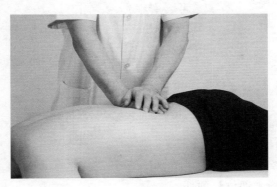

图 2-15　背部按法

【要求】按压力量不宜过大，动作柔和有节律，可以配合振颤手法。

【主要施术部位】督脉、腰部、背部。

【主治】胸闷、消化不良、腰背酸痛、胸腰椎小关节紊乱及内科病证。

【注意事项】术者不可急躁，注意体会手下感觉，切忌突然用力按压胸椎、腰椎、胸肋部。

16. 颈部定位旋转扳法

【方法】患者取坐位，术者站于患者后方，双手触诊颈椎关节偏歪棘突，以一手手拇指抵住偏歪棘突右侧，嘱患者低头至偏歪棘突开始运动时，再嘱患者头向对侧屈、面部向偏歪棘突同侧旋转至最大限度，然后术者另一手托住患者下颌，待患者放松后，做一个有控制的、稍增大幅度的、瞬间的旋转扳动，同时拇指推按偏歪棘突，听到弹响即表明复位（图 2-16）。

【要求】定位要准，用力要稳、准、轻巧，在关节活动到最大

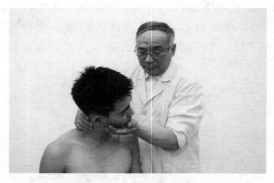

图 2-16　颈部定位旋转扳法

限度时用力。

【治疗疾病】颈椎小关节错位。

【主要施术部位】颈部。

【主治】颈椎小关节错位、神经根型颈椎病。

【注意事项】在颈椎部位施用本手法整复时，手法不当可能会刺激椎动脉而产生虚脱症，个别患者或可造成医源性脊椎伤损而导致高位截瘫等严重后果。应用本手法，病椎定位准确是获效的前提，熟练的整复手法则是提高疗效的关键。检查病椎定位不准或疏漏，偏歪棘突方向判断错误，均可使疗效不显，甚至加重病情。整复手法必须准确，用力柔和，切忌粗暴。不可盲目要求弹响。同时，对于高龄或严重骨质疏松的患者，禁用此手法。

17. 仰卧位胸椎整复法

【方法】嘱患者站立弯腰，术者触摸患者胸椎偏歪棘突，正确定位，然后让患者仰卧于床上，双手交叉放于胸前，术者一手呈半握拳，放置于偏歪棘突两侧，另一手扶住患者交叉手臂，胸部抵住患者两臂交叉处，嘱患者放松自然呼吸，同时轻轻按压患者胸部，待患者完全放松后，瞬间用力，听到弹响即表明复位（图 2-17）。

【要求】定位要准，用力要稳、准、轻巧，在最大限度时用力。

【主治】胸椎小关节错位。

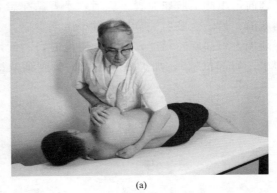

(a)

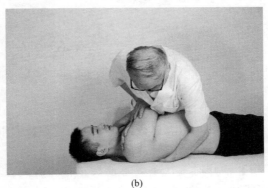

(b)

图 2-17　仰卧位胸椎整复法

【注意事项】治疗时一次整复不能拨正偏歪棘突，不宜连续施治，可以配合分筋梳理、拿点摩揉等推拿手法解除痉挛，然后再施以整复手法。某些患者要间隔数日施治 1 次，连续 4～5 次治疗才能拨正偏歪棘突，切忌急于求成。应用本手法，病椎定位准确是获效的前提；整复手法必须准确，用力柔和，切忌粗暴。不可盲目要求弹响。

18. 腰部侧扳法

【方法】患者取健侧卧位，头向后仰尽量平放，健侧下肢伸直，患侧下肢屈曲在上（根据错位的腰椎调整下肢所放位置），健侧上肢伸直置于胸前，患侧上肢屈曲置于胸后，术者站在患者腹侧，一手置于患侧肩前，另一上肢肘关节屈曲置于患侧臀后。术者两手相对用力并逐渐加大患部旋转角度，至最大限度时，瞬间用力（用力以推臀部为主，肩部位辅），加大旋转角度，听到弹响即表明复位（图2-18）。

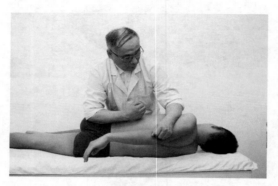

图2-18　腰部侧扳法

【要求】定位要准，用力要稳、准、轻巧，在最大限度时用力。

【主治】急性腰扭伤、腰肌劳损、腰椎间盘突出症。

【注意事项】治疗时一次整复不能拨正偏歪棘突，不宜连续施治，切忌急于求成。病椎定位应准确，手法用力应柔和、准确，不可盲目要求弹响。

五、精解核心手法

（一）拨筋疗法

崔氏"拨筋疗法"是崔老师在继承卢英华先生手法思想的基础之上，经过自己多年的临床探索与升华，逐步形成的一套完整的手法体系。该疗法的手法核心是"心法御手法、拨法统诸法"，在拨法的基础之上，将揉、点、按等常用的手法融汇糅和，各取其长，最大限度地发挥拨筋手法"开达抑遏"的优势，充分挖掘了拨筋在伤科、内科、妇科以及儿科当中的治疗价值。临床治疗中，在中医整体观和辨证论治思想的指导下，重视经筋的诊察和治疗价值，强调手法调节的阴阳属性和补泻作用。

1. 拨法的历史沿革

推拿作为中医治疗疾病以及养生保健的一种重要方法，来源于日常的起居劳作，其治病防病的历史甚至早于中医系统理论形成。从文献记载来看，现存最早的推拿专业论述出现在《五十二病方》，该书中涉及的推拿手法主要分为摩擦类与挤压类两大类手法，属于较简单的推拿手法。其中以摩法运用记载最多，也是最早的推拿手法。

《黄帝内经》的问世，标志着中医理论体系的形成，书中记载了按、摩、推、拊、扪、循、切、抓、揩、弹等10余种按摩手法，并且出现了拨法的雏形。《素问·离合真邪论》曰："必先扪而循之，切而散之，推而按之，弹而怒之，抓而下之，通而取之……以气至为故。"关于推拿的作用机理，《素问·举痛论》主要有两方面的论述："寒气客于肠胃之间，膜原之下，血不得散，小络急引故痛。按之则血气散，故按之痛止。""寒气客于背俞之脉则脉泣，脉泣则血虚，血虚则痛，其俞注于心，故相引而痛。按之则热气至，热气至则痛止矣。"也就是说，推拿具有温经散寒、活血通络的作用，这是关于推拿作用机理的最早记载。

晋唐时期，是我国推拿史上的重要发展阶段。推拿按摩在内、外、妇、伤各科及急症治疗和养生保健中得以广泛运用，并取得巨大成就，被列为隋唐国家医学教育的正式科目。而且也出现了一些颇具特色的推拿论述，如《诸病源候论》涉及的手法有指摩、掌摩、捋、拭、捻、按、搦（按抑）、爪（掐）、捺、撩、摇、振、顿等，在《黄帝内经》中手法的基础之上，诸多手法的具体操作更加趋向于拨法的特点。

《圣济总录·卷第四·治法·按摩》，较全面地对按摩法的定义、机制、适应证等作了介绍，首次提出了按摩有"开达抑遏"的作用，是继《黄帝内经》之后，对按摩理论的又一次重要总结，具有很高的学术价值。"大抵按摩法，每以开达抑遏为义。开达，则壅蔽者以之发散；抑遏，则慓悍者有所归宿。"这一论断，被认为是对按摩机制的经典概括，突破了《黄帝内经》以来仅以"温通"解释按摩作用机制的理论，对后世关于推拿治疗作用的研究，产生了重大影响。也为拨法的最终形成提供了坚实的理论基础。

新中国成立之后，随着中医教育教学事业的发展，从正骨推拿的教材开始，逐渐形成了现代手法的分类方法，并将拨法归结为按法的范畴，并对其具体操作及临床应用提出了规范的描述。

整体而言，早在《五十二病方》中就出现了一些手法的记载，到《黄帝内经》中开始出现手法的雏形，并且最早描述了推拿的作用机理。后来，《诸病源候论》中诸多手法的操作特点也更加趋向于后世的拨法。《圣济总录》中"开达抑遏"的表述，为拨法的最终形成奠定了理论基础。新中国成立后，随着中医类大学推拿教材的出现，拨法最终成为重要的一种推拿手法，得以在临床上广泛应用，发挥了独特的作用。

2. 崔氏"拨筋疗法"的特点及应用操作

当代的大学教材中所记载的拨法，是用手指作用于肌肉、肌腱等部位，在与肌纤维垂直的方向上，着力按而拨动之，多用于腰背、四肢等部位。崔老师在临床操作中常用的拨法包括拇指拨法、四指拨法、掌指拨法、肘拨法等，在拨的同时往往伴有点、按、揉等复合手法，总结起来包括以下几点。

（1）意气相和，练功为先　崔老师在临床中始终强调，中国的推拿疗法并不是一种单纯的物理刺激，而是在"气一元论"的指导之下，通过对人体脏腑经络气血的调节，来达到治疗疾病的目的，其核心在于对"气"的感悟与掌控，最终以手法的形式呈现出来。而在手法功力的修炼方面，深深地揉入了中国武学文化中对于功力的要求。手法操作要求刚中带柔、柔中有刚、刚柔并济，手法的劲道要深透渗透，直达病所，既能起到治疗作用，还"使病患不知其所苦"。正所谓"手随心转，法从手出"，手法操作时要以意领气，劲从内发，不要仅仅停留在手法的"规范化"动作上，更重要的是要掌握手法内在的意、气、劲三者合一的由内而发的劲力。要充分理解手法的这一内涵，不仅需要在临床上长期的实践摸索，更需要习练一些中医功法，比如站桩、太极拳、形意拳等。

之所以要求推拿医师练习功法，一方面是深化其自身对于"气"的感悟，这样才能不断地提高临床能力，如果没有功法的支撑，很多推拿医师的临床水平到了一定的阶段之后，就很难再有质的提升。另一方面，在给患者做推拿治疗的过程中，也是对施术者自身正气的一种消耗，这就需要通过练功来补充正气，以维持良好的身体状态。

（2）以拨法统诸法　崔氏"拨筋疗法"是在拨法的基础之上演化而来，不断地探索完善，最终成型。首先，崔老师在临床中常用的有拇指拨法、肘拨法和四指拨法，尤其是在颈椎病的治疗上，崔氏"七线拨筋法"独辟蹊径，疗效显著，深刻体现了崔氏"拨筋疗法"的特色内涵。其次，拨法本身偏于刚猛，其操作部位多局限于肌肉丰厚的部位。崔老师将拨法与揉法、点法、弹法等手法往往结合在一起使用，貌似拨法，实则有的侧重于拨，有的更倾向于揉中带拨，有的则在拨的同时复合点法，具体根据不同的操作部位、不同的病情，灵活应用。"筋喜柔而恶刚"，这种复合手法操作充分发挥了拨法作用深透的优势，还很好地避免了其过于刚猛的弊端，真正达到刚柔并济的目的。此外，单一拨法的操作范围也受到限制，崔氏"拨筋疗法"则扩大了拨法的应用范围，不仅在腰背四肢等肌肉丰厚的地方使用，在头面、胸腹等部位同样可以操作，筋之所过，均可应用。

（3）联辍百脉，维络周身　纵观推拿发展的历代文献，早期推拿疗法主要是用于内科疾病的治疗与保健，到晋唐之后，才逐渐形成伤科正骨推拿体系。近现代以来，随着人们生活方式的改变，以及国家医疗政策的影响，伤科推拿的发展较为迅速，而在内科、妇科和儿科疾病的治疗上，很多行之有效的推拿疗法已经逐渐被遗弃。崔老师认为，经筋"联辍百脉，维络周身"，覆盖于人体全身，其正常的状态依赖于脏腑经络所输送气血的濡养，脏腑调和，经络通达，气血充盈，则筋柔顺。同样的，筋的状态也会影响脏腑经络的功能。现代人们的生活工作方式，导致筋动不足，而筋"喜动而恶静"，长期的静卧不动，再加上各种内外因素的影响，不仅会引起伤科疾病，诸多的内科、妇科疾病也与筋的病变有着直接的关系。因此在内科、妇科疾病的治疗上，崔老师都会诊察患者筋的状态。有些患者表现为筋纵、筋弛，有的则是筋缩，还有筋出槽等多种不同的表现形式。在治疗上，崔老师都会根据患者具体的病理状态，先拨筋通络，调顺经筋，然后再辅助以汤药，或者特色的头部推拿十法、腹部推拿八法等其他疗法。此外，崔老师运用拨筋疗法治疗小儿肌性斜颈也取得了显著的疗效。

崔老师师从京城推拿名医卢英华老先生。卢老在临床治疗疾病过程中，无论是伤科还是内科、妇科、儿科，都比较强调应用拨法。崔老师在跟随卢老学习的过程中，全面继承并发展了卢老这一手法思想。

3. 崔氏"拨筋疗法"的思想内涵

"拨筋疗法"是在中医脏腑、经络、气血理论的指导之下，以经筋为治疗重点，通过手法的不同治疗作用，注重整体，灵活施法，最终达到治疗疾病的目的，具有丰富的思想内涵。

（1）整体论治，筋为核心　　中医学是中华文化的一个分支，以中国古老的哲学思想为基石，以阴阳五行、脏腑经络为核心，作为中医学的重要组成部分，推拿治疗疾病，同样需遵循中医的整体观和辨证论治思想。崔老师在临床接诊患者过程中，不论是内科疾病还是伤科疾病，都会详细体察患者的四诊资料，分阴阳、辨寒热、定虚实，最终确定手法治疗的原则。

在内科疾病的治疗上，主要从脏腑经络的角度去辨证，根据不同的病变部位，在"拨筋疗法"的基础之上，同时配合腹部推拿八法、点穴疗法等内科常用手法，并通过不同的手法操作来达到温清补泻的作用，最终实现通调脏腑经络气血的目的；而在伤科疾病的治疗上，更多的是从经筋的角度去辨证，首先明确病变的经筋及其所引起的次要病变，既要治疗局部病变，更需从整体的角度去综合治疗。以"拨筋疗法"为主，又多会配合拔罐、中药外敷等方法，综合调治。

正如《圣济总录》中所阐述的"开达抑遏"，拨筋疗法的基本作用机理便是如此。比如，对于一些年轻的颈椎病患者，多以外邪侵袭、经脉壅塞为主要病机，崔老师往往以拨按为主、以督脉和膀胱经的经筋为主要施术部位，偏于泻实，开达闭塞；而一些年老的患者，多以经气受外邪侵袭、运行紊乱为主要病机，崔老师则偏重于以拨揉、拨点为主，以胆经和三焦经为主要施术部位，更重梳理，遏其慓悍。

（2）经筋同调，相辅相成 正如《灵枢·邪客》所云："肺心有邪，其气留于两肘；肝有邪，其气留于两腋；脾有邪，其气留于两髀；肾有邪，其气留于两腘。凡此八虚者，皆机关之室。真气之所过，血络之所游，邪气恶血固不得住留，住留则伤筋络骨节，机关不得屈伸，故拘挛也。"现代经络学说，多强调经络对于经筋的濡养，而忽视了经筋对于经络的调节作用。

崔老师认为，从文献记载来看，经筋系统的出现应当要早于经络系统。十二经筋是古人运用当时的解剖学知识，用中医学的术语，以十二条运动力线为纲，对人体肌肉、韧带及其附属组织生理病理规律的概括和总结。经筋除了束骨、利机关的作用，还具有反映病候、调节经脉的作用。

因此，在临床诊疗疾病的过程中，崔老师除了重视经络之外，还特别强调经筋的作用。一方面，脏腑的病候可以通过经筋反映出来，如足少阴经筋的损伤，可以影响到肾的功能，出现性功能障碍、月经失调；胸背部的经筋病变，可以影响心肺功能，出现胸闷、气短等。因此，应当将经筋的诊察列入四诊当中，更有利于全面掌握患者的病情。另一方面，在拨筋治疗疾病的过程中，既要重视经络的作用，循经论治，也不可忽视经筋的状态，循筋论治。两者之间，相互结合，相辅相成，往往能收到更好的疗效。

（3）手法分阴阳，补泻要分清 《素问·举痛论》曰："寒气客于背俞之脉则脉泣，脉泣则血虚，血虚则痛，其俞注于心，故相引而痛。按之则热气至，热气至则痛止矣。"此段文字可以看出，推拿具有补虚通络的作用，正所谓"气血流通即是补"。《灵枢·刺节真邪》有云："大热偏（遍）身，狂而妄见、妄闻、妄言，视足阳明及大络取之，虚者补之，血而实者泻之，因令偃卧，居其头前，以两手四指挟按颈动脉，久持之，卷而切推，下至缺盆中，而复止如前，热去乃止。此所谓推而散之者也。"这段描述提出了按压颈动脉法具有清热泻火的作用。《圣济总录》中"开达抑遏"的论述，对手法的作用机理又做了进一步阐述。再到后来，张从正将推拿归纳为汗法的范畴。综合历代医家文献对于推拿作用机理的认识，可见推拿具有阴阳属性，温清补泻的鲜明作用。

崔老师在运用拨筋疗法治疗疾病的过程中，非常注重对疾病阴阳属性的区分，并根据疾病的寒热虚实来调整手法治疗的方案。而手法补泻的作用，主要通过以下几个方面实现：首先，拨法本身的刺激量较大，宣通壅塞的作用较强，偏重于泻，而揉法以温通为主，按法可补可泻，点法多作用于穴位，补虚的效果更佳，通过调整不同的手法组合，补虚泻实。其次，虽然有的手法偏于泻实，有的手法补虚效良，但并没有绝对性，通过对手法力度、深度、持续时间、作用方向等的调节，可以改变手法的补泻特性。因此在临床操作时，要灵活掌握、调控手法，通过意、气、劲的调整，真正实现"手随心转，法从手出"。最后，人体的经络和经筋，以及不同的穴位、筋结病灶，本身就具有阴阳属性。十二经脉通过表里对应的关系，维持气血之间的协调平衡，如太阳经多血少气，少阴经少血多气，针刺治疗中，经常强调少气之经勿伤其气，少血之经勿伤其血。同样的，推拿治疗过程中，根据不同经络的气血分布情况，"开达抑遏"，使壅蔽者得以发散，慓悍者有所归宿。此外，不同的穴位、筋结病灶也具有阴阳属性，比如大椎偏于泻实，足三里补虚更佳。因此，通过对手法、经络穴位、经筋筋结的综合掌握，融会贯通，以阴阳虚实为核心，依拨揉点按而施法，最终达到脏腑调和、经络通达、经筋柔顺的生理状态。

（二）指针点穴法

1. 指针法的源流

（1）"穴位指针"与"指针点穴"　　指针法自古有之，是不用针而以指代针行点、按、掐、揉等手法，激发穴位特性，行气通络、开通阻滞，从而调整脏腑功能的一种治疗方法。指针法实质上是以指代针的一种推拿手法，由点法、按法、掐法等变化而来，早在两千多年前《素问·举痛论》就有所记载，"寒气客于肠胃之间……按之则血气散，故按之痛止。""按之痛止"是对指针法描述的雏形，并明确指出其"血气散"的止痛原理。晋·葛洪《肘后备急方》将指针法用于急救，并与穴位相结合。如"闭气忍之数十度，并以手大指按心下宛宛中，取愈""令爪其病人人中，取醒"等。明·杨继洲《针灸大成》中载"外用掐揉按穴之法"治疗急惊风，另有"性畏针，遂以手指于肾俞穴行补泻之法""乃以手代针之神术也。亦分补泻"，可见此时不仅明确提出"手法代针"，更提出补泻手法以提高疗效。清·夏禹铸曰："以掐代针也。"《厘正按摩要术》曰："掐法，以大指甲按主治之穴，或轻或重，相机行之"，指出以掐代针，手法有轻重之别，按需而行。

综观以上古籍中关于指针法的记载，笔者通过检索文献发现，目前临床上关于指针法的描述大致分为两种：一种为"穴位指针"，或有称之"指针点穴"者，其手法操作也与"穴位指针"类同，是以指代针按压或爪切某些穴位，代替针刺治病的方法，其指针操作在于综合应用揉、扪、切、捏、点等手法，交替施行于某些选穴，并非传统的点穴手法；另一种称为"指针点穴"，点穴者在一定的穴位或部位上，灵活地运用各种不同的点穴手法，通过经络的作用使体内气血运行通畅，从而达到防病、治病等目的，是在辨证选穴基础上，重在手法的变化运用与指针得气。"指针点穴"是一种传统的点穴手法。

由此我们不难发现，"穴位指针"与"指针点穴"虽然同是以指代针治疗疾病，手法操作上则存在本质区别，疗效固然也会有所差异，二者不能混为一谈。

（2）崔氏"指针点穴"法 崔述生老师的"指针点穴"法师承于卢英华老先生的指针点穴按摩法，并结合自身气功法的练习，是以中医经筋、络脉为主要理论基础，调气为先，以指代针在经穴或经筋络脉循行线上施以点颤等手法，激发穴位感传，起到行气活络、通阳达阴效果的独特治疗手法。不仅强调手法的变化运用，更注重调气为先及指针得气，可谓自成一体，别具特色。

指针法是卢老最常用的手法，又称为点穴按摩法，遵"虚则补之，实则泻之"原则，重视背俞穴、募穴、下合穴的运用，以通经络、散凝结治疗各科疾病。崔老师跟随卢英华老先生学习指针法期间，深感气功法对于指针手法效果的重要性，气功法要求的姿势法、呼吸法及意守法与医生运用"指针点穴"法调身、调息及调神的要领如出一辙。故崔氏"指针点穴"法注重以调气为先，包含医生与病患二者，分为调身、调息及调神三个层面。调身："形不正则气不顺""骨正筋柔，气血以流"，身正则有力，筋柔则技巧，手法是力量与技巧的结合，调身正、调筋柔是点穴手法之先决。调息："凡刺之禁……，必定其气乃刺之""凡下针，要病人神气定，息数匀，医者亦如之"，指出行针点穴必待医生与患者心平气和，气息调匀后方可进行。调神："粗守形，上守神""上守神者，守人之血气有余不足，可补泻也"，可见调气守神，才能根据患者气血虚实情况施以补泻手法。

崔老师将调气为先具体总结为：身正筋柔，全神贯注，以意领气，运气于指，意气相合，心手相应。

2. 崔氏"指针点穴"法的思想内涵

崔氏"指针点穴"法是以谨守经隧、首推气血为则，通过筋络辨证，筋结辨病，"以痛为输"精准选穴，以点按为基础，点颤结合为特色，再施以补泻手法的变化运用，"以知为数"，功在开筋，效用行气活络，通阳达阴，以期达到"筋脉和同""气血皆从"的经筋络脉正常生理状态的一种特定手法。

（1）谨守经隧，首推气血 《素问·调经论》曰"五藏之道，皆出于经隧，以行血气……"，《丹溪心法》曰"气血冲和，万病不生"，说明气血在经络之间正常循行输布，维持着脏腑功能的正常发挥。"肢体损于外，则气血伤于内，营卫有所不贯，脏腑由之不和"，指出气血郁滞损伤，经脉失养，脏腑功能失调，"百病乃变化而生""经脉者，所以行血气而营阴阳，濡筋骨，利关节者也"，进一步说明了经脉与气血之间的协调关系利于筋骨关节功能的发挥。故治疗当谨守经隧，首推气血，维持气血在经络之间的正常运行。就阴阳属性而言，气属阳，血属阴。首推气血，即契合了"谨察阴阳所在而调之，以平为期"的治疗法则。

推拿手法具有疏通经络气血的作用，正如《素问·血气形志》所言"形数惊恐，经络不通，病生于不仁，治之以按摩醪药"，明确指出按摩可以治疗筋络不通而病不仁之类的疾病。"指针点穴"法是行气活络、通阳达阴最具代表性的推拿手法。《点穴术·点穴与气血篇》指出"……若能开其门户，使气血复其流行，则经脉既舒，其病自除……治法当从其穴之前导之，或在对位之穴启之，使所闭之穴感受震激，渐渐开放，则所阻滞之气血，亦得缓缓通过其穴，以复其流行矣。"这正是"指针点穴"法重在开通阻滞、调整气血运行的具体体现。

（2）筋络辨证，筋结辨病 "脉为营，筋为纲"，意为血脉周营于全身，彼此相连；筋像附着在骨与骨之间的绳索，沟通上下，亦彼此相连。经筋和络脉均具有遍布全身，沟通上下内外，彼此相连的特点，二者关系密切。崔述生老师指出推拿临床上辨治筋伤类疾病最常用的辨证方法当为筋络辨证、筋结辨病，亦为指针点穴常用的辨治方法。

筋络辨证：《灵枢·经别》云"夫十二经脉者，人之所以生，病之所以成，人之所以治，病之所以起"，可见人的生命活动、疾病的发生发展及治疗均与经络相关。经筋是附属于经络的筋膜系统，是十二经脉的外周连属部分，起于爪甲，结于四肢关节，遍布全身，纵横无算，沟通内外，联络关节，总司周身关节运动，即所谓"宗筋主束骨而利机关也"。崔氏"指针点穴"法常用于治疗经筋病变，如筋急、筋挛、筋痛、筋结、转筋等。经筋聚合、联结的部位称为筋结，它是对局部血流被影响的十二经筋上疼痛点的概括。崔老师指出筋结在"指针点穴"的操作部位上尤为重要，经筋卷缩成结，通过指针手法使之舒展，"此所谓解结也"。《平乐郭氏正骨法》亦有指针筋结痛处的记载，云"按之操，有名指针，多施于四肢关节之限痛，觅痛处而按之"。

《灵枢·脉度》云"经脉为里，支而横者为络，络之别者为孙"，经脉位置较深，从经脉横行别出位置较浅的为络脉，位置较浅，如"诸脉之浮而常见者，皆络脉也"，从络脉别出的分支则为孙络。筋络辨证里的络脉主要指浮络、孙络而言。络脉为病，"青则寒且痛"，"赤则有热"。"故刺诸络脉者，必刺其结上，甚血者虽无结，急取之，以泻其邪而出其血，留之发为痹也。"指出了络脉为病的治法。因络脉为病常不易辨别，崔老师指出可根据留罐后罐印的颜色和感觉来"审视血脉"：淡白为血弱，淡红为气虚，紫滞为风寒，红赤为风热，黑为瘀血在络，痒不可耐为风邪在表，痛甚为血瘀在里，以此一般规律来测络脉之虚实寒热，指导"指针点穴"的补泻变化。

此外，崔老师辨治久治不愈之腰椎间盘突出症、腰椎管狭窄症时，根据"病久、痛久则入血络"的原则，选择重点切按臀部及双下肢足三阳经筋循行线，寻找病变筋络或筋结后行指针点穴法，舒筋通络，常可取效，亦是筋络辨证、筋结辨病的直接体现。诚如《灵枢·阴阳二十五人》所言"切循其经络之凝涩，结而不通者，此于身皆为痛痹，甚则不行，故凝涩"。

（3）虚则补之，实则泻之　《灵枢·刺节真邪》曰："用针者，必先察其经络之虚实"，《素问·通评虚实论》曰："邪气盛则实，精气夺则虚"，邪正盛衰决定着病变的虚实及转归。"虚则补之，实则泻之"，补虚泻实是指导疾病治疗的基本原则，同样适用于"指针点穴"等推拿外治手法，"用推即是用药，不明何可乱推"即是这个道理。如《灵枢·周痹》云"故刺痹者，必先切循其下之六经，视其虚实，及大络之血结而不通，及虚而脉陷空者而调之，熨而通之，其瘕坚，转引而行之"。

崔老师指出"指针点穴"法应区分手法补泻，如《针灸传真》所言"针芒有向上向下之分，指头亦有向上向下之别。针头有左右搓转之殊，指头亦有左右推掐之异。行针有提插捣臼之法，用指亦有起落紧缓之势。知用针之诀者，即知用指之诀焉。"手法补泻主要体现在手法的轻重、缓急、用力大小、时间等方面。实证用力较重，以指代针，点颤频率快，刺激强度大而时间宜短；而虚证则用力较轻，多以掌根代针，点颤频率慢，刺激强度小而时间稍长。具体还应根据患者体质、年龄、病程等灵活调整。点穴时调气治神，以心统手，法从手出，才可细辨指下病证虚实，病邪浅深，病程长短，体察经筋输布之紧缓，络脉流通之滑涩，气血运行之盛微，随时调整点穴手法的轻重缓急和深浅方向，随证治之。

（4）"筋脉和同"与"气血皆从"　崔述生老师认为"筋脉和同""气血皆从"是《黄帝内经》中对筋络系统正常生理状态的高度概括，即经筋荣润柔和、络脉气血充盛；并由此提出了伤筋类疾病"经筋不舒，络脉不和"的筋络学病机，《伤科汇纂·上歌诀》曰："大抵脊筋离出位，至于骨缝裂开绷，将筋按捺归原处，筋若宽舒病体轻"，可见用按捺归合法使筋宽舒，则病可愈，故治疗当舒筋和络，以复"筋脉和同""气血皆从"，从而达到"内外调和""气立如故"。

经筋荣润，则利于络脉充盛；而络脉充盛，又利于经筋柔和；二者相互影响，相辅相成，共同决定着人体经筋络脉系统的正常功能。常以筋络局部温度来感知络脉气血是否充盛及其运行情况，以骨节周围松紧来测定经筋是否荣润及其灵活程度。

3. 崔氏"指针点穴"法的特点

崔述生老师尊崇《灵枢·经筋》篇治疗经筋病变"燔针劫刺，以知为数，以痛为输"的治法治则，治疗手段上改火针劫刺为"指针点穴"法，具有精准取穴、独特选穴；手法厚重透达，气调而止；指针功法，内外兼修；手法融汇，相得益彰的特点。

（1）精准取穴，独特选穴　"诊脉难，取穴尤难"，崔述生老师指出"指针点穴"时取穴要精准。临证重视触诊,"虽在肉里,以手扪之,自悉其情",按而知之,知常达变。如《备急千金要方》云"肌肉纹理,节解缝会,宛陷之中,及以手按之,病者快然",可见精准取穴,才能取效快捷。取穴方法上《黄帝内经》中多次提到"切""扪""循",如"切而循之,按而弹之""必先扪而循之,切而散之"等,其中"切"为按压之意,"按字,从手从安,以手探穴而安于其上也","扪"为抚摸之意,以手抚摸或按压在筋络之上是取穴之基;而"循"为寻找之意,为探穴之法,通常运用双手大拇指指腹或食中环三指并拢指腹,适度用力向肌肉筋膜深层透散,集中精力用心分辨,辨别指下筋结与条索,体察穴位之虚实坚满,全赖指下触觉之敏感度。故崔老师强调临证每须"切而循之",方能做到精准取穴。

经曰"以痛为输",杨上善曰"输,谓孔穴也。言筋但从筋所痛之处,即为孔穴,不必要须依诸输也"。可见以筋所痛之处皆可为指针取穴的位置。崔述生老师依据"经脉所过,主治所及"的理论,不仅仅拘泥于"以痛为输"的阿是穴,辨证灵活选择部分远端穴位及经验穴,随症施治。辨治内科疾病多选取募穴、背俞穴、夹脊穴、下合穴等;而伤筋类疾病多选取五腧穴之输穴、合穴、四总穴、阿是穴及经外奇穴等。

(2)厚重透达,气调而止 崔氏"指针点穴"法以平稳着实为基,类似于针刺的持针法,中指微成弓状,食指与环指从两侧并靠住中指,三指并为一指针,指针外形持平稳固,以中指指腹或指目部位着实接触点穴部位。施法时要身正筋柔,心静手灵,气定神闲,双脚平开,脚掌抓地,舌抵上腭,两目低垂,微收下颌,全神贯注,以意领气,静候气来,运气至手。动作要领为快而不乱,慢而不散,快慢结合;轻而不浮,重而不滞,轻重适宜。指针手法指力深厚,气感混厚,"刺浮瓜而瓜不沉,刺眠猫而猫不醒",气力相合,透达气机,透热入里,做到点其外而动其内。

《灵枢·终始》:"凡刺之道,气调而止。"意为针刺要以气调为度。何为气调?即"以知为数",以病见效为度。崔老师强调点穴后以穴位局部及周围发热，或微微出汗为佳，正所谓"阳加于阴谓之汗"，通过指针点穴手法后出汗，是通阳达阴，阴阳交互，气血流通的一种外在表现形式。同时筋络之间邪气也可以随微发汗而外泄，可谓扶正祛邪，两相其成。

（3）指针功法，内外兼修　"指针点穴"法以扎实的点穴手法为基，以指代针为外形；更需以意领气，运气于指，气从指出，内气外发的功法。可谓外有指针，内有功法，从而达到形气相合。因此要掌握"指针点穴"法的真谛，需要内练功法，外练指力，内外兼修。

崔老师常练习的内功法有站桩功、小周天功、大周天功等，同时提出指针功法的练习因人而异，要选择合适自己的一种或几种功法，加以持之以恒的练习，才能逐渐练就强大深厚的指力，达到内气外发，从而提高"指针点穴"法的治疗效果。崔老师继承一定家学，先考崔国贵老先生为尚氏形意拳传人及程派八卦掌一代宗师，崔老师内练气功的同时，通过外家功法的练习强健筋骨体魄，以增强指力。内功法与指力练到一定程度后，可以尝试在窗帘上进行"指针点穴"法的练习。

（4）手法融汇，相得益彰　崔氏"指针点穴"法以点按为基础，点颤结合为特色，常与其他手法融汇，应用上使之更加灵活，充分发挥不同手法的相同作用，相辅相成，相得益彰。《素问·离合真邪论》曰："必先扪而循之，切而散之，推而按之，弹而怒之，抓而下之，通而取之，外引其门，以闭其神。"其中切而散，推而按，弹而怒皆是手法融汇的体现。

指针点穴法在点颤结合基础上，相继发展出点拨阳陵泉法，点揉夹脊穴法，点推开天门法，点弹极泉穴法，点击头皮法，透点天枢法，对点昆仑、太溪法，点挤腱鞘囊肿法等特色组合手法。

4. 崔氏"指针点穴"法的应用

有感于《灵枢·经筋》曰"治在燔针劫刺，以知为数，以痛为输"的十二经筋治法，崔老师根据自身体会，结合多年的临床诊疗经验，将"指针点穴"法进一步总结整理，既可单独运用，如指针点外劳宫治疗落枕；又可将"指针点穴"法融入传统推拿手法治疗过程中，如"点三穴"治疗急性腰扭伤，与针刺有异曲同工之妙。具体运用如下。

（1）头面部运用　《素问·脉要精微论》云："头者，精明之府。"崔氏"头部推拿十法"具有直接舒缓头皮，疏通头面部经络气血，调和阴阳，镇静安神的作用，常用于治疗失眠、头痛、眩晕等症，其中循点穴为指针点穴法的具体体现，辨治阳明头痛：印堂、上星配合谷；少阳头痛：太阳、风池配外关；太阳头痛：天柱、风池配后溪；厥阴头痛：百会配太冲、太溪；全头痛：以百会统太阳、印堂、头维、风池等。

崔老师认为清阳不升为椎基底动脉供血不足所致颈源性眩晕的根本，如《灵枢·口问》所言"上气不足，脑为之不满，耳为之苦鸣，头为之苦倾，目为之眩。"故在颈源性眩晕的治疗中常运用指针点印堂、神庭、百会、风府、风池、头维、太阳等以提升清阳，激发经气上行。

（2）颈部运用　崔氏"指针点穴"法作用于颈部诸穴，主要用于治疗落枕、颈椎病及颈源性高血压等。临床治疗颈椎病的特色手法——"七线拨筋法"，即是注重"七线"起止风府、大椎、天柱、大杼、风池、肩井、翳风、缺盆等穴位的指针点拨法。另有一穴治落枕，即指针点外劳宫的同时配合嘱患者左右转动头部，效果显著。

崔老师在辨治因颈交感神经节受刺激引发的颈源性高血压时，常根据颈交感神经节的解剖位置，选取特定穴位如扶突、天鼎及翳风至缺盆线上的激痛点等，运用指针法解痉止痛，改善颈交感神经节局部的牵张刺激，解除血管痉挛，降低血压，常可收奇效。

（3）腰、腹部运用　崔氏"腹部推拿八法"是"指针法"演化而成的一套特色组合手法，常运用于内科、儿科、妇科及骨伤科疾病的治疗中。腹部推拿八法中的重要基础手法即为指针点穴法，如开四门、点三穴等。其中点三穴（神阙、天枢、气海）用于治疗急性腰扭伤，是起效的关键。点三穴配合轻摩腹，以温元阳、益元气、畅气机治疗月经不调等妇科疾病亦为临床常用。

　　崔老师运用中指点拨阳陵泉法治疗下肢麻木，气血运行不畅，以通为用；运用三指点揉法作用于背部夹脊穴，在小儿捏脊治疗之前可松解背部经筋，提高患儿舒适度，均是"指针点穴"法的运用。

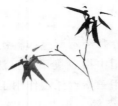

第三章　经验特色手法

第一节　崔氏七线拨筋法

一、"七线"的定位及内涵

1. 第一线：督脉风府→大椎

颈椎病是一种退行性疾病，因颈椎间盘退变及其继发性改变刺激或压迫邻近组织，并引起各种与之相关的症状和体征。从现代解剖学角度分析，督脉行于头项背后的正中线，其主干和支脉的循行路线与颈部神经血管的解剖位置密切相关，督脉的相关病理变化与颈椎病发病的解剖学基础是相印合的。沈金鳌《杂病源流犀烛》曰："背伛偻，年老伛偻者甚多，皆督脉虚而精髓不充之故。""肾主骨生髓""肝主筋"，崔述生老师认为，人随着年龄的不断增长，肝肾之气日渐衰退，肾中元阳亏虚，则督脉的阳气必定日渐衰减，督阳不足，则气滞、痰凝、瘀血内聚，加之平时姿势不当，长期伏案，日久劳损，内外相交，必致骨节、肌肉病变，故有颈椎骨质及相关组织的病理性改变。正所谓"阳气者，精则养神，柔则养筋"，督脉为"阳脉之海",督阳不足,则一身之阳均亏,无以濡养筋骨,日久则致骨松筋弛。因此崔老师认为,颈椎病的本虚是督脉亏虚,临床治疗首重调督脉。

2. 第二、三线:足太阳膀胱经天柱→大杼,左右对称分布

《灵枢·经脉》:"膀胱足太阳之脉……还出别下项,循肩膊内"。足太阳膀胱经为多气多血之经,夹颈两侧循行于人体阳位腰背部,为六经之长,具有通行阳气的作用。足太阳膀胱经所循部位,筋肉分布最广。在当下的这种现代化办公及生活环境中,膀胱经最易受邪,加之长期伏案工作,膀胱经经气不能疏解,久之造成颈项疼痛。崔老师认为,引起颈椎病的实邪因素,不外风、寒、气、瘀,而此诸多病邪最易留著膀胱经,因此,针对膀胱经的调经祛邪法是治疗颈椎病的重要环节。

3. 第四、五线:足少阳胆经风池→肩井,左右对称分布

足少阳胆经"起于目锐眦,上抵头角,下耳后,循颈,行手少阳之前,至肩上,却交出手少阳之后"。病者"耳后肩臑肘臂外皆痛,小指次指不用"。从经络位置而言,胆经在颈面部循行于两侧,与颈椎病关系密切。少阳主半表半里,为表里之枢机,气机升降运行的通道。肝气不舒,火郁上扰,而出现头晕、头痛、口苦、咽干、目眩等。"肝之俞,在颈项",厥阴不利,则颈项易为患,治从少阳,通达表里。因此,这条线络是通调颈部气机的关键所在,尤为重要。

4. 第六、七线:手少阳三焦经翳风→足阳明胃经缺盆,左右对称分布

手少阳三焦经"上贯肘,循臑外上肩,而交出足少阳之后,入缺盆,布膻中,散络心包,下膈,遍属三焦"。手少阳三焦经与足少阳胆经在颈肩部分别在秉风、肩井、大椎、颈肩之间和翳风处有5次交会,两条经络交错复杂,与颈椎病的关系密切。沿肘、前臂等处酸痛,绕肩胛牵引颈部作痛,颈筋拘急,这些表现均与神经根型颈椎病相符合。"胃足阳明之脉,起于鼻,交颏中,旁纳太阳之

脉，下循鼻外……却循颐后下廉，出大迎，循颊车，上耳前，过客主人，循发际，至额颅……以下髀关，抵伏兔，下入膝髌中，下循胫外廉，下足跗，入中指内间。其支者：下膝三寸而别，以下入中指外间。其支者：别跗上，入大指间，出其端。"一方面，足阳明胃经行于面部，对于一些颈椎病引起的偏头痛等症状，处于该经所过之处，属其所主。而胃处中焦，为气机运行之枢纽，足阳明气机调达，便可开上焦，引气血上行，濡养清窍；另一方面，足阳明胃经走行于下肢前外侧，针对脊髓型颈椎病所引起的下肢麻木、无力，亦可从胃经入手。"治痿独取阳明"，对于颈椎病所引起的下肢无力，当首选胃经。因此崔老师以翳风→缺盆为颈椎病治疗的常用部位。

二、要旨

拨法，又称拨络法、弹拨法、抻法，有解痉止痛、疏理肌筋、通经活络、行气活血、消炎镇痛、解除粘连的作用。颈椎部位的肌纤维大都呈垂直方向，适合拨法的操作，因此崔老师在颈椎病的治疗中，以拨法为主要操作手法。再结合颈部的结构特点，以及"筋喜柔不喜刚"的特性，临床上多采用单指与多指相结合、拨法与揉法及点法相结合，点线及面，刚柔并济。"七线"中，拇指单指拨法主要适用于第一、二、三线，而对于第六、七线，因为部位特殊，拇指拨法不易操作，崔老师便使用多指拨法操作。多指拨法是以食指、中指、无名指同时拨动施术部位，常用于颈部的手法治疗。因其作用面积大，手法更稳定，施术者更省力，较拇指拨法更适合用于颈椎两侧筋肉的治疗，因此崔老师创造性地将其运用于颈椎病的治疗中。多指拨法是崔老师治疗颈椎病的最常用手法，而对于第四、五线的颈后三角区域，则又同时使用两种拨法。需要指出的是，虽然我们将拨法分为单指拨法和多指拨法，但临床应用中并无绝对的界限，崔老师经常根据患者的体型、病情特点等灵活地将两者混合应用。此外，不论是单指拨法还是多指拨法，崔老师始终将其与揉法、点法统一在一起。因为颈部两侧的筋肉较薄，神经、血管丰富，将此三种手法结合应用，既保证了手法的力道，又可避免对正常组织的损伤。

三、临床运用

1. "以线为引，线面结合"

"七线"是崔老师治疗颈椎病的主要指导原则，虽然强调循线操作，但临床中又不局限于线，而是"以线为引"，基本覆盖了颈后、颈旁的主要组织结构。如第四、五线实际涵盖了颈后三角的全部区域，第六、七线位置在胸锁乳突肌前缘，在操作过程中实际包括了胸锁乳突肌、斜角肌、锁骨上窝等。线是面的指引，面是线的扩展，手法操作时线面结合，临床上宜灵活运用，不可拘泥。

2. 拨筋与拨穴、拨痛点相结合

面是线的扩展，线是点的集合。"七线拨筋法"讲究拨线、拨面，同时也注重穴位与痛点的点拨。崔老师拨穴位的特色是注重"七线"起止部位的点拨，如风府、大椎、天柱、大杼、风池、肩井、翳风、缺盆等，对于穴位操作，拨法又与揉法结合成复合手法操作。而对于痛点则注重筋经中找条索，条索中找痛点。操作时，以拨为先，点揉相辅，刚中带柔，阴阳相济。崔老师指出，对于穴位和痛点的操作，是手法取效的关键，需用心体会病变部位的细微差异，不同的手法操作，往往会有不同的反应，要做到"手随心转，法从手出"。如此拨筋与拨穴、拨痛点三结合，拨法、揉法与点法三结合，操作时重点突出，有条不紊，能快速有效使气血得通，经筋得调。

3. "经筋同调""分经论治"相结合

"七线拨筋法"是经筋同调，七线的划分即包含了经络的分布，也考虑到了经络覆盖下的经筋，而拨筋与拨穴、拨痛点相结合的方法也是起到了经筋同调的作用。崔老师强调，"七线拨筋法"还需讲"分经论治"，临床运用应根据实际情况分经论治，七线涵盖了足手三阳穴位，临床上可将症状按照中医辨证方法，选取对应经络进行治疗，起到按图索骥、有法可循的效果。此外，对于年老患者首选督脉治疗，以指针点穴等方法，更加侧重于激发人体的阳气，减少复发；而年轻患者则多选侧边线治疗，以祛除邪气为主，适当辅助以扶正治疗。总之，临床上，或从经络辨证，或从筋肉辨证，或从六经辨证，选用重点线络时要有理有据，灵活应用。

四、小结

"七线拨筋法"是崔老师治疗颈椎病的毕生经验总结，是在经络学说和现代解剖学基础上的凝练，"七线"定位清晰，操作简单，临床疗效突出，尤其是"多指拨法"的创新性的使用，增加了施术面积，提高了手法的可操作性及疗效，临床特色明显。在拨筋手法上注重以线为引，以面为扩展，拨穴、筋、痛点，拨法又与揉法、点法等其他手法联合应用，变化多样，同时又注重辨经、辨筋论治，是一种特色鲜明的颈椎病治疗手法。

第二节　崔氏"三拍、三扳、三点"法

一、何为"三拍、三扳、三点"法？

"三拍、三扳、三点"法（以下简称"三法"）是崔述生老师临床用于治疗急性腰扭伤的特色组合手法，尤其适用于急性腰扭伤所致的急性腰椎后关节紊乱患者，手法独特，疗效显著，俗称"患者躺着进来，站着出去"的套路手法。

1. 三拍

患者取俯卧位，术者站在治疗床左侧。患者双手撑按于治疗床上，尽力做俯卧撑动作，术者左手从下方托患者腹部以辅助抬起，待患者抬高到最大限度时，术者右手虚掌用力向下猛击掌拍按患者腰部，同时左手撤力但并不撤手，患者顺势趴在床上，如此反复做 3 次。

2. 三扳

以右侧腰椎小关节紊乱为例，患者左侧卧位，左侧下肢尽量屈髋屈膝，右下肢伸直，术者面对患者紧靠床边站立，一手牵拉患者右侧上肢使患者后背部尽量靠近床面，患者左上肢自然放置于侧腹部，术者双肘部分别置于患者肩前及臀后部，双肘协调用力（左肘固定患者肩前部，并适当外展，右肘内收），使患者左侧上身旋后，左侧髋部旋前，嘱患者放松，逐步加大腰部旋转至最大限度时，突然发力，做一有控制力的推扳动作，此时往往可听到清脆的弹响声。同法做对侧。最后令患者仰卧，嘱其双下肢屈髋屈膝，术者一手扶患者双踝部，另一手及前臂部横置于双膝关节，使患者双膝紧贴胸腹部，术者用力环转患者双下肢，并逐渐加大活动范围，再向下用力使腰部及髋关节极度屈曲，令患者腰部抬离床面，反复数次，手法结束。

3. 三点

点神阙：患者仰卧平静呼吸，术者立于一侧。术者将两手拇指指腹吸定神阙左右，余四指及手掌置于患者腹部两侧，肘、腕关节微屈，上肢近端发力，紧随患者呼吸起伏，配合颤法，通过肘、腕、指端将力顺势随颤动逐渐渗透下去。

透天枢：术者双手拇指指腹吸定双侧天枢，余四指及手掌置于腰腹部两侧，肘、腕关节微屈，上肢近端发力，紧随患者呼吸起伏，通过肘、腕、指端着力向内下方点按，并向中间挤压（通透双侧天枢），同时配合颤法以得气为度。

行气海：术者一手悬腕，中指伸直，指端置于气海，拇指抵住中指掌侧面，食指抵住中指背侧面，拇、食指并立靠住中指，肘关节微屈，上肢近端发力，紧随患者呼吸起伏，以近带远，以指代针，做连续、快速的上下颤动。因指针法刺激较强，对于紧张不易放松的患者，崔老师临床亦常用掌振气海代之。

二、"三法"的要义

拍法操作时要求左手撤力但不撤手，第三次施拍法时托腹部的左手稍用力辅助患者向上托起，以求让腰骶部棘突间隙尽量打开，右手虚掌掌心正对病变部位，用力向下拍击，给予反作用力，意在纠正腰椎棘突间隙增宽或变窄，同时拍法的震激力有利于滑膜嵌顿的解除。此外，患者自主用力向上撑起腰部，拍后顺势趴下，也是恢复患部腰椎屈伸功能的一种辅助运动。由于腰扭伤患者急性期处于强迫被动体位，常难以耐受传统扳腰方法，因此崔老师有感于北京正骨名医"双桥老太太"——罗有明先生治疗腰部扭伤的"足蹬法"，巧妙地转化为"三拍"手法，运用于扳法之前，手法相对柔和又不失力道，起效迅捷且患者易于接受。

扳法操作时要求术者双臂协调用力，扳臀部的上臂主要发力，扳肩部的上臂只是顺势带动；在患者腰部旋转至最大幅度的基础上，瞬间发力，动作要稳、准、快，且扳动瞬间力量要可控，不可过于追求扳动后的弹响声，以左右扳动后腰部旋转灵活为度。通过患者自身的腰部旋转及术者推扳的协调用力，增加腰部旋转幅度，意在纠正腰椎后关节紊乱或椎体旋转。此外，术者推动患者双下肢环转运动，并极度屈曲髋关节及腰部，可以增加腰骶关节间隙，被动拉伸骶棘肌，促进腰部-骶部-髋部三者联动作用，全面恢复腰椎的屈伸、旋转功能。

点法由按法演化而来，着力面小，力量集中，刺激性强。崔老师在神阙的点法有所不同，虽为拇指指腹吸定，同时要求双手掌均抚触患者双侧腰腹部，但不用力按压，仅是"贴住"，这样便于施力，紧随患者呼吸起伏，由此才能点而不痛，颤而不痒。临床上腰扭伤多急性起病，崔老师遵"急则治其标"之法，指出治疗要达到立竿见影，手法必行之有效。因此点按穴位时常结合振颤法，以增强刺激（振颤频率在 250 次/分以上），开通闭塞，活血止痛。

通透天枢、透达神阙：两拇指相对用力自双侧天枢向内下方点按，并向中线挤压，此时两拇指端用力之交点实位于神阙之正下方，也是点颤神阙得气之刺激深度，可见透天枢为一法两穴，一穴两功，透天枢与点神阙异曲而同工。崔老师几经临床实践，选取位置相近的神阙与天枢两穴，巧妙地通过"透天枢"达到透达神阙、通透天枢的双重作用。透达气机：“刺之要，气至而有效。”崔老师强调推拿手法同样要有气感，即得气之感，行透天枢手法时患者常有脐周有胀痛或者掣痛感。腰扭伤后患者腰脐之气不通，得气的感觉应该是经点穴手法后患者自觉脐腹由绷急紧张，逐渐变得柔软疏松，胃肠蠕动加快，腹胀减轻，腹压得降，即是腰腹气机透达的表现。此时术者双手掌抚触患者双侧腰腹部，便可以更好地感知患者腰腹部肌肉紧张度及脐腹气机的变化。

以指代针，行气散结：清《按摩经》中记载“脐下气海穴，按之如石，此寒结气凝，积而不散……用手法按、摩、揉、掘之引腰痛……有余热擦四肢，痞块消矣”。指出手法按摩、揉振气海，治疗因寒气凝结引起的腹部疾病。气海者为生气之海，“升降出入，无器不有”，气的升降出入是人体生命活动的根本。崔老师以指代针，指针气海，指力渗透入里，形同于针刺入内，刺激量大，针对腰扭伤后脐腹肌肉筋膜紧张拘挛，腑气结聚的病理变化，遵“结者散之”之法，行气通络，散结止痛，是谓正治。掌振气海，透热入里：《医碥·气》曰“阳气者，温暖之气也”。崔老师指出因外受寒冷刺激，筋缩拘急，肌肉收缩不协调而致疼痛的腰扭伤临床常见，遵“寒者热之”之法，经掌振手法将振颤生热及术者劳宫间之阳气，透热入里，以温经通络，散寒止痛。正如《素问·举痛论》所言“寒气客于脉外则脉寒，脉寒则缩蜷，缩蜷则脉绌急，绌急则外引小络，故卒然而痛，得炅则痛立止”。通过行气海手法之透热入里，使脐腹温暖，气血流通，而腰痛得缓。崔老师亦认为通过手法操作方向可以控制穴位气感的感传方向，掌振气海时患者应自觉从腹部有热感向后腰部或者小腹深部传递，方能起效，即所谓“气趋病所”或“气至病所”。

三、“三法”治疗腰扭伤的原理

因急性腰扭伤患者腰部活动受限，腰骶部肌肉紧张拘挛，查体所能获取的阳性体征较少，故崔老师强调治疗急性腰扭伤应特别重视触诊，触诊动作宜轻，仔细区别腰肌损伤还是韧带损伤，抑或兼有腰椎小关节紊乱，结合询问病史，了解外力损伤的作用机制，分析病变局部的应力特点，真正做到手摸心会，治疗上才能够有的放矢。拍法在患者主动做俯卧撑的过程中，不经意间猛击掌，给以反方向的作用力，纠正矢状位上腰椎棘突后间隙的增宽或变窄，同时拍法的震激作用有利于滑膜嵌顿的解除；通过扳法纠正冠状位上腰椎后关节紊乱，及水平面上椎体的滑移或旋转；指针点穴法是组合手法的画龙点睛之笔，通过点神阙、透天枢、行气海，并辅以颤法增强刺激，行气止痛，舒筋和络，纠正经筋拘挛，畅通腰腹气机。"三法"的实施既调正了腰椎关节紊乱，又能理顺肌筋，行气通经，解痉止痛，恢复腰椎俯仰运动的功能，在治疗急性腰扭伤上体现崔老师手摸心会，重视触诊的治疗特点；以及经筋同治，筋骨并重的诊疗观念。

　　"三法"的精髓在于"拍"和"点"，拍法讲究发力时机的选择及拍击力的大小，点法的选穴上则更具有针对性。神阙与气海同属任脉，任脉为阴脉之海，与督脉相表里，督脉为"阳脉之海"；冲脉"起于气街，并少阴之经，侠脐上行，至胸中而散"，为十二经脉之海，调理诸经。带脉"回身一周"又与脐相交。《灵枢》载："足阳明胃之经……下挟脐""足太阴之筋……结入脐""手少阴之筋……下系于脐。"可见脐通百脉。气海"在脐下一寸五分，任脉气所发"，为生气之原，又如"诸般气症从何治，气海针之灸亦宜"，可见气海主治诸气相关的病症。由此正如《难经》所云"阴病行阳，阳病行阴。故令募在阴……"，可见点神阙、行气海治疗腰扭伤在治法上体现了"从阴引阳，从阳引引"的特点，说明手法选取腹部穴位可以治疗腰背部疾病。天枢位于脐旁二寸，从位置而言位于上下腹的分界处，乃人体气机升降的枢纽，性善运转，通利上下。《针灸甲乙经》中记载："……当脐而痛，肠胃间游气切痛，食不化，不嗜食，身肿，侠脐急，天枢主之。"指出天枢主治当脐急痛等症。《灵枢·卫气》："气在腹者，止之背俞，与冲脉于脐左右之动脉者。"可见天枢可直接影响腹部气机运行，亦可通过冲脉与背俞穴相关联，间接影响腰背部。

崔述生老师抓住急性腰扭伤患者腰脐经气不利、脐腹气机不通、经络气血不流的病机特点，在腰部拍法、扳法等手法之外，遵"阳病治阴"之法，辨证选用点神阙、透天枢、行气海之手法从阴引阳，施治腰扭伤后气机不畅之疼痛，体现了中医整体观及辨证施治的核心思想。点穴是通经络、畅气机最具代表性的按摩手法，配合点颤、透达、行气之意境，医患配合，身心俱松，手法随呼吸起伏，使深厚的指力充分深透肌腠分肉，浑厚的气感渐次渗透入里，激发穴位外络肢节、内连脏腑的独特功效，调动经气流转，达到腰脐经气通畅、脐腹温热舒松、经络气血流通、脏腑气机条达之功效。亦即《素问·至真要大论》所载"疏其血气，令其条达，而致和平"之意。

第三节　崔氏头部推拿十法

一、概述

崔氏头部推拿十法是崔述生在近五十年临床中不断探索总结归纳的一套组合推拿手法，其中融合了众医家学术思想，旨在调节头部经络，疏通气血以调和阴阳。崔老师认为头为"精明之府"，亦为"诸阳之会"，五脏六腑之精气皆上升于头部，人体头面部通过经络腧穴与五脏六腑紧密联系。

《素问·脉要精微论》记载："诸阳之神气皆上会于头，诸髓之精气皆上聚于脑，头为精明之府。"头面部不仅穴位丰富，手足三阳经交接于头面部，而手足三阴经的经脉气血流注于相表里的阳经经脉，通过阳经经脉上行于头面部，故又有"五脏六腑之精气，皆上注于头面部"一说。崔老师认为，头部推拿可以直接调节头部经络，疏通气血，从而达到调和阴阳、镇静安神的作用。正所谓"手随心转，法从手出"，手法操作虽看似简便，但做到心手相随还需临证不断体悟。崔老师在继承其授业恩师"北派一指禅"代表卢英华"指针法"的基础上，总结创新，提出"头部推拿十法"，该套手法环环相扣。崔老师应用该手法，观摩者可见其手法行云流水，受术者可感其手法形神合一，穴位得气感明显。

二、内容及内涵

1. 开天门

两手拇指置于眉中，其余四指紧贴头部两侧，用两手拇指指腹前端从印堂至神庭交替快速摩擦 5～10 次。

"开天门"是中国传统医学中常用的推拿治疗手法，根据"穴位所在，主治所在"，通过推拿按摩作用于头面部诸经、穴，调理脏腑功能，促使头部气血经络运行畅通以致阴阳平衡，进而达到醒脑安神的效果，使其"心有所主、神有所安"。促进血流运行，改善头部血液供应，进而改善临床症状。医者力度应均匀柔和且有渗透性，皮肤干燥者可适当涂抹凡士林保护皮肤。

2. 压三经

用拇指点按印堂—百会、鱼腰—通天、太阳—率谷三条线 3～5 遍。

"压三经"手法中印堂—百会、鱼腰—通天、太阳—率谷三条线分别循行于督脉、足太阳膀胱经、足少阳胆经。现代研究通过影像学证实百会、印堂可激活多个脑功能区，特别是海马旁回与下丘脑；鱼腰、通天四周分布着丰富的神经和动静脉血管网，按压鱼腰—通天可降低脑血管阻力，增加脑血流量，改善脑部供氧及血液循环；太阳—率谷具有一定良性双向调整作用，能调节人体颅内外血管的舒缩功能及内分泌功能。三条人体阳气最盛的经络同调，充分调动阳气以醒脑畅通，阴阳平衡。在此手法中，医者力度应持久且有渗透性。

3. 分阴阳

两手拇指分别横置于前额正中，其余四指附着在头部两侧，以拇指指腹分别向两侧快速交替分推约 30 次。

"分阴阳"手法不同于小儿推拿分阴阳。小儿推拿分阴阳多指从小儿腕掌部中点向两侧分推，也指分腹阴阳、分胸阴阳或分推坎宫。此处"分阴阳"则为分推前额正中，即将两手拇指分别横置于前额正中，其余四指附着在头部两侧，以拇指指腹分别向两侧快速交替分推，两拇指用力相同。"分阴阳"手法功在使头部气血经络运行畅通以致阴阳平衡。施展此术时，医者力度应均匀柔和。

4. 刮眉弓

两手拇指指腹从攒竹按眉形走向推至丝竹空，推 2 分钟。

"刮眉弓"是头部推拿基础手法之一，众医家施头部推拿手法时，均会用到此手法，甚至普遍存在大家熟知的眼保健操中，其功效为改善血运，调节神经，明目醒脑。崔老师在施展此术时，两手拇指指腹从攒竹按眉形走向推至丝竹空过程中，除却手法轻柔、和缓，力度轻重适宜，速度缓慢、沉稳等技巧外，对起点攒竹和止点丝竹空施点振法，以增强调节阴阳平衡、调气调神的功效。

5. 循点穴

取穴：睛明、外睛明、攒竹、鱼腰、丝竹空、承泣、四白、迎香、颊车、地仓、承浆、大迎、翳风、完骨、风池、百会。用指腹点揉穴位，每个穴位 1 分钟。

"循点穴"所取穴位与现代研究中治疗眩晕、头痛、失眠、耳聋、耳鸣、干眼症、周围性面神经麻痹等头面疾病取穴 Meta 分析结果高度一致。崔老师强调在施术时应调整呼吸，意守丹田，舌抵上腭，收敛思绪，排除杂念，对患者产生良性暗示和诱导，产生相应的生理效应。

6. 掌根推

以掌根为中心紧贴治疗部位，虚掌手指微微弯曲，通过手掌尺偏桡偏来回摆动作用于治疗部位，边摆动边推移，频率 250～500 次/分。

"掌根推"虽名为推法，实则是推法与振法的结合，以 250～500 次/分的频率，通过手掌尺偏桡偏来回摆动以掌根作用于治疗部位，一方面促进血流运行，改善头部血液供应；另一方面鼓舞阳气，推动血液运行，阴平阳秘。治疗时以掌根为中心紧贴治疗部位，虚掌手指微微弯曲，以近端带动远端，手法轻柔、和缓、持久且有渗透性。

7. 拿头皮

从头皮中间到两侧用双手五指抓拿头皮 2 分钟，注意动作轻柔和缓，切不可用力抓挠。

8. 散头风

双手沿神庭—百会、曲差—通天、曲鬓—率谷三条线做扫散法，频率 400～600 次/分，施术约 1 分钟。

9. 叩头皮

以十指的指腹轻轻敲打头皮，虚掌手指微微弯曲，以手腕的抖动带动指尖运动叩击头皮，动作宜快，频率 200 次/分。

"拿头皮、散头风和叩头皮"均作用于头皮深层帽状腱膜，此处分布着丰富的神经和动静脉血管网，通过拿法、扫散法和指尖击法的有机结合，有效祛除风寒外邪和血瘀气滞内因，以降低脑血管阻力，增加脑血流量，改善脑部供氧及血液循环，调整头面乃至全身气血阴阳平衡。治疗时应注意施术的节奏，缓急变化，刚柔并济。

10. 拂面络

先搓掌至热，将双手掌紧贴面部做摩熨动作 2 分钟。

"拂面络"又名干浴面，也存在于崔述生所创之"床上八段锦"，"拂面络"需施术者以气机带动患者气机，操作时需搓掌至热，使施术者阳气与患者阳气共振，以施术者劳宫置于患者眼部，停留 10 秒后，双手掌紧贴面部做摩熨动作。

三、要旨

崔老师强调在治疗时施术者应调整呼吸，意守丹田，安神定志，意在调神；手法轻柔、和缓，力度轻重适宜，速度缓慢、沉稳，深透渗透，意在调形。神形同调方能事半功倍。

四、操作流程

第一步：准备工作，治疗室灯光不宜太亮，1 张舒适（软硬、高矮合适）的床，1 把高矮合适的凳子，房间内人员不宜太多（医者、患者、助手 3 个人为佳），一次性床单和治疗巾。

第二步：嘱患者仰卧位平躺床上，双手掌心相对置于身体两侧或两手叠加轻放于丹田（气海），身体放松，意守丹田，闭目养神。

第三步：医者用温水清洗双手，用热毛巾擦干双手，端坐于床头，调整呼吸，意守丹田，开始头部推拿手法治疗。注意开始手法宜轻柔、和缓，力度不宜太重，速度宜缓慢、沉稳，切不可急躁、慌乱，治疗时尽量不与患者交谈，应通过观察患者面部表情或身体语言来感受力度轻重。通常做头部推拿时，手法与手法之间的连接是没有间隙的，如需改变体位，动作尽量轻柔。一般每次治疗时间控制在约 20 分钟。

五、临床应用

崔氏头部推拿十法具有调节脑部经络、疏通大脑气血、调和阴阳、镇静安神的作用。临床应用于以下方面。

（1）内科疾病　如眩晕、头痛、失眠等。

（2）五官科疾病　如耳聋、耳鸣、干眼症、过敏性鼻炎等。

（3）神经科疾病　如周围性面神经麻痹、面肌痉挛、三叉神经痛等。

第四节　崔氏腹部推拿八法

一、概述

崔氏腹部推拿八法是指以中医五行学说和脏腑经络学说为基

础，结合现代医学，应用特定手法作用于特定的穴位或部位的八种腹部推拿组合手法。该手法是崔老师结合恩师卢英华的"指针法"特点演化而成的一套特色组合手法，在内科疾病、外科疾病、儿科疾病、妇科疾病、骨伤科疾病治疗效果显著。

《景岳全书》卷三十四中有"阳结者，邪有余……阴结者，正不足"，腹部推拿手法可以促经气循行流通，基于十二经流通后即可促使五脏六腑气机的生发和恢复，腹部推拿通过经脉证治，可治疗周身脏腑疾患。相应脏腑病变常常会在腹部相应募穴呈现局部压痛、结节、皮肤颜色改变等现象，临床通过腹部推拿八法调整脏腑气机，恢复身体机能，治疗疾病。

崔氏腹部推拿八法具有内涵明确、易标准化、用途广泛、疗效确切的特点。在临床中已广泛运用。

二、内容及内涵

1. 刮肋弓

用拇指指腹在患者两侧胁肋部，按第 9～12 肋的顺序用刮摩法，行 5～10 遍。

肋弓部分，对应脏腑：肝、心、肺、胃；与多经络相关系：心经、胆经及其络脉、经筋，脾经经筋，肺经经筋，膀胱经络脉。刮法，实则是疏泄肝经、解郁、通调肝气的手法。《丹溪心法》指出："郁者，结聚而不得发越也。当升者不得升，当降者不得降，当变化者不得变化也……""气血冲和，万病不生，一有怫郁，诸病生焉。"《知医必辨》："故凡脏腑十二经之气化，皆必籍肝胆之气化以鼓舞之，始能调畅而不病。"所以，刮肋弓手法作为腹部推拿八法的第一个手法，有举足轻重的地位，通过疏泄肝经、通调肝脏，对其他四脏的功能活动起着重要的影响。

崔老师认为：肝为春木，枝柔，是具有"张力"的，在生理上构成人体的各种适应能力。肝郁不舒，气血失和，肝体失柔，则"张力"降低，机体自我调控能力和适应能力下降，通过刮肋弓的方法，可以协调脏腑、气血的平衡，恢复肝的"张力"。

2. 开四门

用拇指点以下诸穴：期门、日月，章门、京门，左右同时，持续有力，用指针法，点而开之，点5～10遍，每穴点揉5～10秒。

四门即：肝经上的期门、章门，胆经上的日月、京门。脏腑之气结聚于胸腹部的腧穴，称募穴。五脏六腑各有一募穴。"四门"实为四个募穴，肝募期门、脾募章门、胆募日月、肾募京门。肝和脾的募穴位于肝经，胆和肾的募穴位于胆经。《难经·六十七难》曰"五藏募在阴而俞在阳"。募穴是脏腑中之气在体表的输注处，募，有汇集之意，穴之在胸腹者为募，言经气之所结聚也，属阴。《说文》：募通"膜"。如《类经图翼·经络七》卷九中提到，募为肉间膜系，是脏气汇聚之处。《素问·疟论篇》记载邪气内迫于五脏导致横逆膜原。募穴在体表的分布位置与体腔内脏腑相对应，并且直接通应脏气。

期门在胸部，当乳头直下，第6肋间隙，前正中线旁开4寸。具有健脾疏肝、理气活血的功效。《针灸甲乙经》曰："足太阴、厥阴、阴维之会。""主咳，胁下积聚，喘逆，卧不安席，时寒热。"《铜人腧穴针灸图经》曰："治胸中烦热，贲豚上下，目青而呕，霍乱泄痢，腹坚硬，大喘不得安卧，胁下积气。"

日月在上腹部，当乳头直下，第7肋间隙，前正中线旁开4寸。日月有收募充补胆经气血的作用，故为胆经募穴。《针灸甲乙经》曰："足太阴、足少阳之会。""太息善悲，少腹有热，欲走，日月主之。"《铜人腧穴针灸图经》曰："治太息善悲，小腹热，欲走，多唾，言语不正，四肢不收。"

章门在侧腹部，当第11肋游离端下方。具有疏肝健脾、理气散结、清利湿热的功效。此穴为脏会穴，统治五脏疾病。《针灸甲乙经》曰："腰痛不得转侧，章门主之。"《类经图翼》曰："主治两胁积气如卵石，臌胀肠鸣，食不化，胸胁痛。"

京门在侧腰部，章门后1.8寸，当第12肋骨游离端下方。具有益气壮阳、健脾通淋、温阳益肾的功效。《针灸甲乙经》曰："腰痛不可久立俯仰，京门及行间主之。""溢饮，水道不通，溺黄，小腹痛，里急肿，洞泄，髀痛引背，京门主之。"

崔老师认为，募穴与体内脏气相通，肝胆相表里，在生理和病理上互为因果，相互影响，谓之肝胆同病。指针法点而开之可以直接调节内脏与体表的经气，以疏通经气、调节气机、通达气血而使肠腑功能恢复正常。

3. 点三脘

按中脘→上脘→下脘的顺序用一指禅推法加指针点法，每穴5～10秒，循点按1分钟。

三脘即中脘、上脘、下脘，此三穴皆属于任脉。中脘是胃之募穴，位于上腹部脐中上4寸，是足阳明经、手少阳经、手太阳经与任脉的交会穴，点按中脘具有升清降浊、健脾和胃、疏调中焦气机的功效。上脘位于上腹部脐中上5寸处，是手太阳经、任脉、足阳明经交会之处，点按上脘具有降逆止呕、理气和胃的功效。下脘位于上腹部脐中上2寸，是足太阴经与任脉的交会穴，点按下脘具有温中和胃、消积化滞的功效。此三穴合称"三脘"，是治疗胃病常用的穴位。

崔老师认为，三脘相须为用，中脘性主调和，治胃主中；上脘性善降浊，治胃兼利膈，偏于治上；下脘性善疏，治胃病兼通肠腑，偏于治下。指针点穴予中脘→上脘→下脘的顺序，旨在先予指针补法于中脘透达气机、透热入里、温煦诸脏，再予指针泻法于上脘及下脘治胃，利膈气，通肠腑。以共奏益气健脾、通腑降气、升清降浊、调理胃肠之功。

4. 补神阙

术者将双手拇指叠指置于患者神阙上，行振法，以得气为度。通过肘、腕、指端将力顺势随颤动逐渐渗透下去。亦有以劳宫压于神阙的掌振法，要求术者志守劳宫、定气安神、舌顶上腭。

神阙位于脐窝正中，属任脉。任脉乃阴脉之海，与督脉相表里，脐又为冲脉循行之所，冲脉为"十二经脉之海"。神阙具有温补元阳、健运脾胃、复苏固脱的功效。补神阙可起到疏通经络、调达脏腑、扶正祛邪、调整阴阳的作用。

崔老师指出点神阙的方法应为：两拇指指腹吸定，同时要求双手掌均抚触患者双侧腰腹部，但不用力按压，仅是"贴住"，这样便于施力，紧随患者呼吸起伏，由此才能点而不痛，颤而不痒。点颤结合，可鼓动全身阳气，增强气化功能、舒筋脉、畅经络、调气血，治疗急性腰扭伤、腰肌劳损效果确切。点颤手法中高频颤动产生的波具有高能量，通过手法将这种能量转换成热能，再将热能随颤动之力由神阙逐渐渗透入里，温经通络止痛，以增强疗效。

5. 透天枢

术者用双手拇指或食中指指尖点住患者两侧天枢，同时向对侧用力，行1分钟。通过肘、腕、指端着力向内下方点按，并向中间挤压（通透双侧天枢），同时配合颤法以得气为度。

天枢位于腹部，横平脐中，前正中线旁开2寸，属于足阳明胃经，是手阳明大肠经募穴，是阳明脉气所发，主疏调肠腑、理气行滞、消食。

透穴法来源于针灸的透刺法，透刺法要求针刺穴位得气后按一定方向透达另一穴位或多个穴位（或部位），具有取穴少、气感强、易操作、疗效优等特点，其中蕴含了直达病所、拓展腧穴应用的思想。崔老师指出：施术时，两拇指相对用力自双侧天枢向内下方点按，并向中线挤压，此时两拇指端用力之交点位于神阙之正下方，也是点颤神阙得气之刺激深度，透天枢为一法两穴，一穴两功，透天枢与点神阙异曲而同工。通过"透天枢"达到透达神阙、通透天枢的双重作用。

6. 行气海

于气海用中指指尖行指针点法及掌振法1分钟。

气海位于下腹部，前正中线，当脐中下1.5寸，属于任脉。穴居脐下，为先天元气聚会之处，为生气之海。其穴居于人之下焦，所以又有调气机、益元气之功能。

指针法，以指代针，行气散结。崔老师以指代针，指针气海，指力渗透入里，形同于针刺入内，刺激量大，针对腰扭伤后脐腹肌肉筋膜紧张拘挛、腑气结聚的病理变化，遵"结者散之"之法，行气通络，散结止痛，是谓正治。

穴位感传是针刺得气的一种表现形式，气海感传上可达胃脘，下可至会阴，为求气至病所，全赖手法控制，气感才能按所要求方向循行。崔老师认为通过手法操作方向可以控制穴位气感的感传方向，掌振气海时患者应自觉从腹部有热感向后腰部或者小腹深部传递，方能起效，即所谓"气趋病所"或"气至病所"。

7. 提抖腹

双手提起腹部中线，从上往下捋，同时配合抖法，行 5～10 遍。

提抖腹部中线，可激起经络之气，达到促进气机的升降、调节百脉、疏通经络、调养血气的作用。使人体的气机升降有序。临床研究表明，对腹中部进行物理刺激，可以促进胃肠道的蠕动，从而改善消化不良。

8. 轻摩腹

以掌根按顺时针方向（如有腹泻则逆时针方向）轻摩腹部49 遍。

《备急千金要方》："摩腹数百遍，则食易消，大益人，令人能饮食，无百病。"崔老师认为腹部为"五脏六腑之宫城，阴阳气血之发源"。摩腹时应意守劳宫，运气于掌，轻摩透热入里，顺补逆泄，通调脏腑阴阳。

三、要旨

腹部推拿八法作为腹部推拿常用的组合手法，崔老师指出：操作时需要保持安静的室内环境，患者衣着宽松舒适，保持呼吸自然，心中无杂念，集中精神于小腹部附近，达到意守丹田之意。腹部推拿八法要求术者息定神守，以意领气，运气于掌或指，意气相合，心手相应。使人体的气机升降有序，达到治疗疾病的作用。

四、临床运用

腹部推拿八法作为一种中医外治法，其手法内涵及理论根基与中医基础理论高度契合，临床治疗疾病广泛、疗效显著。在临床上，腹部推拿八法现已逐渐应用于内、外、妇、儿、骨伤诸科的常见疾病的治疗。

1. 内科运用

腹部推拿八法常用于内科消化系统疾病，比如功能性消化不良、慢性腹泻、胃脘痛等。

功能性消化不良是指持续性或反复发作的上腹不适、疼痛、胀满、早饱、食欲不振、嗳气、恶心、烧心等消化不良症状，经实验室检查、消化内镜和影像学检查除外器质性病变的临床症候群。腹部推拿八法用于功能性消化不良疗效显著，具有健脾和胃、理气通降作用。重点运用腹部推拿八法中的开四门、点三脘。并结合患者寒热虚实，运用补神阙、透天枢、行气海共奏其效。

慢性腹泻多因感受外邪，如湿热、暑湿、寒湿之邪；情志所伤、忧思郁怒导致肝失疏泄，横逆犯脾而成泄泻；饮食不节等所致。在辨病与辨证结合的基础上，对于肝脾失调、脾肾阳虚为主的腹泻重点运用补法，运用温热手法，调和脏腑阴阳。对于脾虚湿盛重点运用行法，除湿通滞。

胃脘痛是指以上腹胃脘部近心窝处的疼痛为主症的一类疾病。治疗胃脘痛首应辨其疼痛的虚、实、寒、热性质及病在气在血，然后审证求因，手法上分补泻，给予恰当的治疗。

2. 外科运用

腹部推拿八法常用于外科系统疾病，比如腹胀、便秘、尿潴留、肠梗阻等。腹胀、便秘常与内科消化系统疾病共同辨证治疗。

尿潴留是临床常见病，属中医"癃闭"范畴，以小便量少、点滴而出，甚至闭塞不通为主要表现。隋代巢元方说"小便不通，由膀胱与肾俱有热故也"。膀胱气化功能失调为其病机。手法治疗上也应辨其虚实寒热，或温补，或疏泻。常用腹部推拿八法中的补法与行法。

肠梗阻，根据其主要临床表现，可归属于中医"腹痛"的范畴。脏腑气机不利，经脉气血阻滞，不通则痛或不荣则痛为基本病机。临床实证多，虚证少，亦可见虚实夹杂、寒热错杂者。肠梗阻运用腹部推拿八法中的各点穴方法及提抖腹、轻摩腹。治疗原则总以"通"立法，实证宜祛邪疏导，虚证应温阳益气。

3. 儿科运用

腹部推拿八法常用于儿科疾病，比如消化不良、厌食、疳证。

点三脘具有健脾和胃、理气消食的作用。补神阙具有温补元阳、健运脾胃、复苏固脱的作用。行气海、透天枢具有疏导大肠、理气消滞的作用。轻摩腹具有健脾助运、培元固本的作用。对于小儿消化不良、厌食、疳证，临证需观小儿脏腑虚实，配合点揉足三里、推脾土、推天河水等小儿推拿方法，共求其效。

4. 妇科运用

腹部推拿八法可用于妇科常见疾病，如更年期综合征、子宫脱垂、宫寒不孕、痛经、闭经、崩漏等。

补神阙、行气海、轻摩腹具有温补元阳，调气机、益元气、健脾助运，培元固本的作用。提抖腹具有促进消化、消脂减肥的作用。临证常配合点穴：关元、三阴交、期门、合谷。关元配三阴交有调冲任、理气血的作用，三阴交可疏调足三阴之经气，以健脾胃、益肝肾、补气血、调经水，调理脾、肝、肾及冲任二脉。期门配合谷以疏肝解郁，治疗气郁之月经不调，气滞血瘀之闭经。

5. 骨伤科运用

腹部推拿八法可用于骨伤科常见疾病，如急性腰扭伤、腰肌劳损、腰椎间盘突出症等。

补神阙、透天枢、行气海手法是治疗急性腰扭伤的特殊手法，亦是治疗腰肌劳损、虚劳腰痛的特殊手法，具有调气机、益元气、补肾虚、固精血的作用。配合提抖腹用于放松腹壁肌肉，辅助治疗腰肌劳损、腰椎间盘突出症等。

第五节　崔氏背部推拿六法

一、概述

崔氏背部推拿六法，是以中医阴阳学说和脏腑经络学说为基础，结合现代医学，应用特定手法作用于特定的穴位或部位的六种推拿手法的总称。这是崔述生老师结合临床多年自身经验总结的一套行之有效的套路手法，该套手法在内科疾病、儿科疾病、妇科疾病、骨伤科疾病中疗效显著。

二、内容及内涵

1. 点五线

左手三指按住右手中指，右手中指、食指、无名指同时着力，点椎间隙3～5遍；左手食指和中指及右手食指和中指同时点按背部膀胱经四条经脉（左右各两条）3～5遍。

五条线，即督脉、膀胱经左右各二，督脉为"阳脉之海"，总督一身之阳气，可调节和振奋全身阳气，具有推动温煦固摄的作用。膀胱经为足太阳之脉，《灵枢·阴阳系日月》：五藏之中，"心为阳中之太阳"，"肾为阴中之太阴"。《素问·热论》："巨阳者，诸阳之属也，其脉连于风府，故为诸阳主气也。"《素问·吴注》："巨阳，太阳。言其统摄诸阳，为诸阳所宗属也。"《血证论》："膀胱称为太阳经，谓水中之阳，达于外以为卫气，乃阳之最大者也。"膀胱经与阳脉之海的督脉共同运行于背部，交于百会、风府。得到督脉阳气的资助，故阳气最盛。运用点法作用于背部督脉及膀胱经的五线，可通达太阳之气血，调和营卫，卫外抗邪。

崔老师指出，施行点法时，于督脉应点按椎间隙，透达气机，可施行捋法辅助透热入里。膀胱经则应透达肌层，以患者觉酸胀为宜，小儿点按五线时可适当减轻力量，为下一步手法做预热准备。

2. 倒捏脊

四指在前，拇指在后，从龟尾开始向大椎方向捏脊，前 3 遍不提拉肌肉，至第 4 遍，捏三提一，提至第 12 胸椎处，共施手法5 遍。

葛洪《肘后备急方·治卒腹痛方》中有"拈取其脊骨皮，深取痛引之，从龟尾至顶乃止，未愈更为之"的描述，这里的"拈取其脊骨皮"即后世之捏脊，由此可见，捏脊最早提出应用于治疗成人腹痛，随着后世不断发展，逐渐广泛应用于小儿"疳积"之类病症，又称"捏积疗法"。

督脉统摄诸身之阳，两侧膀胱经具有解表散热之作用，背部捏脊可以平衡阴阳，调节脏腑功能，尤其可以解表散热，迫邪外出。治疗小儿外感发热效果尤佳。督脉起于胞宫下出会阴，贯脊属脑络肾。督脉具有统摄全身阳气，维系人身之气功能。两旁有膀胱经，捏脊时膀胱经的各背俞穴也得到相应的良性刺激。在督脉和膀胱经之间有夹脊穴，夹督脉伴太阳经而行，循行及作用功能与督脉和膀胱经的循行密切相关，可协调脏腑间的功能，治疗相应脏腑的疾病。故背部捏脊，可以起到调节身体机能、平衡阴阳、助阳之作用，可治疗小儿消化不良、遗尿等以阳虚为主要证型的疾病。

崔老师指出，小儿皮肤娇嫩，施术时应修剪指甲，运用爽身粉或者滑石粉为介质，轻柔提捏，动作迅速连贯。倒捏脊在小儿主要运用于小儿厌食、消化不良、营养不良、遗尿、反复呼吸道感染等；对于成人的失眠、脊柱相关疾病、呃逆、胃肠病等疗效确切。

3. 摩三经

连摩带推（旋转性），摩揉并进，以补督脉、膀胱经、夹脊穴。

如上倒捏脊所述，督脉统摄一身之诸阳，两侧膀胱经具有解表散热之作用，背部捏脊可以平衡阴阳，调节脏腑功能。督脉起于胞宫下出会阴，贯脊属脑络肾，具有统摄全身阳气，维系人身之气功能。督脉、膀胱经、夹脊穴共同协调脏腑间的功能，治疗相应脏腑的疾病。摩推此三条经络，可以起到温通阳经之作用。故可治疗小儿遗尿、腹泻、外感风寒等以阳虚为主要证型的疾病。

崔老师指出，对于成人的施术，需加强力量，多以渗透的推揉为主，可治疗胃肠疾病、虚劳造成的脊椎相关病症等。

督脉、夹脊穴、膀胱经，共为背部阳经。崔老师临床运用点、提捏、推摩等方法，疏通阳经气血，协调脏腑间的功能。背部推拿六法前三法，以点穴激发气机，倒捏脊平衡阴阳、疏解外邪，再以摩推温阳通络。

4. 推八髎

术者劳宫压在患者八髎，术者志守劳宫、定气安神、舌顶上腭，从长强至八髎运用掌根轻柔推搓300～500遍。

八髎分为上髎、次髎、中髎和下髎，左右共八个穴位，分别在第1、2、3、4骶后孔中，合称"八髎"。八髎属足太阳膀胱经，膀胱为津液之腑，膀胱经与肾经相表里，在肾阳的温煦下产生气化作用，共司通调下焦水液。此推法具有透热入里、温通经脉、扶阳祛邪的作用。

《素问·骨空论》："腰痛不可以转摇，急引阴卵，刺八髎与痛上"。崔老师指出，推八髎不仅可以用于小儿腹泻、小便不利、遗尿等，更可用于常见的腰骶部疾病，如下腰痛、坐骨神经痛、下肢痿痹。《经穴主治症》云："治男女生殖疾患、腰痛、泌尿器疾患有效"，故也用于妇科月经不调、小腹胀痛、盆腔炎等。

5. 拿肩井

以拿法施于肩井3～5遍。

皇甫谧《针灸甲乙经·肩凡二十六穴》："肩井，在肩上陷者中，缺盆上大骨前，手少阳、阳维之会。"肩井位于大椎与肩峰端连线的中点，足少阳、阳维之交会穴。肩井功擅祛风清热，活络消肿。小儿拿肩井指拿肩部大筋即斜方肌，具有升提气机、祛风发汗解表的作用。此法刺激强度较大，适用于伴有外感症状的患儿。拿肩井承接推八髎，意在清上温下，引火下行。成人拿肩井以松解斜方肌，改善肩背部劳损。

6. 推大椎

以推法施于大椎3～5遍。

大椎，最早见于《素问·骨空论》："灸寒热之法，先灸项大椎，以年为壮数。"大椎位于第7颈椎棘突下凹陷中。《针灸甲乙经》："伤寒热盛，烦呕，大椎主之。""为三阳、督脉之会。"仲景曰："太阳与少阳并病，头项强痛，或眩冒，时如结胸，心下痞硬者，当刺大椎第一间"。大椎具有宣通阳气、清热解表、疏风化湿的功效，并可治疗五劳七伤诸症。于此穴施推法，意在宣通阳气，温透气机，补虚泻实。在治疗小儿发热时，推法此处主要以疏泻为主，意在疏泻热邪，清营除烦。

三、临床运用

背部推拿六法作为一种崔氏系列手法之一，其手法内涵及理论根基与中医基础理论高度契合，临床治疗疾病广泛，尤其在儿科疾病的运用上，疗效显著。在临床上背部推拿六法现已逐渐应用于内、妇、儿、骨伤诸科的常见疾病的治疗。

1. 内科运用

消化系统疾病运用背部推拿六法中倒捏脊，在成人治疗上，常用于呃逆、胃脘痛、积食等。内科消化系统疾病并常配合腹部推拿八法进行治疗。

崔老师认为：背部诸阳经穴对应各脏腑，手法对于背部的作用可调整脏腑气血，从而治疗脏腑各症，结合腹部推拿八法，治疗胃肠疾病，疗效尤佳。

2. 儿科运用

崔氏背部推拿六法主要用于临床儿科疾病的治疗，常见有小儿消化不良、疳证、小儿遗尿等。

崔老师认为，小儿消化不良与饮食不节、感受外邪以及脾胃虚弱因素相关。中医辨证论治将小儿消化不良分为虚寒和湿热两种类型。背部推拿六法用于小儿功能性消化不良具有温阳和中、理气通降的作用。运用手法注重"摩三经"及"倒捏脊"。

崔老师认为小儿为"稚阴稚阳"之体，肾气发育未充，温煦功能不足，而出现下焦虚寒、气化失司的病理状态。《诸病源候论·遗尿候》中曰："遗尿者，此由膀胱虚冷，不能约束于水故也。"此多由先天禀赋不足而引起，但与五脏关系密切，故以温补下元为基础，同时要注重五脏的整体辨证施治。倒捏脊、摩三经、推八髎具有透热入里、温通经脉、补肺益脾、固涩膀胱的作用。同时配合腹部推拿八法相关手法，以扶正祛邪、平衡阴阳。

3. 妇科运用

摩三经、推八髎可用于治疗妇科的更年期综合征、子宫脱垂、宫寒不孕、痛经、闭经、崩漏。以补法、温法为用，具有温补元阳、健脾助运、培元固本的作用。

4. 骨伤科运用

主要用于脊椎相关疾病的治疗，如腰背部筋膜炎、腰肌劳损、腰椎间盘突出症等。

崔老师认为，关于腰背部疾病，辨证主要为肝肾亏虚及气滞血瘀，故治疗手法以"补"和"通"为用。"点五线""倒捏脊"均为通法，"摩三经""推八髎"为补法，再施以"拿肩井""推大椎"辅助调节气机，共奏其效。

第六节　崔氏胸椎分部整复法

一、把握"骨错缝，筋出槽"的核心病理改变

崔氏胸椎分部整复法适用于胸椎小关节紊乱症。胸椎小关节紊

乱症属于中医学中"骨错缝、筋出槽"的范畴，但急性发病的患者，往往以"骨错缝"为主要矛盾，同时伴随有不同程度的"筋出槽"；与此同时，"筋出槽"则是慢性发病患者的主要病理基础，随着时间的推移，因"筋"不能发挥其"束骨"的作用，而又导致不同程度的"骨错缝"的出现，两者之间相互影响，共同为患，因此在治疗上也要两者并重，不可失之一隅。此外，需要注意的是，临床中许多患者往往是在慢性起病的基础上又因外伤等因素而急性发作，或者急性发病后因治疗不当而逐渐转变为慢性，因此就需要我们做仔细的分析，而不应拘泥于单纯的急性或慢性发病。

二、临床症状复杂，掌握治疗原则

目前对于胸椎小关节紊乱症的诊断并未形成统一的标准，大多需要临床医生根据自己的临证经验而做出判断。有人曾将该病分为六型：胸神经后支型、肋间神经型、交感神经型、脊髓型、混合型和其他型。虽然此分类方法并没有得到大家的一致认可，但崔老师认为其有一定的临床意义，值得借鉴。其中，针对前两种类型，往往比较容易明确诊断，而后几种则因其错综复杂的临床表现以及客观征象的匮乏，往往容易造成误诊。崔老师认为，在明确排除了相应的疾病后，只要具有相应的体征支持，则可以做诊断性治疗。

三、顺应胸椎力学特性，分部选法

崔老师认为，胸椎小关节紊乱症的发生会造成局部气血的壅滞，在整复类手法运用之前，要先通过一些放松类手法促进局部气血的消散——先予以掌揉法和臂擦法广泛放松背部的肌肉；对局部有痛性结节或条索状物的患者，则予以拇指拨法适当松解，并弹拨阳陵泉（筋会）；最后予以掌根推法从臀横纹处推至跟腱处（双侧），以达到进一步疏通膀胱经的目的。上述手法操作在 10～15 分钟即可，然后则根据不同的病变部位，选取不同的手法予以整复。

1. 上段胸椎

（1）仰卧位压肘复位法（抱肩）　患者仰卧位，两臂交叉于胸前，分别抱住对侧肩部，术者站于患者右侧（也可站于左侧，依术者习惯而定），右手伸平置于患椎下方，并以大鱼际抵住患椎的棘突。以左手及上腹部轻压于患者两肘部，嘱患者缓慢地深呼吸，待其呼气末，术者利用上半身的重量做一快速的垂直向下的冲压（冲压时可稍偏向于头侧发力），如闻及"咔嗒"声或（和）术者手下感觉有错动感，则表明复位成功。

（2）仰卧位旋提复位法　患者仰卧位，头颈伸出于诊疗床，肩部与床沿平齐。颈椎旋转向一侧，术者一手从下方患者耳后穿过，手心握住下颌处，另一手从上方握住患者的枕后部。先使患者颈椎旋转至最大角度，感觉上段胸椎欲动未动即可，然后施加一旋转提拉的力量，如闻及"咔嗒"声或（和）术者感觉有错动感，则表明复位成功（一般而言，旋转的力量大于提拉的力量，需根据患椎错位的情况，灵活掌握）。

（3）站立位端提复位法　患者站立位，两脚分开与肩同宽，两手交叉抱于颈后，术者站于患者身后，两手分别从患者两侧腋下穿过并握住患者两前臂下段，同时以胸部顶住患者上段胸椎。先嘱患者深呼吸，并轻微地摇转患者上半身，待其放松后，术者快速地将患者向后上方提起（以脚尖刚离地面为宜），如闻及"咔嗒"声响，则表明复位成功。

（4）坐位端提复位法　患者坐位（座椅高度因患者而异，以术者胸部能抵住患椎为宜），术者站于患者身后，两手分别从患者两侧腋下穿过并握住患者两前臂下段，同时以胸部顶住患者上段胸椎。先嘱患者深呼吸，并轻微的摇转患者上半身，待其放松后，术者快速地将患者向后上方提起（向上发力的同时使双肩轻度后伸），如闻及"咔嗒"声响，则表明复位成功。

（5）坐位膝顶扩胸复位法　患者坐位（座椅高度因患者而异，以术者膝部能轻松触及第1胸椎为宜），两手交叉抱于颈后，术者站于患者身后，两手分别从患者两侧腋下穿过并握住患者两前臂下段。在患者背部放一薄软垫，术者以右膝部顶住患椎棘突（稍偏向于棘突偏歪的一侧），先嘱患者深呼吸，并轻微地摇转患者上半身，待其放松后，术者迅速以双上臂带动患者的双上臂向后做扩胸的动作（同时轻度施加向上端提的力量），并同时以膝部向前轻顶偏歪的棘突，如闻及"咔嗒"声响，则表明复位成功。

2. 中段胸椎

（1）仰卧位压肘复位法（抱颈）　患者仰卧位，两手交叉抱于颈后，术者站于患者右侧（也可站于左侧，依术者习惯而定），右手伸平置于患椎下方，并以大鱼际抵住患椎的棘突。以左前臂及上腹部轻压于患者两肘部，使其上段胸椎离开床面，嘱患者缓慢深呼吸，待其呼气末，术者利用上半身的重量做一快速的垂直向下的冲压（冲压时根据患椎的位置适当调整力的作用方向），如闻及"咔嗒"声或（和）术者手下感觉有错动感，则表明复位成功。

（2）坐位端提复位法　患者坐于较高的诊疗床上（以术者胸部能抵住患者中段胸椎为宜），术者站于患者身后，两手分别从患者两侧腋下穿过并握住患者两前臂下段，同时以胸部顶住患者上段胸椎。先嘱患者深呼吸，并轻微地摇转患者上半身，待其放松后，术者快速地将患者向后上方提起（向上发力的同时使双肩轻度后伸），如闻及"咔嗒"声响，则表明复位成功。

（3）坐位膝顶扩胸复位法　患者坐位（座椅高度因患者而异，以术者膝部能轻松触及中段胸椎为宜），两手交叉抱于颈后，术者站于患者身后，两手分别从患者两侧腋下穿过并握住患者两前臂下段。在患者背部放一薄软垫，术者以右膝部顶住患椎棘突（稍偏向于棘突偏歪的一侧），先嘱患者深呼吸，并轻微地摇转患者上半身，待其放松后，术者迅速以双上臂带动患者的双上臂向后做扩胸的动作（扩胸的力度较整复上段胸椎要小，而且同时需适当增加向上端提的力量），并同时以膝部向前轻顶偏歪的棘突，如闻及"咔嗒"声响，则表明复位成功。

（4）俯卧位冲压复位法　患者俯卧位，术者站于患者一侧，双手重叠（右手在下，左手在上），以掌根压住患椎处。嘱患者缓慢地深呼吸，待其呼气末，术者利用上半身的力量快速垂直向下冲压，如闻及"咔嗒"声或（和）术者手下感觉有错动感，则表明复位成功。

3. 下段胸椎

（1）仰卧位压肘复位法（抱颈）　患者仰卧位，两手交叉抱于颈后，术者站于患者右侧（也可站于左侧，依术者习惯而定），右手伸平置于患椎下方，并以大鱼际抵住患椎的棘突。以左前臂及上腹部轻压于患者两肘部，使其上段胸椎离开床面，嘱患者缓慢深呼吸，待其呼气末，术者利用上半身的重量做一快速的垂直向下的冲压（向下冲压时力的方向要偏向于尾侧），如闻及"咔嗒"声或（和）术者手下感觉有错动感，则表明复位成功。

（2）胸椎侧扳法　患者侧卧于诊疗床上（患侧在上），患侧的下肢屈髋屈膝，健侧的下肢伸直，臀部以下前倾呈俯卧状，术者立于床边，面向患者。术者右手从患者腋下穿过，前臂抵于胸大肌肌腱部。左前臂平放置于患者臀部，上身前倾，将体重通过上肢压于其上，右手引患者上半身后仰，左手将臀部向下按压，使患者整个身体呈"麻花状"纵向旋拧，当达到最大限度时，术者双臂借助于杠杆作用同时反向用力，顿挫按压（右臂力量较大，左臂力量较小），如闻及"咔嗒"声，表明复位成功。

崔老师认为，在运用整复手法时有以下几个问题需要注意：①虽然临床中强调根据不同的部位选用不同的手法，但应当视具体病情而灵活应用，不可过分拘泥于此；②"咔嗒"声常是复位成功的一种标志，但不可将"咔嗒"声响的出现与否作为唯一的标准，评价其临床疗效更主要的是依靠棘突错动感的出现。有人通过研究发现，声响和疗效之间没有必然联系，而棘突的错动感则与疗效关系密切；③健康人群中普遍存在"胸椎小关节错位"，如果只是存在有单纯的棘突偏歪，而无其他的症状和体征，则属正常现象，不应予以整复，以免破坏其已经形成的力学平衡；④对于一次性整复失败的患者，不可过分强求，不可多次"累加整复"，以免给患者造成额外的损伤；⑤有些患者复位后仍存在有棘突偏歪，但其临床症状已得到缓解，对于这类患者，应当视为临床愈合，不必追求完全的解剖归位；⑥对于一些年龄较大或骨质疏松的患者，整复时不可用力过大，以免造成骨折等意外伤害。

四、小结

胸椎小关节紊乱症是一种常见的伤科疾病，但目前针对该病的发病机制、病理基础还不甚明确，也缺乏相关的诊疗标准。临床中只有将症状、体征和影像学表现三者有机结合起来，才能对该病做出客观准确的判断，而且一定要排除其他的疾病，切忌想当然，以免误诊误治。手法治疗该病的临床疗效已得到了广泛的认可，崔老师根据胸段脊柱不同部位的结构特点和不同手法的力学特性，结合自己多年的临证经验，对不同的病变部位采用不同的手法，既能有效地发挥手法的治疗作用，又能很好地避免手法操作时对正常组织结构的不利影响。此外，崔老师还特别指出：手法治疗也有其局限性，尤其是整复类手法，与其治疗作用相伴随的往往是对正常组织的轻微损伤，因此在手法治疗的后期一定要配合中药外敷，才能有效地降低其后期病情缠绵难愈的风险。

第七节　崔氏膝部推拿八法

一、概述

崔氏膝部推拿八法是崔述生老师融合众医家学术思想，结合其近五十年临床经验总结归纳的作用于膝部的八种组合推拿手法。

"痹"为膝部疾病之主要病机。"风寒湿三气杂至，合而为痹"。"筋痹"是膝部疾病动态演变发展的核心病机。根据中医对骨伤疾病"皮—肉—筋—骨"的病机演变规律，崔老师认为在膝部疾病的发展过程中，筋痹是其发展过程中的必经阶段，骨痹是筋痹发展过程的延续，其中筋痹是其病变的核心，骨痹是其最终表现形式。2010年国家中医药管理局发布中医临床路径称之为"膝痹病"。但膝部疾病的病程一般呈阶段性的发展变化，崔老师提出了"痹痿并存"的观点。原因主要有三：①从本质上看，膝部疾病符合痿证病机，即中老年人膝部疾病多由肝肾不足而发病。②膝部疾病发病多符合痿证特点，多发于中老年以后，女子六七，男子六八，肝气衰，筋不能动，进而肾脏衰，形体皆极，临床所见，呈筋急而挛、膝软和动作牵强等，逐渐由筋痿发展为骨痿。③从疾病的发展阶段上看，膝关节疾病至后期有痿的临床表现。因此从总体上讲，膝部疾病为本痿表痹、痹痿并存、先痹后痿。结合脏腑辨证，以"肝主筋，肾主骨"经典理论为据，崔老师认为肝肾亏虚是内因，风寒湿邪侵淫、外伤为外因，本虚标实、气血瘀滞而发病，有"虚瘀互结"之说。

《灵枢·经筋》称"膝为筋之府""肝主筋"；同时"七八肝气衰，筋不能动，天癸竭，精少，肾脏衰，形体皆极"，肝肾不足则筋骨不利。崔老师在治疗膝部疾病时以"筋骨并重、骨正筋柔"为指导原则，重视髌骨活动度的改善、关节周围软组织的平衡和膝关节的稳定性。切合"骨正筋柔，气血以流，腠理以密，如是则骨气以精"（《素问·生气通天论》）与"血和则经脉流行，营复阴阳，筋骨劲强，关节清利"（《灵枢·本脏》）之意，崔老师认为手法治疗关键在于纠正关节解剖位置，使经脉、气血通行，改善关节囊及韧带系统的营养供给，滑利关节。

二、内容及内涵

1. 刮髌周

以拇指固定髌骨一侧，食指固定髌骨顶端，中指指间关节沿髌骨另一侧由上向下刮12次。

刮髌周能松解髌周组织粘连，平衡髌周组织张力。髌骨是股四头肌肌腱中的一块籽骨，上宽为底，尖向下，前面粗糙，后面光滑，前有股四头肌肌腱，后覆有软骨与股骨相关节，髌骨能把股四头肌产生的力量传向髌腱，增加膝关节杠杆力臂，增大股四头肌力矩，使股四头肌力量提升30%，超负荷屈伸膝关节和不良姿势可影响髌骨周围的应力，改变髌骨解剖位置，产生系列疾病。透过指间关节沿髌骨刮捋，可降低髌骨周围软组织张力，松解髌周组织粘连，恢复髌骨正常生理作用。

2. 提抖髌

以五指指端固定髌骨，将髌骨轻轻提起至最大限度，保持 5 秒，缓慢将髌骨放松至提起最大限度的 1/2 行抖法 10 秒，反复 4～6 次。

长距离行走或负重过大会超负荷屈伸膝关节，不仅会影响髌骨周围软组织张力，出现髌骨股骨关节间隙变窄甚至髌骨外翻畸形。髌骨后覆有软骨与股骨相关节，髌骨股骨关节间隙变窄会磨损软骨形成骨关节炎，同时形成的高负压会影响膝关节关节囊正常功能，造成关节液过度分泌和组织液渗出成水肿，影响膝关节正常运动功能。提抖髌手法以五指指端固定髌骨，将髌骨轻轻提起至最大限度一段时间，并缓慢将髌骨放松至提起最大限度的 1/2 行抖法，可松解髌股关节张力，调整膝关节负压，改善髌骨股骨关节功能。

3. 推鹤顶

以掌根轻推髌骨上缘，劳宫对准鹤顶，在掌根推手法基础上行掌振法 1 分钟。

髌骨位于股四头肌的肌腱里，随膝关节伸展和弯曲活动，有加强伸膝力臂作用，但髌骨活动方向与股四头肌合力的收缩方向不一致。髌骨正常功能的发挥依赖于髌骨周围的许多稳定因素，以髌骨为中心的各种合力的动态平衡和静态平衡至关重要。股四头肌收缩过度会引起髌骨较正常解剖位置上移而打破髌骨周围合力的平衡，引起系列改变，从而导致疾病发生。推鹤顶手法以掌根轻推髌骨上缘，并在此基础上行掌振法，能有效改变髌骨的向上位移，恢复其正常的解剖位置，重新达到各种动静态平衡，从而恢复正常功能，振法能温通经络，行气散瘀，改善髌骨周围的血液和经气运行。

4. 点陵泉

以拇指行一指禅推法加点法透点阴陵泉、阳陵泉两穴各 1 分钟。

临床常见的膝关节疾病有很多都伴随着髌骨位置的变化，其因素有很多，包括膝关节外侧软组织的挛缩、内侧结构的废弛等，具体表现为外侧结构挛缩、纤维化和异常纤维连接及内侧软组织结构的薄弱松弛。阳陵泉是筋之会穴，为筋气聚会之外，其位于腓骨长、短肌之中，浅层腓肠外侧皮神经，深层胫前返动静脉、膝下外侧动静脉和腓总神经；阴陵泉是足太阴脾经的合穴，会合足太阴脾经气血，其位于比目鱼肌起点上，浅有大阴静脉和膝最上动脉，深有胫后动静脉、小腿内侧皮神经和胫神经。以拇指行一指禅推法加点法透点阴陵泉、阳陵泉两穴能补脾益肾，通络柔筋，通过降低腓骨长、短肌和比目鱼肌等膝周软组织张力，改善关节外侧软组织的挛缩、内侧结构的废弛状态，恢复膝关节正常生理功能。

5. 行血海

于血海行一指禅推法和点法 1 分钟。

《黄帝内经》记载：脾主肉。血海，血这里指脾血，海指脾经所生之血在此聚集，气血物质充斥的范围巨大如海，故名。该穴有化血为气、运化脾血之功能，为人体足太阴脾经上的重要穴道之一。退化性关节炎、风湿性膝关节炎，多与风湿有关，中医认为治风先治血，血行风自灭。血海位于股内侧肌隆起处，在股骨内上髁上缘，股内侧肌中间，浅有股动、静脉肌支，深有股前皮神经及股神经肌支。于血海行一指禅推法和点法可以祛风清热、舒筋活血，改善膝关节功能。崔老师提出行血海与点陵泉同按效果更好。

6. 拿髌腱

以拇指、食指两指拿揉髌韧带 1 分钟。

髌韧带为股四头肌腱的延续部，是全身最强大的韧带之一，上起自髌尖及其后方的粗面，向下止于胫骨结节，两侧有自股内侧肌和股外侧肌延续来的内、外侧支持带。长距离行走或负重过大会超负荷屈伸膝关节，髌韧带胫骨粗隆附着点出现部分纤维撕脱或撕裂伤，髌骨韧带起点两侧的部分纤维和血管受损。病程日久，在修复过程中，机化增生，局部血流受阻，出现代谢障碍而造成粘连、结疤、挛缩等改变，从而引起顽固性慢性疼痛。《灵枢·本输》："刺犊鼻者，屈不能伸。"犊鼻又名外膝眼，在髌韧带外缘，浅有膝关节动、静脉网，深有腓肠外侧皮神经及腓总神经关节支。通过拇食两指拿揉犊鼻及髌韧带，可祛风湿、通经活络、疏风散寒、理气消肿、利关节止痛。

7. 透膝眼

以拇指、食指两指拿揉内外膝眼 1 分钟。

《玉龙歌》："髌骨能医两腿疼，膝头红肿不能行，必针膝眼膝关穴，功效须臾病不生。"膝眼，经外奇穴，出自《备急千金要方》，别名膝目。位于膝关节伸侧面，髌韧带两侧之凹陷中有腓肠外侧皮神经（外侧膝眼）和隐神经的髌下支（内侧膝眼）。拇食两指拿揉内外膝眼，可补益肝肾，通经活络，疏风散寒，镇痛。崔老师强调，滑膜炎和膝关节骨性关节炎急性期水肿严重时，此手法不宜过重。

8. 摇扳膝

双手握小腿上缘进行手法牵拉，并在保持牵拉基础上左右微微旋动其膝关节 1 分钟；可进一步行膝关节拔伸法，具体操作为屈髋屈膝，待患者下肢放松后，顺势向下牵拉患肢 1 次，以正骨柔筋。

临床常见膝关节交锁症状，膝关节交锁是膝半月板损伤的最典型表现，表现为在行走、下蹲等活动中，膝关节屈伸突然受限，像被卡住一样不能活动，并伴有明显的疼痛。由于半月板损伤撕裂后，在膝关节屈伸过程中，特别是屈伸又伴有膝部扭转时，破裂的半月板卡在股骨髁间窝内或股胫关节间，导致膝部活动受限无法屈伸。交锁较轻时，可通过患者自己小范围摇晃、扭转膝关节解锁。

无法解锁时，可通过医生双手握小腿上缘进行手法牵拉，并在保持牵拉基础上左右微微旋动其膝关节1分钟；牵拉至最大限度时轻轻快速拔伸膝关节解锁。崔老师强调临证需结合现代医学检查，如果半月板桶柄状撕裂，卡于髁间窝内，摇扳膝手法需慎用，防止症状加重。

三、操作流程

第一步：准备工作，治疗室灯光不宜太亮，1张舒适（软硬、高矮合适）的床，1把高矮合适的凳子，房间内人员不宜太多（医生、患者、助手3个人为佳），一次性床单和治疗巾。

第二步：嘱患者仰卧位平躺床上，褪去患侧下肢衣物，暴露患膝，上置治疗巾。

第三步：医生用温水清洗双手，用热毛巾擦干双手，端坐于床头，调整呼吸，意守丹田，开始手法治疗。注意开始手法宜轻柔、和缓，力度不宜太重，速度宜缓慢、沉稳，切不可急躁、慌乱，治疗时尽量不与患者交谈，应悉心感受手下感觉（张力、温度和条索等）。手法与手法之间的连接是没有间隙的，如需改变体位，动作尽量轻柔。一般每次治疗时间控制在约20分钟。

四、临床应用

崔氏膝部推拿八法具有纠正关节解剖位置，使经脉、气血通行，改善关节囊及韧带系统的营养供给，滑利关节的作用。临床应用于：膝部疾病，如膝关节骨性关节炎、滑囊炎、髌骨软化症、半月板损伤等。

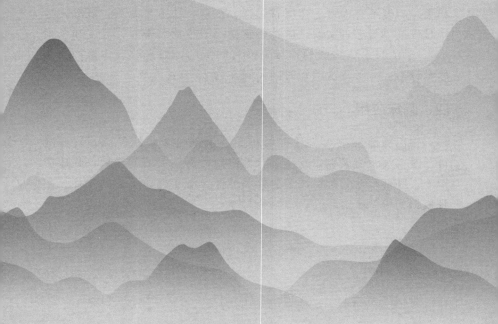

崔述生

正骨推拿经验集

（第二版）

伤科疾病分论

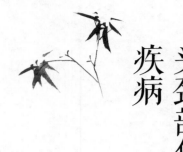

第四章　头颈部伤科疾病

第一节　颞颌关节紊乱症

一、概述

颞颌关节紊乱症是以颞颌关节在咀嚼运动时疼痛、开口或闭口时发生杂音或弹响、张口度受限制，甚者出现颞下颌关节脱位为主要表现的综合征。颞颌关节紊乱症并非指单一疾病，而是一类病因尚未完全清楚又有相同或相似临床症状的一组疾病的总称。【按语：当下颌关节髁突脱离关节窝且不能自行回复到正常的位置时为颞下颌关节脱位，崔述生老师称之为颞颌关节脱位，本节主要对其进行讲解。】

颞颌关节紊乱症一般都有颞颌关节区及（或）咀嚼肌肌痛，颞颌运动异常和伴有功能障碍以及关节弹响、破碎音及杂音等三类症状，常可导致关节结构紊乱甚至器质性破坏。本病有单侧、双侧之分，又可分为急性、陈旧性和复发性三种。按髁突脱出的方向和位置又可分为前脱位、后脱位和侧方脱位。临床上以急性和复发性前脱位为常见。急性复发性脱位手法治疗疗效较佳。

祖国医学对本疾病也有较为详细的记载，隋·巢元方《诸病源候论·唇口病诸候》对其病因病机阐述："肾主欠，阴阳之气丁引则欠，诸阳之筋脉，有循颔车者，欠则动于筋脉，筋脉挟有风邪，邪因欠发，其急疾，故令失欠颔车蹉也。"

二、病因病机

1. 张口太大

在大笑、打哈欠、唱歌、咀嚼硬物等张口太大时，下颌骨的髁突及关节盘都可滑出关节，即可发生颞颌关节脱位。另外，当被动开口用力过大、过猛时，如使用开口器、气管镜、食管镜、胃镜以及全麻气管插管使用的直接喉镜等均可使关节脱位。

2. 外力打击

在外力向颞颌关节前下方打击时，关节的侧壁韧带不能抵御暴力打击，形成脱位。

3. 肌肉萎缩

年老或久病体弱，或头颈部癌症放疗后肌肉萎缩，韧带松弛，容易发生脱位。此外，患者气血、肝肾不足可导致韧带松弛，筋脉不固，易形成习惯性脱位。【按语：病毒性感冒引起面肌痉挛、面神经麻痹也易导致脱位。颞颌关节紊乱症和颈椎功能紊乱之间关系密切，部分颞颌关节紊乱症经颈椎手法治疗和寰枢椎整复后，颞颌关节系列症状可缓解。】

三、诊断及分类

1. 诊断要点

① 一般有过度张口、咀嚼硬物或暴力打击史。
② 颞颌关节脱位后，常以手托住下颌。
③ 口腔不能张合自如，颞颌部疼痛，伴有语言困难、咀嚼障碍、流涎等症状。
④ 患者口呈半开状弹性固定，牙齿对合关系异常。

2. 分类

（1）双侧脱位　下颌骨下垂并向前突出，牙齿外露，咬肌痉挛、压痛，面颊扁平，耳屏前方可触及颞颌关节窝空虚凹陷，前方可触及颞颌关节突突出。

（2）单侧脱位　口角歪斜，下颌向健侧倾斜，患侧低于健侧，口半张开较双侧脱位小；患侧可触及颧弓下髁突和耳前方凹陷，前方可触及颞颌关节突突出。

四、治疗

治疗原则：①及时复位，分为口内复位和口外复位；②限制下颌运动，颅颌绷带固定1～2周，限制开口运动，吃流食。

（一）手法治疗

1. 手法前准备

① 患者取靠墙或椅背而坐，其下颌牙齿的咬合面要低于术者肘关节水平。助手固定头部，防止摇动。【按语：助手固定头部，即助手以一手推按患者额头使其后枕部抵住墙，另一手推按患者肩部以固定肩部。】

② 术者站在患者前面，先按揉颊车、翳风、翳明、率谷、太阳处数遍【按语：可结合使用扶他林软膏外用】，以消除咬肌的紧张和痉挛。运用点法点颊车、下关、耳门。【按语：同时配合按揉双侧合谷可收到较好的效果。】

③ 让患者尽量放松，最大限度张口。

2. 手法复位

术者站于患者的前方，双手拇指缠以无菌纱布，避免被牙齿咬伤或划伤。然后将双手拇指伸入患者口内，放在下颌磨牙咬合面上，其余四指托住下颌骨下缘。复位时双拇指用力将下颌骨向下按压，同时其余四指将下颌部向前牵拉，当位于关节结节前方的髁突移到关节结节水平以下时，再向上向里推送，将髁突送入关节凹内。关节复位后，拇指迅速抽出，可听闻或感到下颌关节髁突滑入关节窝的响声。【按语：如果重复复位 3 次仍无法将髁突送入关节凹内，则不应强求，应继续放松咬肌，并安慰患者放松，以达到复位的最好条件。】

3. 复位后的检查处理

局部颊车穴处凹陷是否已消失，上下牙齿是否已对齐；嘱患者闭口 3～5 分钟，并嘱其暂时不要讲话。【按语：嘱患者回家进行热敷，可减轻复位后的不适感。】

4. 四头带固定

用四头带固定下颌骨于头部（图4-1），防止过度张口 3 日，以利于颞颌关节囊恢复，防止再脱位或习惯性脱位发生。如果复位后未得到固定或固定时间太短，被撕裂的组织未得到完全恢复，可继发习惯性关节脱位及颞颌关节紊乱综合征。【按语：睡觉时可取掉四头带。】

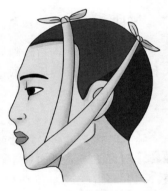

图 4-1　四头带固定

（二）其他疗法

1. 硬化剂治疗

如 5％鱼肝油酸钠或硫酸镁，给药部位包括关节囊内、滑膜下、关节上腔和翼外肌下头，一般都要求注射硬化剂后颞颌关节制动 2 周左右。

2. 中药汤剂治疗

主要治疗原则为补肾益气及健脾，如用补中益气汤、牛鞭散或补中益气汤合左归丸治疗。

3. 手术治疗

可用关节结节增高术、关节囊紧缩术、关节结节凿平术。

五、注意事项

有习惯性脱位的患者应注意避免张口太大的动作及咀嚼硬物，不大声说话，打哈欠时应用手托住下颌。

第二节　落枕

一、概述

落枕又称失枕，指睡眠后颈部出现疼痛，头常歪向患侧，活动欠利，不能自由旋转后顾的一系列临床症状。

二、病因病机

睡眠时枕头过高、过低或过硬，或睡眠时姿势不良，头颈过度偏转，均可使局部肌肉处于过度紧张状态，发生静力性损伤。【按语：颈背部遭受风寒侵袭也是常见因素，如严冬受寒、盛夏贪凉等，都是患者主诉中常有的，风寒外邪使颈背部某些肌肉气血凝滞，加之睡眠时造成的静力损伤，遂成此病。】

三、临床表现

临床表现为睡眠后颈部出现疼痛，头常歪向患侧，活动欠利，不能自由旋转后顾，如向后看时，需整个躯干向后转动。颈项部肌肉痉挛压痛，触之如条索状、块状，斜方肌、胸锁乳突肌及菱形肌部位亦常有压痛。【按语：此病往往起病较快，病程较短，一周内多能痊愈，但若患者不注意避风寒、慎起居则容易反复发作。反复发作者，建议对颈椎进行系统检查，此类患者多有颈椎问题。】

四、诊断要点

① 有睡姿不当或感受风寒史或外伤史。

② 睡醒后颈部疼痛、肿胀、活动受限。

③ 颈部压痛处能够触及条索、块状等形状的肌肉痉挛，检查时很少伴有手臂麻木等神经损伤症状，一般影像学检查无阳性体征。

五、治疗

【**按语**：手法治疗对落枕有很好的治疗效果，往往经治疗一次后症状即减大半。】

具体治疗方法如下。

1. 患者体位

患者取端坐位，术者立于患者后侧偏于患侧一方。

2. 手法放松

先于患者患侧施以轻柔和缓的拇指、四指拨揉法，以揉法为主，放松局部痉挛的肌肉（图4-2）。【**按语**：此处手法要求轻柔和缓、深透渗透，主要针对局部痉挛肌肉和结节条索，于颈部由上到下反复揉捻，切忌重手法强刺激，避免加重局部损伤的组织，手法

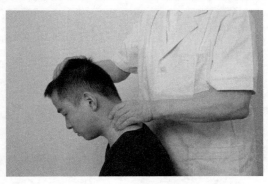

图4-2　颈部拨揉法

放松 10 分钟左右即可。】

3. 局部点穴

点落枕穴。患者端坐，术者先站于患者患侧偏后，嘱患者侧平举患侧手臂，手背朝上，术者一手托住患者手掌，另一手以指针法点穴，同时嘱患者回收下颌并缓慢向患侧转头，转至最大限度后坚持数秒，再同样方式转至反方向最大限度，然后嘱患者转头至正前方（图 4-3）。点完患侧落枕穴后依上法再点健侧落枕穴。【按语：落枕穴位于第 2、3 掌骨间，掌指关节后约 0.5 寸。在点法过程中加以振法，效果更好（图 4-4）。】

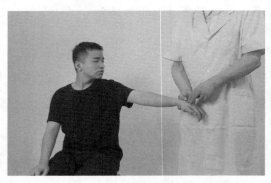

图 4-3　点落枕穴

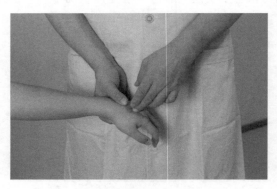

图 4-4　落枕穴

4. 拔罐疗法

于颈肩部结节条索处留罐 5～10 分钟，以祛寒除风，增强治疗效果。

5. 外用中药

对于反复落枕患者，建议在手法治疗的同时配合外用膏药或中药熏洗，以增强疗效。【按语：长时间膏药贴敷与中药熏洗均容易导致局部皮肤过敏或破溃，其中膏药以每日贴敷 8～10 小时、隔日应用 1 次为宜；中药熏洗温度不宜太高，以皮肤耐受为度。】

六、康复锻炼

患者恢复后宜加强颈项部肌肉锻炼，如抬头低头、旋颈望踵、与项竞力等均可增强颈项肌，有助于防止本病的复发。【按语：①抬头低头：患者站立，抬头挺胸，缓慢抬头至最大限度，于最大限度处停留 5 秒钟，然后缓慢低头至最大限度，于最大限度处停留 5 秒钟。②旋颈望踵：患者站立，抬头挺胸，缓慢转头至能看见对侧脚跟，于此处停留 5 秒钟，然后反方向进行（如果患者活动受限不能望见对侧脚跟，旋转至最大限度即可，于最大限度处停留 5 秒钟）。③与项竞力：患者站立，抬头挺胸，双手十指交叉，首先交叉的手掌放于额头处，手掌向后用力，头向前用力，以此状态持续 5 秒钟，然后手掌放于后枕部，手掌向前用力，头向后用力，以此状态持续 5 秒钟。颈部锻炼要一天练习多次，避免一次锻炼量过大引起不适。】

七、注意事项

平时加强颈部锻炼，注意颈背部保暖，尤其是秋冬季与季节交替时期，避免受风寒湿邪。要睡合适的枕头，荞麦皮枕头较好。

第三节　颈椎病

一、概述

随着现代人对电脑和汽车的依赖性越来越强，颈项部长时间处于同一个姿势得不到有效放松则发生慢性劳损，包括颈椎骨质增生、颈项韧带钙化、颈椎间盘萎缩退化等改变，当此类改变影响到颈部神经根、颈部脊髓，或颈部主要血管时，则会发生疼痛、眩晕、麻木，甚至瘫痪等症状，临床上统称为颈椎病。【按语：在临床上，颈椎病主要分四个类型：以疼痛为主的颈型颈椎病；以前臂或手指麻木为主的神经根型颈椎病；以头晕、恶心为主的椎动脉型颈椎病；以出现截瘫症状为主的脊髓型颈椎病。其他还包括交感型颈椎病、食管型颈椎病以及混合型颈椎病。其中神经根型颈椎病和颈型颈椎病占比最大，椎动脉型颈椎病和脊髓型颈椎病其次，交感型颈椎病、食管型颈椎病较少。】

二、病因病机

本病以青壮年与老年患者较多见，但两者病因病机不同。青壮年患者多因长期使用电脑与开车，颈部长时间保持同一个姿势，颈部肌肉得不到有效放松，从而形成局部肌肉劳损，进而造成颈椎病；老年患者多由于肝肾不足，筋骨懈惰，筋骨得不到滋养，慢慢造成椎间盘退化、骨质增生等病变，导致椎间孔变窄、神经根受压，进而出现颈椎病的各种症状。【按语：在临床上，以疼痛、手麻症状为主的患者中，$C_{5\sim6}$ 与 $C_{6\sim7}$ 这两个节段病变较多；以头晕为主的患者中，$C_{4\sim5}$ 节段病变较多，且颈椎曲度多变直。】

三、临床表现

1. 颈型颈椎病

（1）颈型颈椎病也称局部型颈椎病。

（2）具有头、肩、颈、臂疼痛及相应的压痛点。

（3）影像学检查没有椎间隙狭窄等明显的退行性改变，但可以有颈椎生理曲度改变、椎体间不稳定及轻度骨质增生等变化。

2. 神经根型颈椎病

（1）具有较典型的根性症状（麻木、疼痛），且范围与颈脊神经所支配的区域相一致。

（2）压头试验或臂丛神经牵拉试验阳性。

（3）影像学所见与临床表现相符合。

3. 椎动脉型颈椎病

（1）曾有猝倒发作，并伴有颈源性眩晕。

（2）旋颈试验阳性。

（3）X线片显示节段性不稳定或寰枢关节骨质增生。

（4）多伴有交感神经症状。【按语：由于椎动脉表面富含交感神经纤维，故椎动脉受累常与交感神经功能紊乱相伴。】

4. 脊髓型颈椎病

（1）临床上出现颈脊髓损害的表现。

（2）影像学检查提示椎体后缘骨质增生、椎管狭窄、脊髓受压。

5. 交感型颈椎病

（1）交感神经症状，包括头部症状、五官症状、胃肠道症状、心血管症状等以及异常出汗情况、不按神经走行分布的异常感觉，症状与颈部活动相关。

（2）颈部活动多正常，颈椎棘突间或椎旁小关节周围的软组织压痛，可伴有心率、心律、血压等变化。

（3）影像学可显示颈椎节段性不稳定。

6. 食管型颈椎病

（1）无明显诱因出现咽部不适、异物感或者吞咽困难，屈颈进食时症状可缓解，重者饮水困难，少数伴有恶心、呕吐、反酸；伴颈肩部疼痛、活动受限等局部症状。

（2）多无明显阳性体征，当骨赘较大时，体格检查可触及颈前硬结。

（3）颈椎正侧位 X 线片可显示椎体前缘形态各异的骨赘；食管钡餐造影是诊断食管型颈椎病的金标准，可清晰观察颈段食管正位盈缺损，侧位可见食管后壁单发或多发弧形压迹。

7. 混合型颈椎病

即同时存在多种类型的颈椎病，临床常见手臂麻木、头晕、头痛、恶心、呕吐、肩颈痛等多类型症状，查体、影像学资料包含两种及以上类型颈椎病的特征。

四、诊断

患者多数无明显外伤史，但少数因外伤而诱发，患者多有伏案工作史，颈椎长期劳累得不到缓解。

患者逐渐感到一侧肩、臂、手麻木疼痛，或以疼痛为主，颈部后伸、咳嗽，甚至增加腹压时疼痛可加重。部分患者可有头晕、耳鸣、恶心、呕吐、握力减弱，甚至肌肉萎缩等症状。

物理检查时，颈型颈椎病无明显特殊检查阳性；神经根型颈椎病常伴有臂丛神经牵拉试验与压头试验（又称椎间孔挤压试验）阳性；椎动脉型颈椎病常伴有旋颈试验阳性；脊髓型颈椎病常伴有霍夫曼试验阳性。

X 线检查时，颈型颈椎病常伴有颈椎生理曲度改变、椎体间不稳定及轻度骨质增生等变化；神经根型颈椎病常伴有骨质增生、椎间小关节紊乱，以 $C_{5\sim6}$、$C_{6\sim7}$ 两个节段常见；椎动脉型颈椎病常伴有椎体序列紊乱，颈椎曲度变直甚至反弓成角，以 $C_{4\sim5}$ 节段常见；脊髓型颈椎病常伴有椎管内椎体后纵韧带的增生、钙化，椎体间隙变窄，间接显示颈椎椎间盘突出，如果需要明确诊断，需要进一步行 CT 或 MRI 检查。

五、治疗

1. 放松手法（七线拨筋法）

患者取坐位，术者先以拇指拨法循经弹拨以下五条线。第一线：督脉风府→大椎；第二、三线（左右各一）：足太阳膀胱经天柱→大杼；第四、五线（左右各一）：足少阳胆经风池→肩井，若患者肩井部肌肉丰厚，手法可灵活变换为前臂㨰法。其后以多指拨法弹拨第六、七线（左右各一）：手少阳三焦经翳风→足阳明胃经缺盆。总共七条线。术者按照先上后下、先轻后重、先中间后两边、先健侧后患侧的原则在以上七条线上反复操作 15 分钟，以达到全面疏通经络、放松颈部软组织的作用（图 4-5）。【按语：此手

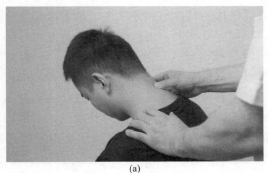

(a)

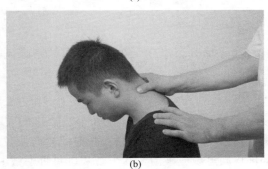

(b)

图 4-5 七线拨筋法

法可用于除脊髓型颈椎病以外的颈椎病，脊髓型颈椎病临床较少见，症状较重，建议住院进行综合治疗。】

2. 点穴

对于颈型颈椎病患者，按上述手法操作即可，无需点穴；对于神经根型颈椎病患者，施用上述手法后，点按患侧极泉、肩贞、肩井、缺盆；对于椎动脉型颈椎病患者，施用上述手法后，点按双侧哑门、百会、上星、印堂、翳风、风池、肩井、合谷、内关、曲池、少海。【按语：点穴时以点按法中加入振颤法效果好。点按极泉时，以麻胀感传导至手指尖为好。】

3. 整复手法

一般只用于神经根型颈椎病患者，整复手法可以调整小关节紊乱，减少对神经根的刺激，从而减轻手臂麻痛的症状。此手法于放松手法与点穴后操作。具体操作方法为：患者取端坐位，术者站立于患者后侧，一侧手臂屈肘，用肘部夹住患者下颌，另一手扶住患者后枕部，同时拇指由上至下循按颈椎棘突，于偏歪的棘突处定位，然后术者以腰部带动肘部，以肘部带动患者头部，使患者头部转至最大，此时术者腰部瞬间用力，带动肘部继续微动，可听见患者颈部发出弹响声，即表示紊乱的小关节复位，此手法于两侧各做一次（图4-6）。【按语：此手法非三言两语能道尽，须临床摸索一段时间才能法随心转、力从手出。此手法带有一定危险性，切勿轻易模仿。】

4. 拔罐疗法

于颈肩部结节条索处留罐5～10分钟，以祛寒除风，增强治疗效果。

5. 外用中药

对于反复发作的颈椎病患者，建议在手法治疗的同时配合外用膏药或中药熏洗，以增强疗效。【按语：长时间膏药贴敷与中药熏洗均容易导致局部皮肤过敏或破溃，其中膏药以每日贴敷8～10小时、隔日应用1次为宜；中药熏洗温度不宜太高，以皮肤耐受为度。】

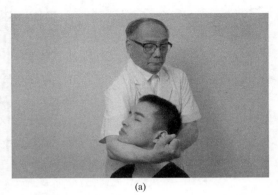

(a)

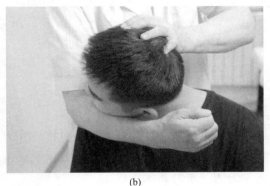

(b)

图 4-6　整复手法

六、康复锻炼

参见本章第二节落枕相关内容。

七、注意事项

平时要避免长时间的伏案工作，加强颈部锻炼。秋冬与季节交替时期，注意颈背部的保暖，避免感受风寒湿邪。

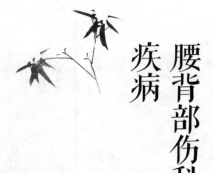

第五章 腰背部伤科疾病

第一节　腰背肌筋膜炎

一、概述

腰背肌筋膜炎是指因寒冷、潮湿、慢性劳损或外力损伤后未及时治疗，腰背部肌筋膜及肌组织发生水肿、渗出及纤维性变，进而出现的以疼痛为主的一系列临床症状。

二、病因病机

本病多因急性腰背部软组织损伤后未及时治疗或长期慢性劳损复感风寒湿邪而致腰背部气血运行不畅，气滞肌表，而致肌筋膜粘连，不通则痛。【按语：临床中，患者常提到受凉、久坐、劳累等病史，由此可见此病病因病机多为寒邪侵犯肌表，寒凝气滞而致局部气血运行不畅；抑或久坐、劳累而致局部气血困滞，气机不畅，不能通达，气滞于中而痛。另诉外伤后而引发的此病，则多为外伤血瘀、血阻而气滞，诱发疼痛，为先血瘀后气滞之因。诊病辨证之时应分主次，以论其法。】

三、临床表现

临床主要表现为腰背部弥漫性广泛钝痛或局部疼痛、发凉，皮肤麻木，肌肉僵紧等，尤以两侧肩胛内侧及胸腰段、两侧腰肌及髂嵴上方表现明显。【按语：本病患者多描述的疼痛特点是，晨起及长时间不活动或活动过度时痛甚，肩背发紧，白天适当活动后疼痛减轻，傍晚症状复重，且因劳累及气候变化而反复发作。】

四、诊断

① 可有外伤后治疗不当、劳损或外感风寒等病史。

② 腰背部酸痛或钝痛，肌肉有沉重感、僵硬发板，症状常与天气变化有关，阴雨天及劳累后常引起症状加重。

③ 腰背部有固定或较为广泛的压痛点，背部肌肉僵硬，沿竖脊肌走行方向常可触到肌筋膜内有结节状物，此结节为肌筋膜粘连而致，称为筋膜脂肪疝。腰背部功能活动大多正常，影像学检查无阳性体征。

五、治疗

【按语：手法治疗的主要目的是疏通气机，调畅经络。寒因则辅以发汗散寒之法，血瘀则加之行气活血之道，而达通则不痛之效，由此缓解肌肉痉挛，松解肌筋膜粘连。本病在浅层，忌用重手法。】

具体治疗：

（1）患者取俯卧位，术者立于患侧，先施行揉按和擦法，以手下触感寻找痛点、结节，并放松浅表肌肉。

（2）寻找激痛点，用拇指按法及掌指拨法在激痛点上弹拨，以松解筋膜，舒畅气机。【按语：拨筋手法为本病治疗之要点，手法的力度应由轻到重，且施力方向要与条索、结节的走行方向垂直，以达到事半功倍之效。切忌局部反复弹拨或施力过重，以免引起组

织肿胀，加重疼痛。】

（3）可沿足太阳膀胱经取承扶、委中、承山、肾俞及腰痛区阿是穴施以点按以疏通经络。【按语：如果患者感受寒邪，施治时点按穴位的手法宜稍重，并可取风池、天宗等穴，以达微汗为宜，为发汗解表、宣气散寒之法。重点介绍弹拨阳陵泉一法，为经验特色手法，阳陵泉取穴位置为腓骨小头后筋节处，用力弹拨以麻痛感放射至大脚趾为宜，对腰背部疾病有鬼斧神工之妙。】

（4）术者以掌根或全掌着力，沿患者腰背部膀胱经及督脉走行施以推按法反复进行3～5遍；或以实掌扫散拍打法沿脊柱两侧肌纤维走行方向进行拍打，反复2～3遍。【按语：血瘀气滞之因可用推按法以行气活血；扫散拍打法则可散寒、缓解筋膜粘连而使气行。扫散拍打法为特色手法，术者实掌，五指微分，拍打时附加屈腕尺偏、桡偏的扫散动作，拍打时舌顶上腭，意守于内劳宫，力道需传至皮下深层。】

（5）最后再辅以腰背部闪罐、留罐，以增强温经活血行气之功。

（6）外用中药熏、洗、熥法或膏药等以改善疼痛症状。【按语：其中膏药应避免应用时间过长，以免皮肤过敏。一般以每日用8～10小时、隔日应用1次为宜。】

六、康复锻炼

加强腰肌背伸锻炼，如俯卧位的小燕飞锻炼，仰卧的三点、五点拱桥式锻炼，可增强腰背肌力，促进组织间渗出的吸收，降低组织张力引起的疼痛，亦有助于防止本病的复发。【按语：仍要采取一天多次练习，避免一次锻炼量过大而引起不适。】

七、注意事项

平时要加强腰背部的锻炼，注意保暖，尤其是季节交替时期，切勿感受风寒湿邪。应卧硬板床休息，避免床榻过软而致软组织牵拉、肌肉痉挛。

第二节　腰肌劳损

一、概述

  腰肌劳损是以腰部隐痛、酸软无力反复发作，弯腰劳累或久坐后加重，休息后症状缓解等为主要表现的疾病。腰肌劳损为临床常见疾病，左侧多于右侧，好发于 40～60 岁人群及长期站立者，如搬运工、军人、运动员。【按语：运动员或从事体育锻炼较多的人群是本病发病的特殊群体，虽然其腰背肌肉经过专业训练力量强于常人，但因长期超负荷训练或持续发力，致使腰部软组织在疲劳状态下极易发生牵拉、扭转损伤，组织在反复撕裂及修复的过程中形成瘢痕，便减低了组织的弹性及张力，待肌肉超过可承受负荷或专业训练周期停止后便凸显此疾。】

二、病因病机

  慢性腰肌劳损病因较多，主要因长期弯腰劳作，致使腰部肌纤维及韧带变性，甚而少量撕裂，形成瘢痕或纤维条索及粘连，而致张力及应力减低，遗留长期慢性腰部酸痛乏力症状。亦可由其他疾病引起，如腰 3 横突发育过长，而对周围变性的组织牵拉或挤压引起的"第三腰椎横突综合征"等。风寒湿邪侵袭可加重局部炎症反应。

三、临床表现

  （1）腰部通常酸痛或胀痛，严重时可出现刺痛或灼痛，可累及大腿外侧，但不过膝关节。腰酸软无力，起身困难，甚者需手撑辅助。【按语：临床上常听患者描述，在弯腰工作时，常被迫时时伸

腰或以拳头敲击腰部以缓解疼痛，自觉腰"折了一样"。】

（2）久坐、劳累时症状加重，休息、适当活动和经常改变体位则症状减轻，活动过度或剧烈运动后又加重。

（3）腰部压痛点多分布在骶棘肌、髂嵴后部、骶棘肌止点或腰3横突处。腰部外形及活动多无异常，少数患者腰部活动稍受限。

四、诊断

（1）慢性腰痛，其腰痛的特点是：久坐、久站或弯腰时腰痛明显，弯腰双手负重时，腰痛加重；有反复发作史。

（2）腰肌部位仅有轻微压痛或无压痛，甚至轻击腰背肌时可减缓疼痛。【按语：压痛常局限于腰3横突两侧、$L_{4\sim5}$ 或 $L_5 \sim S_1$ 棘突上和棘突之间的浅表组织，在病变处有时能触到韧带剥离感、结节等。】

（3）腰部活动可受限，尤以前屈活动受限明显。【按语：这里所指的活动受限，多指灵活度方面，即不能很快地完成前屈动作，但缓慢前屈仍能达到一定的角度，活动范围可无明显受限。】

（4）没有可以明确其他疾病的影像学改变。

五、治疗

（1）患者取俯卧位，先施行揉按和擦法，以手下触感寻找痛点、结节，并放松浅表肌肉。【按语：揉法常以叠掌揉法为主，即术者一手掌叠于另一手上共同施力。注意操作时应有推出、拉回的画圆运动感，这样做手法柔和、力量深透。】

（2）寻找压痛点，用拇指拨法、掌指拨法及肘拨法在激痛点上弹拨，以拨筋散结，调畅气机。【按语：对于腰3横突处附着肌肉有病变的情况，应注重横突局部的弹拨，以降低局部的软组织压力，缓解局部无菌性炎症。弹拨时应注重尺骨鹰嘴拨法的运用，即以尺骨鹰嘴为吸定点，借助腰及肩背的力量，有助于术者自身的

防护。】

（3）可沿足太阳膀胱经取承扶、委中、承山、肾俞及腰痛区阿是穴施以点按或弹拨以疏通经络。【按语：重点介绍弹拨阳陵泉一法，为经验特色手法，阳陵泉取穴位置为腓骨小头后筋节处，用力弹拨以麻痛感放射至大脚趾为宜，对腰背部疾病有鬼斧神工之妙。】

（4）术者以掌根或全掌着力，沿患者腰背部膀胱经及督脉走行施以推按法反复进行 3～5 遍；或以实掌、虚掌扫散拍打法沿脊柱两侧肌纤维走行方向进行拍打，反复 2～3 遍。【按语：血瘀气滞之因可用推按法以行气活血；扫散拍打法则可散寒、缓解筋膜粘连而使气行。】

（5）最后再辅以腰背部闪罐、留罐，以增强温经活血行气之功。

六、康复锻炼

加强腰肌背伸锻炼，如小燕飞锻炼，三点、五点拱桥式锻炼，使腰部肌肉、韧带等的反应能力和负重能力增强，避免发生损伤，同时注意进行适当拉伸。【按语：仍要采取一天多次练习，避免一次锻炼量过大而引起不适。】

七、注意事项

（1）应卧硬板床休息，并注意床垫软硬适度，过软的床垫不能保持脊柱的正常生理曲度，且易引起腰部肌肉持续牵拉，形成痉挛。

（2）注意体重，身体肥胖必然加重腰部的负担，特别是中年人和产后妇女，应节制饮食并加强锻炼。

（3）节制房事，"腰为肾之府"，房事过频，肾精亏虚易致腰膝酸软、疼痛乏力。

（4）注意保暖，避免腰部受风寒湿邪侵袭。

第三节　胸椎小关节紊乱症

一、概述

胸椎小关节紊乱症，中医又称胸椎小关节错缝，是指胸椎小关节解剖位置发生改变导致脊柱功能失常所引起的系列症状，属于"脊柱小关节机能紊乱"的范畴。本节主要讨论胸椎小关节滑膜嵌顿和因部分韧带、关节囊紧张而引起的反射性肌肉痉挛，致使关节面交锁在不正常的位置上引起的系列病变。多发生在胸椎第3～7节段，女性发生率高于男性。

二、病因病机

本病多见劳损和外伤两种病因。

1. 急性外伤

患者有明显的外伤史，多因外力撞击或自身动力传导（如打喷嚏、持物扭转等动作）而致胸椎小关节发生错位，引起关节滑膜、韧带、神经、血管等嵌顿，从而挤压、牵拉刺激神经，引起神经放射痛、肌肉痉挛、躯体活动受限。

2. 慢性劳损

（1）由于老年患者或长期体力劳动者胸椎间盘退变变薄，椎间隙变窄，胸椎后关节的关节囊、韧带松弛，脊柱的应力平衡发生改变，易致使胸椎小关节发生错位。

（2）长期在姿势不协调的体位下工作、学习，腰背部软组织长时间处于过度收缩、牵拉、扭转状态，而发生软组织的慢性劳损。由于这些软组织的紧张、痉挛等外平衡的不协调，对内平衡产生失衡的应力影响，而致胸椎小关节发生错位。【按语：临床亦常见患者由于长期的坐姿不良，短时间里又持续保持不良姿势而引起的急

性疼痛发作。】

三、临床表现

患者主要表现为错位节段局部明显疼痛和不适，深呼吸时疼痛明显，甚者牵掣颈肩作痛，常有胸闷、气短的感觉，躯体屈伸及入夜翻身困难，常保持前倾体位，不能随意活动。【按语：由外力或自身动力传导引起疾病的患者，在发病时往往可闻及胸椎小关节突然错位而出现的声响。由于胸椎小关节错位常影响周围神经、血管，临床除表现为常见的脊背疼痛外，还可表现为不同程度的急、慢性肋间神经痛和胸、腹腔脏器功能紊乱等症状，往往被误诊。】

四、诊断要点

（1）病史　有外伤史或长期习惯的不良姿势，如骤然转侧、长期伏案、扭身、跷腿等。【按语：除外力损伤外，不良习惯亦为本病重要病因，长时间伏案、偏头、跷腿等动作均会引起脊柱力学的改变，增加椎间盘及小关节囊的应力，而致小关节脱位及椎间盘退变。】

（2）临床表现　典型的错位节段局部明显疼痛和不适，躯体屈伸及入夜翻身困难，常保持前倾体位，不能随意活动。

（3）触诊　错位节段胸椎棘突有明显压痛、叩击痛或棘突偏歪；棘旁软组织可有不同程度和范围的紧张，甚至痉挛，触之常有条索感，压之疼痛。【按语：触诊为本病的重要诊断方法，应体会病变处棘突在指下突出、偏歪的感觉，且要详查病变周围软组织松紧、弹性的变化及有无条索、结节的形成。】

（4）影像学检查　由于胸椎小关节紊乱症属于小关节解剖位置上的细微变化，常不易察觉阳性影像学特征。【按语：临床对本病的影像学检查，更主要的作用是除外胸椎结核、肿瘤、骨折、重度骨质疏松等疾病，以免手法治疗过程中方式、发力不当而引起医源性损伤。通常在 X 线及 CT 影像学中，关节间隙在正常宽度的基础上，如存在着 1mm 左右宽度的差异，称为错缝；3mm 左右的差异，称为半脱位；5mm 左右的差异，称为全脱位。中医称小的错缝为错，大的错位为落，这种错、落之分，作为正骨推拿医师应手摸心悟，触之而了然于胸。】

五、治疗

本病属于脊柱后关节紊乱症之一，运用推拿正骨疗法治疗本病，往往事半功倍，疗效显著。治疗目的是纠正胸椎小关节错位，治疗软组织损伤。操作方法如下。

（一）放松手法

以病变胸椎棘突为中心，在其两旁以拨法、揉法、㨰法对椎旁软组织松解 10 分钟左右。【按语：编者认为，纠正关节脱位的手法多应先予局部放松手法以缓解肌肉的紧张，也能缓解患者的痛感，而使患者更放松，配合下一步的正骨治疗。同时，先予放松手法可一定程度上避免突然正骨的外力对软组织造成损伤而增加患者的疼痛。另外，以中指指针法点膻中，配合双手分推两胁可很好地缓解患者的胸闷症状。】

（二）交叉分压法

以棘突向左偏为例，患者取俯卧位，术者站于患者的左侧，左手掌根置于脊柱的右侧（靠近脊柱），右手掌根置于脊柱的左侧（略远离脊柱），两手交叉，待患者呼气末，分别向外下方瞬间用力（右手之力大于左手），听到弹响即表明复位。

（三）整复手法

1. 上提挺胸法

患者取立位，令患者十指相扣置于颈项部。术者站立于患者后方，双手由患者腋下绕穿过患者的两肘窝后抓住其前臂。然后嘱患者放松向后方靠于术者胸前，术者双手及腰腹瞬间发力上提，同时挺胸使之复位（图 5-1）。适用于上段胸椎的调整。

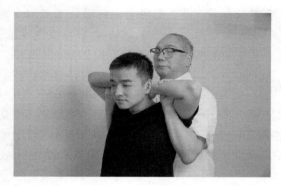

图 5-1　上提挺胸法

2. 端坐膝顶法

患者坐在方凳上，令患者十指相扣置于颈项部。术者在其身后，两手抓住患者双肘，膝关节顶在患者偏歪或后凸的棘突上，两手徐徐用力向后牵引，至牵引到最大限度时，膝顶与双手的后扳瞬间发力，此时可听见"咔嗒"响声（图 5-2）。适用于中上段胸椎的调整。

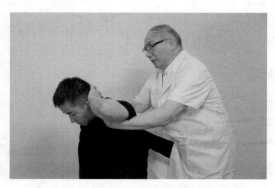

图 5-2　端坐膝顶法

3. 俯卧推按法

患者俯卧，自然放松，术者站立于患者患侧，右手掌根按压患椎棘突，左手置于右手背上，嘱患者深呼吸，术者双手掌根随呼气渐用力，于呼气末时，右手掌根向下方给予一小幅度的推冲动作，此时可闻及关节整复的响声。适用于中下段胸椎的调整。

（四）结束手法

手法调整成功后，可酌情配合推擦法、拍打法、推法等手法理筋通络。【按语：结束手法可缓解正骨手法对局部软组织的暴力刺激，减轻组织牵拉及渗出而致的疼痛，加快手法的疗效及患者的恢复。】

本病患者就诊时多属于急性发作，一般治疗 1～3 次即可，效果显著，预后良好。【按语：胸椎小关节紊乱症的推法复位方法临床有多种，但是用力都应轻巧、适度，不能造成胸廓的损伤；对于老人、孕妇及体弱者要慎重应用，尤其是重度骨质疏松的患者，应尽量避免按压方式的正骨治疗。】

六、康复锻炼

患者治疗后应多进行仰头、耸肩、挺胸活动，并经常做扩胸锻炼。【按语：康复锻炼的各种动作应注重分段训练，一天重复几组，不要一次锻炼过量，引起疲劳。】

七、注意事项

需嘱患者平常注意动作协调，注意保暖，减少持续低头伏案工作时间，避免坐软靠背椅子。【按语：如患病时间长，素有圆肩、含胸驼背等不良坐姿习惯的患者，因发病局部软组织张力及应力平衡的改变，易引起局部病变反复发作，故应注意改变平日的不良坐姿习惯，并通过锻炼恢复软组织张力及应力平衡。】

第四节　腰椎管狭窄症

一、概述

腰椎管狭窄症是指腰椎椎管、神经根管因先天发育或后天各种因素如退变、外伤等，引起骨性或纤维结缔组织的异常，最终导致单一节段或多节段的一处或多处管腔内径容量减少而产生马尾、神经根症状的一组临床症候群，以下腰痛、间歇性跛行、下肢感觉障碍及运动能力减弱为主要临床表现。该病的发病率与年龄相关，随着年龄的增长而增加，已成为影响老年人生活质量的一种常见骨科疾病，发病率高居椎管内疾病的第二位。腰椎管狭窄症的病理改变见图 5-3。

按其病因不同，腰椎管狭窄症可分为先天性（发育性）和后天性（获得性）两大类。先天性腰椎管狭窄症的病因主要包括特发性（遗传性）和软骨发育不全，后天性腰椎管狭窄症的病因包括退变（为最常见的类型）、先天脊椎椎弓峡部不连/脊椎滑脱、医源性（椎板切除术后、脊椎融合术后、髓核化学溶解术后）、创伤后、代谢性疾病（如变形性骨炎、氟中毒）等。按其发生的解剖部位不同，腰椎管狭窄症又可分为中央椎管狭窄和侧椎管狭窄。中央椎管狭窄一般是因黄韧带变形或肥厚、椎间盘突出、小关节肥大以及退变性腰椎滑脱所致。侧椎管包括神经根管（侧隐窝）和椎间孔，局部相关结构的异常均可造成构成神经根通道的狭窄，从而引起神经源性间歇性跛行。

二、病因病机

正常腰椎，马尾神经占硬膜囊横截面的 21%，其余空间为脑脊液，以缓冲震荡，正常神经根占椎间孔的 $1/6 \sim 1/3$。当黄韧带、椎

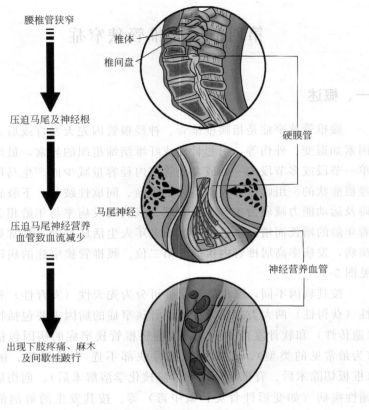

图 5-3　腰椎管狭窄症的病理改变

体后缘、关节突关节等组织结构增生时，椎管变窄，马尾神经随之受压（图 5-4）。腰椎管狭窄症的初期，椎管狭窄到了一定程度，其中马尾神经处于临界状态，虽未出现受压症状，但已无空余间隙。当腰椎后伸时，使椎管容积进一步减小，椎管前后径可减少 10％ 或更多，椎间孔前后径可减少达 50％，增厚的黄韧带向椎管内皱折、神经组织变短增粗等均可成为使椎管变窄、椎管内容物增加的因素，使临界状态的马尾神经受压迫而出现症状。当患者处于腰椎前屈体位时，椎管增大，黄韧带牵张不突入椎管，神经组织伸长变细，遂使椎管容积相对增大而解除压迫；当椎管狭窄到临界状态以下，而腰处于后伸体位时，椎管容积进一步减小，椎管内容物相对增加，进而使椎管内压力增加，阻碍静脉回流，此时静脉淤滞，静脉压增加，从而使毛细血管甚至小动脉压增加，造成局部神经组织缺氧。与此同时，静脉淤滞使椎管内容物增加，更加重了椎管狭窄的程度，而椎管狭窄使静脉回流困难，并压迫根动脉等，又使神经根缺血、缺氧，形成恶性循环，致使压迫症状加重。一旦腰椎前屈，椎管面积又增大，内压相对减低，利于静脉回流而改善血运，神经组织缺血、缺氧得到改善，故症状消失；如椎管狭窄进一步发展，对马尾或神经根产生持续性压迫，则出现持续性神经功能障碍。

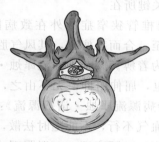

(a) 正常椎管、硬膜囊、
神经根

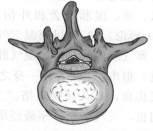

(b) 椎板、黄韧带
肥厚引起椎管狭窄

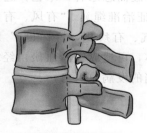

(c) 关节突关节增生引起
椎管狭窄

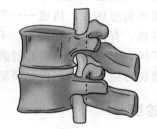

(d) 椎体后缘增生引起
椎管狭窄

图 5-4　腰椎管狭窄的病因病机

本病在中医学中属于"腰腿痹痛"的范畴，认为肾气虚衰是其发病的内在致病因素。《素问·脉要精微论》中指出："腰者，肾之府，转摇不能，肾将惫矣。"隋代以后，提出了"肾主腰脚"的观点。《诸病源候论·卒腰痛候》："夫劳伤之人，肾气虚损，而肾主腰脚，其经贯肾络脊，风邪乘虚卒入肾经，故卒然而患腰痛。"《诸病源候论·腰脚疼痛候》云："肾气不足，受风邪之所为也。劳伤则肾虚，虚则受于风冷，风冷与真气交争，故腰脚疼痛。"《医林绳墨》中说："故大抵腰痛之症，因于劳损而肾虚者甚多，……盖肾虚而受邪，则邪胜而阴愈消，不能荣养于腰者，故作痛也。宜以保养绝欲，使精实而髓满，血流而气通，自无腰痛之患。"《杂病源流犀烛·腰脐病源流》指出："腰痛，精气虚而邪客病也……肾虚其本也，风寒湿热痰饮，气滞血瘀闪挫其标也"。以上说明腰腿痛的实质为肾虚之故，肾虚是其发病的关键所在。

风、寒、湿邪侵袭和外伤是腰椎管狭窄症的外在致病因素。《素问·痹论》曰："风寒湿三气杂至，合而为痹也，其风气胜者为行痹，寒气胜者为痛痹，湿气胜者为着痹。"《杂病源流犀烛·腰脐病源流》指出："腰者，一身之要也，屈伸俯仰，无不由之，过劳则耗气伤血，日久痰瘀阻络。"《杂病源流犀烛·诸痹源流》："痹者，闭也，三气杂至，壅蔽经络，血气不行，不能随时祛散，故久而为痹。"《景岳全书·杂证谟·腰痛》："腰痛证……遇阴雨或久坐痛而重者，湿也；遇诸寒而痛，或喜暖而恶寒者，寒也；遇诸热而痛及喜寒而恶热者，热也……"。《证治准绳》："有风、有湿、有寒、有热、有挫闪、有瘀血、有滞气、有痰积，皆标也。"以上均说明了风、寒、湿、热诸邪侵袭人体，可造成气滞血瘀，经络痹阻而为腰腿疼痛，而外伤也是腰腿疼痛的发病原因之一。

三、诊断

腰椎管狭窄症好发于老年人，女性略多于男性。病程较长，起病隐匿，多数患者有长期腰臀部及下肢疼痛史，以后逐渐加重发展到间歇性跛行，表现为行走数十米或近百米后出现下肢酸、胀、疼痛或麻木、无力等，蹲坐休息或腰椎前屈数分钟后，症状可基本缓解，继续行走则再次出现症状。极少数患者为持续性的腰腿痛，部分患者伴有括约肌功能障碍。虽然该病主诉症状较重，但体征较少——腰椎活动多正常，多数患者无明显压痛点，直腿抬高试验多为阴性；腰椎持续后伸时，可使腰痛加重并伴有下肢放射痛，即腰椎后伸试验阳性。负荷运动后，可引起受压神经支配区域的皮肤感觉减弱或消失，腱反射减弱或消失，部分患者可伴有肌力减弱或括约肌障碍。

　　腰椎管狭窄症的影像学检查主要依赖 CT（图 5-5）和 MRI。CT 检查可以显示椎管横断面的骨性结构，准确测量骨性椎管的横径和矢径及侧隐窝的矢径、黄韧带的肥厚程度，明确关节突关节的增生性改变，其不足之处是对软组织分辨率低，对软组织异常为主的腰椎管狭窄症的诊断不如 MRI 更有价值。MRI 检查能够进行矢状面、冠状面和横断面扫描，能清晰地分辨椎管内各种组织，清楚地显示椎间盘纤维环突出的程度、大小及马尾神经和神经根受压的状态，但其对骨性结构的显示则不如 CT 敏感。

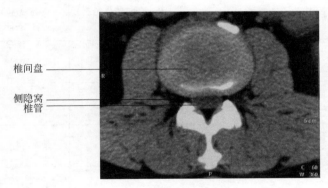

图 5-5　腰椎 CT

　　一般而言，正常人体腰椎管的矢径应大于 15mm，10～13mm 为相对狭窄，小于 10mm 则为绝对狭窄。正常侧隐窝矢径大于 5mm，3～5mm 为相对狭窄，小于 3mm 则为绝对狭窄。结合典型的临床表现，除外其他原因所引起的间歇性跛行，再根据影像学表现，其诊断不难确立。

四、鉴别诊断

腰椎管狭窄症的主要特点为神经源性间歇性跛行，所以临床上需要与其他原因引起的间歇性跛行相鉴别，具体鉴别要点见表 5-1。

表 5-1　神经源性间歇性跛行的鉴别诊断

项目	神经源性间歇性跛行	血管源性间歇性跛行	脊髓源性间歇性跛行
特点	久行后下肢根性分布区疼痛、麻木	久行后下肢发凉、疼痛	久行后下肢无力、发沉
病因	发育性或退变性腰椎管狭窄	动脉的狭窄、闭塞、痉挛	脊髓循环障碍
主要伴随体征	根性受压体征	袜套样皮肤麻木、足背动脉搏动减弱	锥体束征
主要阳性特征	腰后伸试验阳性	Buerger(肢体抬高)试验阳性	负荷试验可诱发病理征阳性
症状与行走有关	是	否	是
腰部屈曲症状缓解	是	否	否
站立位症状缓解	否	是	是
外周血管搏动减弱	无	有	无
可否长时间骑车	可		不能直线骑车
爬山	上山易，下山难	上山难，下山易	上山、下山都困难
病理征	无	无	有

五、治疗

(一) 手法治疗

（1）患者取俯卧体位，运用揉法、㨰法等大面积放松腰背部肌肉3~5分钟（图5-6），再采用拇指拨法或肘拨法弹拨棘旁的压痛点（图5-7）。

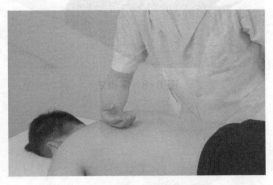

图 5-6 㨰法放松腰背部肌肉

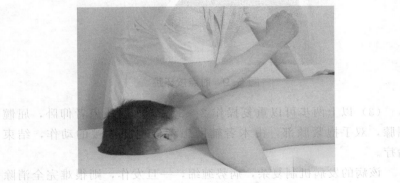

图 5-7 肘拨法弹拨压痛点

（2）弹拨臀大肌、臀中肌等部位。运用掌推法从臀横纹一直往下推至足跟处，并点按环跳、阳陵泉、委中、昆仑及太溪等穴位（图 5-8、图 5-9），以利于腰部壅滞之气血的疏散。

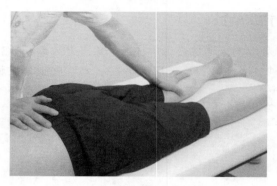

图 5-8　掌推法

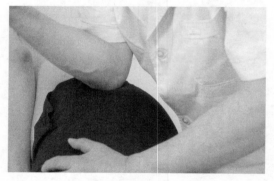

图 5-9　肘点按环跳

（3）以上两步可以重复操作 2～3 遍，然后让患者仰卧，屈髋屈膝，双手抱紧膝部，由术者辅助患者做抱膝滚腰的动作，结束治疗。

该病的发病机制复杂，病势缠绵，一旦发作，则很难完全消除症状。临床中以每周治疗 2 次为宜，当病情相对稳定后，后期主要靠患者的康复锻炼来进一步缓解症状。临床医师对于这一点应当有充分的认识，不可盲目夸大手法的治疗效果。

（二）其他治疗

1. 保守治疗

对于症状较轻又无明显神经受压体征的患者，均可以先行保守治疗。主要包括卧床休息、口服抗炎镇痛药物、腰椎牵引、硬膜外封闭及针灸、小针刀等，急性期也可应用脱水消肿药并适当配合使用激素。

2. 手术治疗

手术适应证：经系统保守治疗无效、症状较重且明显影响生活工作、显著的神经根性疼痛和功能障碍、出现马尾神经损害等。目前常用的术式主要有椎板开窗潜行椎管扩大术、腰椎管扩大成形术、腰椎管扩大植骨融合钉棒系统内固定术。手术的目的是解除机械压迫，恢复腰椎管的空间，但仍有许多不足还值得改进。

六、康复锻炼

腰椎管狭窄症的患者多为老年人，基础疾病较多，不宜进行过多的剧烈活动。抱膝滚腰法能相对增加椎管容积，对于预防该病的发作有一定的积极意义。条件容许的患者，也可骑自行车锻炼。该类患者不宜进行"小燕飞"的功能锻炼，尽量减少爬山和跑跳类的活动。

七、注意事项

对于老年患者，手法不宜过重，以免造成不必要的损伤。该病预后相对较差，治疗周期较长，应当充分向患者交代清楚。一旦出现严重的神经功能缺失和马尾神经功能障碍，则尽量避免手法刺激，必要时考虑手术治疗。

第五节　腰椎滑脱症

一、概述

　　腰椎滑脱是指因椎体间的骨性连接异常而导致的上下位椎体表面部分或全部的滑移，临床上以反复发作的腰腿痛为主要表现，严重者可出现间歇性跛行和神经根及马尾神经的功能障碍（图 5-10）。Killian 于 1853 年首先提出腰椎滑脱的名称。1930 年，Junghanns 报告了 14 例没有椎弓峡部缺损的脊柱滑脱，提出了"假性脊柱滑脱"一词。1950 年，Macnab 通过对 22 例这类患者的解剖学改变、临床表现和手术治疗进行分析，认为"假性脊柱滑脱"这个词不够确切，应称为"椎弓完整的脊柱滑脱"。1955 年，Newman 发现 Macnab 所称的"椎弓完整的脊柱滑脱"与脊柱退变有关，并结合其病理变化将这种滑脱命名为"退行性脊柱滑脱"。

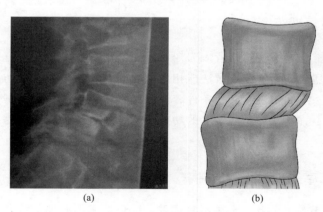

(a)　　　　　　　　　(b)

图 5-10　腰椎滑脱

　　1975 年，Wiltse 与 Newman 等人根据其病因将腰椎滑脱分为五大类：发育不良型、峡部病变型、创伤型、退变型和病理型。在腰椎滑脱的患者中，先天性腰椎滑脱占 33%，峡部崩裂引起的滑脱占 15%，最多见的是退行性腰椎滑脱。腰椎滑脱症好发于 50 岁以上的中老年人，女性发病率为男性的 3 倍，L_4 最为常见，是 L_3 和 L_5 的 4～10 倍，滑脱程度一般不会超过 30%。此外，Rosenberg 对 40 岁以上尸体尸检后发现腰椎滑脱症的发病率，黑人约为白人的 3 倍，与崩裂滑脱正好相反（黑人约为白人的 1/3），说明两者间存在明显种族差异。

针对退行性腰椎滑脱症的患者，大多数保守治疗有效，约有 30% 的患者需要行手术治疗。对于其他类型的腰椎滑脱症，往往需要外科手术的干预。不论何种治疗方法，其最终目的都是为其提供稳定的力学平衡环境，解除局部压迫，手法则是保守治疗中最主要的治疗手段之一。

二、病因病机

一般认为椎间盘退变所致的不稳和关节炎是导致本病的主要原因。正常情况下，脊柱屈伸活动时，上位椎体与相邻下位椎体之间产生一定程度的前后滑移，作用在椎间盘上的前后剪切力多被小关节间的前后向压力所拮抗，这是因为小关节的弹性模量远大于椎间盘的弹性模量，从而防止了腰椎过度活动所造成的椎间盘损伤。然而，40 岁以后，人体椎间盘退变加速，椎间盘内含水量逐渐减少、纤维环松弛、椎间隙变窄，椎体间的相对位移增加，而且随着小关节活动范围和载荷的增加，使得关节重新塑形，小关节软骨面破坏、骨质吸收，在塑形过程中，关节面逐渐趋向于矢状位，滑脱得以进展。

腰椎滑脱症患者下腰部脊柱稳定性降低而受力及活动性增大，腰骶角较正常人明显增大，正常人为 130°，而腰椎滑脱症患者平均达 145°。因 L_5 相对稳定，并且有强壮的肌肉、韧带支持，压力就集中在 L_4，加之腰椎滑脱症患者 L_4 通常高于两侧髂嵴连线，缺少骨盆及其软组织的保护作用，且支持韧带少而弱，椎弓及椎间关节水平化，小关节阻挡 L_4 前滑的力小，所以易引起滑脱（图 5-11）。这里需要注意的是，退行性腰椎滑脱症的腰椎局部存在三维结构上

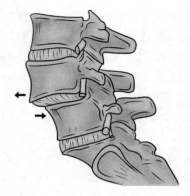

图 5-11　腰椎滑脱

的旋转移位畸形，而不仅仅是单一方向上的退行性滑脱移位。

此外，椎板形态与腰椎滑脱症的发生也存在一定的关系。该病多见于中老年女性，可能与月经期或绝经期后内分泌变化导致韧带松弛、骨质疏松及脱钙等有关。

三、诊断

腰椎滑脱症的早期症状主要为腰臀部疼痛，部分患者可牵扯到大腿，但很少有下肢的根性痛，疼痛的性质多为酸痛，一般不甚严重。疼痛往往在劳累及受凉后加重，部分患者的症状会在变天时（或遇到节气时）加重。许多患者会主诉活动到某一位置时有嵌顿感，弯腰直起时有"腰似折"的感觉。因局部的静力性结构失稳，早期容易反复发病，推拿往往能取得较好的疗效（尤其是应用腰椎定点旋转扳法后）。随着关节及椎间盘退变的不断加重，后期易形成以骨质增生为主要因素的腰椎管狭窄，从而表现为神经源性间歇性跛行，腰痛则不甚明显。

在客观体征上，可见有腰椎屈伸活动受限，尤其是从屈到伸的过程中，会诱发或加重症状。触诊时会在滑脱部位的棘突间触及台阶感，这往往是该病早期最主要的客观体征，此外，病变节段棘旁的压痛也是诊断该病必不可少的条件。下肢的感觉和运动功能多无异常，膝腱反射和跟腱反射多正常或减弱。

凡是长期反复发作的腰痛患者，都要考虑到有无腰椎滑脱症的可能。一般的X线片需要拍摄正位、侧位和屈伸功能位，侧位片可以直观地显示椎体滑脱的部位和程度，结合正位片能明确椎间隙狭窄、关节突关节增生以及脊柱侧弯旋转情况，屈伸功能位X线片能明确滑脱节段的稳定情况。如果考虑有峡部病变，则还需双斜位X线片以进一步明确相关情况。目前多采用基于X线片的四度分类法（将滑脱下位椎体上缘分为 4 等份，每份为I度）来描述椎体滑脱的严重程度，腰椎滑脱症多为I度，很少超过II度。CT 检查能明确显示椎管内情况，尤其是侧隐窝、黄韧带和关节突关节的病变，而且 CT 能清楚地显示峡部的病变情况，对于排除峡部病变性的腰椎滑脱具有重要参考价值。MRI 则能清楚地显示椎间盘变性及椎管内硬膜囊和神经根受压的情况。

　　腰椎滑脱症的客观体征较少，诊断上多依赖影像学资料，但引起腰痛的因素非常复杂，即使影像学上有滑脱征象，临床医师也应当将临床症状与体征综合考虑，通过全面分析来诊断该病，而不应当过分依赖影像学信息。

四、鉴别诊断

1. 腰椎间盘突出症

　　腰椎间盘突出症好发于青壮年，主要表现为典型的腰痛伴有下肢放射痛，腰椎前屈活动多受限，病变节段棘旁有明显的压痛和放射痛，直腿抬高试验及屈颈试验为阳性，腹压增加时可诱发或加重症状，严重者可伴有下肢根性支配区的感觉和运动功能障碍。影像学上可见突出的椎间盘压迫硬膜囊和神经根，并且可以排除腰椎滑脱的情况。

2. 腰椎管狭窄症

　　该病好发于老年人，女性略多于男性，主要表现为神经源性间歇性跛行，多数患者无明显腰部症状，客观体征较少，腰部无明显压痛点，腰椎后伸试验可为阳性，运动负荷后可诱发根性支配区的感觉和运动异常。腰椎滑脱症到后期可逐渐发展成为腰椎管狭窄症，因此两者之间并不能截然分开，而是根据其临床症状、体征，并结合影像学资料具体分析而定。

五、治疗

（一）手法治疗

　　（1）患者取俯卧位，术者运用掌揉法和㨰法放松腰背部的肌肉，然后以拇指拨法和肘尖拨法弹拨病变部位的压痛点。

（2）弹拨双侧的臀肌，点按环跳、委中、阳陵泉、承山、太溪及昆仑等穴，并运用掌推法从臀横纹处推至足跟处。

（3）重复上述步骤 2～3 遍，运用腰椎定点旋转扳法扳动腰椎，以听到"咔嗒"声为宜，但不可强求。

（4）点神阙及两侧天枢。

手法操作不宜过重，应当循序渐进，以每周 2～3 次为宜。

（二）其他治疗

1. 保守治疗

针对腰椎滑脱症患者，大多数保守治疗有效，约有 30％的患者需要行手术治疗。除推拿外，主要有腰围制动、牵引、理疗、针灸、硬膜外封闭及口服相关的中西药物等治疗方法。

2. 手术治疗

早期的手术方法主要有双侧的峡部融合术、单纯后路椎板减压术和后外侧融合术等。自 20 世纪 70 年代以后，随着椎弓根螺钉系统在脊柱外科领域的广泛应用，因其能提供坚强的脊柱稳定性，利于脊柱的骨性融合，现已成为治疗该病的主要手术方法。虽然具体的手术操作还存在一定的差异，但其治疗过程主要包括内固定、椎管减压和植骨融合三个方面。

六、康复锻炼

腰椎滑脱症患者既存在静力性失衡，也存在动力性失衡，因此功能锻炼对于维持局部的稳定性具有重要意义。针对局部的病变特点，主要有小燕飞和抱膝滚腰两种方法，但应当注意循序渐进，避免加重症状，并且要长久坚持，不可急功近利。

七、注意事项

腰椎滑脱症的病因较多，临床中首先要明确诊断，只有针对 Ⅰ

度腰椎滑脱症患者，推拿才能取得良好的疗效，但如果滑脱较重（Ⅱ度及以上）或者已经出现神经根受损，应当避免推拿治疗，以免给患者造成不必要的痛苦。

第六节　胸廓出口综合征

一、概述

胸廓出口综合征是指臂丛神经（尤其是下干）和锁骨下动静脉在胸廓出口部位受压而出现的以颈肩上肢部的疼痛、麻木、无力、感觉异常以及肢端缺血为主要表现的一组临床症候群。早在1818年，Aatley Cooper就已经奠定了胸廓出口综合征的概念。1956年，Peet首次使用了胸廓出口综合征这个名称。Rob和Standeven于1958年正式单独地把臂丛神经和锁骨下动静脉在胸廓出口处受压而出现的症候群命名为胸廓出口综合征。1984年，顾玉东在国内首先报道了该病，并将其称为臂丛神经血管受压征。见图5-12。

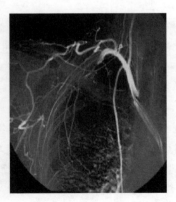
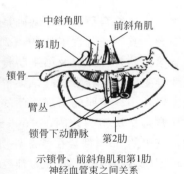

示锁骨、前斜角肌和第1肋
神经血管束之间关系

图 5-12　胸廓出口综合征

根据该病的临床表现，目前主要将其分为神经型胸廓出口综合征和血管型胸廓出口综合征，其中以神经型最为常见，两者可单独出现，也可联合出现。在神经型中，又以臂丛下干受压最为常见，约占 75%，此类患者又称为典型病例。以往一直认为上干型胸廓出口综合征较少见，仅占胸廓出口综合征的 4%~10%。近年来，随着解剖学研究的不断深入，已经认识到前斜角肌、中斜角肌起始部纤维结构的特点与上干型胸廓出口综合征密切相关，由于受压部位太过相近，原本许多属于该病的患者都被归纳到了神经根型颈椎病的范畴当中。

在 20 世纪初，由于认定胸廓出口综合征的病因主要是骨性结构的异常，因此多采取手术治疗的方法。20 世纪 50 年代，Peet 提出肩胛形态动力学问题是导致胸廓出口综合征的主要原因，并建议采用非手术疗法。经过近半个世纪的发展，对于是否采用手术疗法已基本达成了共识：没有显著神经受压的客观体征也无血管受压而引起肢端缺血或明显肢体肿胀的胸廓出口综合征患者，都应首选保守治疗。保守治疗的目标主要是增加胸廓出口处的空间、恢复颈肩部肌肉的平衡、逐渐消除对神经血管的压迫。

二、病因病机

胸廓出口综合征的病理基础是胸廓出口处骨性组织和软组织的解剖变异。其中，骨性卡压约占到 30%，包括第 7 颈椎横突过长、颈肋、第 1 肋骨变异以及第 1 肋骨和锁骨骨折后骨痂的形成等。软组织变异主要包括异常的纤维束带，前、中斜角肌的先天性或后天性改变以及小斜角肌的出现。此外，在该病的发病过程中，颈肩部的外伤常常是最初的诱因。Sanders 等人认为，即使有骨性异常的患者，其中约 80% 都会在颈部外伤后才会出现相应的症状。

根据压迫结构的不同分为神经型胸廓出口综合征和血管型胸廓出口综合征，其中神经型胸廓出口综合征约占发病总人数的 90%。Roos 又将神经型胸廓出口综合征分为上干型、下干型和全臂丛型三类。正常情况下，C_5、C_6 神经根部有致密的腱性组织与前、中斜角肌起点处的腱性组织相互交织，并且紧密结合，当这些腱性组织因为外伤或反复牵拉而增厚时就构成了对 C_5、C_6 神经根的压迫，这也就是上干型胸廓出口综合征发病的解剖学基础；下干型胸廓出口综合征和全臂丛型胸廓出口综合征都是多种因素综合引起的，前、中斜角肌的挛缩使得斜角肌间隙变窄，并且向上抬高第 1 肋，这就缩小了臂丛神经的纵行空间，如果又同时存在第 7 颈椎横突过长、颈肋等因素，则使得臂丛神经和血管在水平空间上也受到了限制。此外，小斜角肌与臂丛神经，特别是臂丛下干的关系极为密切，也是引起神经血管受压的主要原因之一。

三、诊断

单纯血管型胸廓出口综合征的诊断相对较容易。动脉型胸廓出口综合征极少发生，一旦发生则危险性较高，在男女中的发病率大致相当，大约占胸廓出口综合征的 $1\%\sim5\%$，常见症状是上肢发冷、苍白，无力，易疲劳甚至伴有疼痛，再辅助以彩超检查和血管造影等较易明确诊断。静脉型胸廓出口综合征占全部胸廓出口综合征的 $2\%\sim5\%$，男性更易患病，主要表现为肢端肿胀、皮肤颜色的改变（图 5-13），严重者会出现静脉扩张和肩部交通支增多等征象。

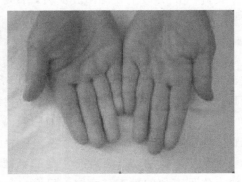

图 5-13　静脉型胸廓出口综合征

虽然神经型胸廓出口综合征所占比例较大，但由于缺少客观体征，其诊断往往是建立在患者的主诉和各项物理检查上。上干型胸廓出口综合征主要表现为颈肩部疼痛、肩肘无力以及上臂桡侧感觉的改变，往往会先出现颈肩部疼痛，而后才会发生肌力的减退，主观症状对患者的影响更大，调整上肢体位能更好地缓解症状。在 $C_4 \sim C_6$ 横突旁斜角肌起始部往往会触及米粒样大小的硬结和压痛点，而且肩关节开始30°的外展过程中，肩外旋和屈肘的力量会明显地减弱。下干型胸廓出口综合征是神经型胸廓出口综合征的主要类型，常见于中年妇女，男女之比为 1：3，20～40 岁的患者占 80％以上，主要表现为前臂及手尺侧缘的麻木、手部无力，严重者会出现手内肌及小鱼际肌的萎缩，此外，前臂尺侧针刺觉的减退也是诊断下干型胸廓出口综合征的重要依据。全臂丛型胸廓出口综合征表现为上、中、下三干均有受压，大多数患者会有颈肩部疼痛不适、上肢麻痛无力，部分患者可能有外伤史，伤后逐渐出现上肢无力，整个上肢感觉减退。

除了上述临床表现外，症状激发试验则是最主要的早期诊断方法，包括 Wright 试验、Adson 试验、Roose 试验、肋锁挤压试验等。Wright 试验又称胸小肌挤压试验，主要是因为肩外展时胸小肌拉紧以及喙锁韧带压迫腋动脉而产生阳性结果，但正常人群中，该试验的阳性率可高达80％以上；Adson 试验对臂丛神经血管压迫征有较大的诊断价值，但阳性率较低，其单独应用时临床意义有限；Roose 试验时间低于 30 秒则具有较高的临床诊断意义；肋锁挤压试验容易受检查者用力大小的影响，但其阳性结果说明上肢带的韧带较松弛，肋锁间隙容易变小。虽然每项检查都有一定的局限性，但如果将几项试验的结果综合分析，仍具有较高的诊断价值。

在辅助诊断方面，对大多数无解剖异常的胸廓出口综合征患者做影像学检查的意义有限，但如果有阳性结果，则可帮助明确诊断，因此对可疑的胸廓出口综合征患者行常规的影像学检查还是十分必要的。神经电生理方面的检查对胸廓出口综合征的诊断并无特异性，对有临床症状或者临床上已经诊断为胸廓出口综合征的患者，该检查的阳性结果只能证实诊断，而阴性结果也不能完全排除诊断。斜角肌阻滞试验如果使得临床症状得以改善，则往往可证实诊断，但因其为一种有创操作，很难被大多数患者接受。总之，目前对胸廓出口综合征的诊断，主要还是依赖临床医师对该病的认知程度，需要详细的病史询问和全面的物理检查，才能得出较全面的诊断。

顾玉东根据其多年的临床研究，提出了以下的诊断标准：患者手及上肢酸痛、麻木、乏力及肌萎缩，并有下述情况之一者，均可诊断为臂丛神经血管受压征。

① 前臂内侧皮神经有明确的感觉障碍。

② 臂丛神经下干的运动、感觉障碍。

③ 锁骨下动脉或静脉有受压征象（脉搏改变或静脉曲张）。

④ 颈椎平片可见颈肋或第 7 颈椎横突过长。

⑤ 特殊试验阳性。

⑥ 肌电检查尺神经锁骨段神经传导速度减慢。

该诊断标准从临床角度对胸廓出口综合征做了较全面的评价，具有很好的临床指导意义，值得借鉴。

四、鉴别诊断

1. 神经根型颈椎病

该病最易与上干型胸廓出口综合征相混淆，在上干型胸廓出口综合征的发病原因未明确以前，往往将其归纳到了神经根型颈椎病的范畴之中。神经根型颈椎病好发于中青年，起病相对较急，多因劳累或受凉而发病，主要表现为颈肩部疼痛和上肢麻痛，无明显的无力，上肢被动外展时症状减轻。查体时可见颈椎活动受限，往往在棘旁（椎间孔）处有压痛和放射痛，臂丛神经牵拉试验和椎间孔挤压试验均为阳性。胸廓出口综合征可发生于各个年龄段的患者，起病缓慢，病程较长，多因外伤或提拉重物而发病，主要表现为颈肩疼痛和上肢的麻木无力，尤其是肩关节刚开始外展的 30° 以内，肩外展和屈肘的力量减弱较明显。改变上肢的体位能部分缓解症状，压痛点往往位于颈椎横突处斜角肌的起始部，臂丛神经牵拉试验可为阳性，但椎间孔挤压试验为阴性，再辅助以其他的物理检查，则可将两者区分开来。临床中有些患者往往同时伴发有两种疾病，则需要临床医师做更进一步的诊断。

2. 肘管综合征

该病好发于中年女性，主要表现为小指麻木和疼痛，重者可出现感觉减退或消失，甚至出现肌肉萎缩。患者的肘内侧可有酸痛不适，并向远侧放射，Tinel 征多为阳性。部分患者还会出现手部乏力、动作欠灵活。查体时可见尺神经支配区感觉障碍，重者可见Wartenberg 征阳性（小指处于外展位，不能内收）。部分患者还存在肘部畸形，如外伤后的内翻或外翻畸形。神经电生理检查能较准确地判断卡压的平面，对这两种疾病的鉴别具有较大价值。

五、治疗

1. 手法治疗

（1）患者取坐位，术者运用拇指或者四指轻轻弹拨前、中斜角肌，胸锁乳突肌及其间隙（从翳风至缺盆）3～5 分钟，以局部压痛点和筋节为主，手法不宜过重，以患者上肢有轻度酸麻胀的感觉为宜。

（2）应用揉法、拨法、摖法等放松肩胛带的肌肉，并点按肩井、天宗、肩外俞等穴位。

（3）术者一手挽住患肢腕部，另一手搭在患肢肩部，在持续牵引的力量下，顺时针环转摇晃患侧上肢 8～10 次，并点按极泉、曲池、曲泽、手三里、合谷等穴位。

（4）按压肱动脉。术者用一手拇指持续按压住患肢的肱动脉处1～2 分钟，至患者手指有发凉麻木感时，快速松开拇指，这时患肢远端会有发热感，可见局部皮肤潮红，可反复操作 2～3 遍。按压肱动脉法对于上肢无力的患者，效果尤为明显。

（5）若为上干型胸廓出口综合征，则需在前、中斜角肌起点处寻找压痛点和筋节，并适当放松颈部肌肉，必要时可采用颈椎扳法，以调整局部的力学平衡。若为下干型胸廓出口综合征，则需在肘管、腕管等处寻找病变点，并予以相应的手法治疗，以达到解除双卡的目的。

以上手法过程可反复操作 2～3 遍，每周治疗 2 次为宜，10 次为 1 个疗程。病情较轻、病程相对较短的患者，往往 1 个疗程就能取得良好的疗效。若病情重、病程较长者则往往需要 2～3 个疗程的治疗。如果经过一段时间的治疗，患者病情无明显改善，则需施以其他方法，切勿耽误患者病情。

2. 其他治疗

（1）保守治疗　主要包括斜角肌封闭、局部理疗、口服抗炎镇痛药以及针灸、小针刀等。对于某些上干型胸廓出口综合征患者亦可采用颈椎牵引的方法治疗。

（2）手术治疗　对于一段时间的保守治疗无效、患者出现严重的感觉和（或）运动功能障碍或者出现血管压迫体征者，则需要考虑手术治疗。胸廓出口综合征在外科手术治疗中仍有一定的争议，主要包括手术方法和手术入路两个方面。目前所采用的手术方法主要包括颈肋切除，第 1 肋切除，前、中斜角肌切除，斜角肌切除合并肋骨切除等。手术入路包括经腋下入路、经锁骨上入路、经锁骨下入路、颈胸入路或联合入路等，经过近半个世纪的发展，目前多采用经腋下入路和经锁骨上入路两种。此外，近年来，内窥镜治疗胸廓出口综合征也得到了一定的发展，而且疗效比较稳定，手术创伤也较小，是一种比较有发展前景的治疗方法。

六、康复锻炼

胸廓出口综合征是一种长期积累性的疾病，在治疗的过程中，也应当注意做好患者的宣教工作。首先要纠正患者的不良姿势，避免长时间伏案工作，必要时用橡皮带悬吊上肢，抬高肩关节，睡眠时要调节好枕头的高度，可用软项圈加以保护。与此同时，还应当指导患者进行适当的功能锻炼，以增加斜角肌和肩胛带肌的力量和正常的活动范围。

七、注意事项

胸廓出口处的肌肉及脂肪组织较少，皮下神经、血管丰富，因此在治疗过程中手法要轻柔，不宜过重，以免加重症状。此外，该病的治疗周期较长，应当对患者加以说明，以使其更好地配合治疗。

第七节　急性腰扭伤

一、概述

急性腰扭伤是指腰部肌肉、筋膜、韧带、椎间小关节突然遭受间接外力而致腰部剧烈疼痛、活动受限为主要表现的一种急性损伤，俗称"闪腰""岔气"。腰扭伤可致腰部肌肉筋膜、韧带等软组织过度牵拉、扭转、撕裂，甚至造成腰椎后关节的紊乱。

【按语：急性腰扭伤是临床常见病、多发病，可发生于任何年龄，但以青壮年、从事体力劳动者及伏案工作者（长期处于固定姿势）多见，平素缺乏体育锻炼的人，偶尔参加劳动时用力不慎，更易发生损伤。】

腰部脊柱及肌肉、韧带、关节承受着人体 1/2 左右的重量，并承担着复杂的运动功能，因此在持重及运动过程中跌仆闪挫，极易发生损伤。临床常见的急性腰扭伤包括急性腰肌筋膜损伤、急性腰部韧带损伤及急性腰椎后关节紊乱等。随着医学的发展和人们认识的提高，医学界逐步将急性腰椎后关节紊乱从急性腰扭伤中区别开来，但中医学认为人体是一个有机整体，腰段脊柱的正常运动功能有赖于筋与骨二者之间的协调关系，二者也相互影响，筋的损伤可以牵动骨关节发生错缝，而骨关节紊乱亦可诱发"筋出槽"，故崔述生老师指出急性腰扭伤的推拿治疗强调筋骨并重，并不严格限定损伤的具体部位是在筋还是在骨，病理改变是"筋出槽"还是"骨错缝"，而重在调整损伤局部筋骨之间的平衡，经筋同治，筋骨并重。

二、病因病机

本病多系突然遭受间接外力所致，致伤原因主要包括以下几个方面。

（1）弯腰搬、提、扛、抬重物　如搬重物时姿势不正确，使腰部肌肉韧带负荷过重或收缩不协调；或劳动时配合不当，动作不协调，使一方瞬时处于不利的姿势，或错误地估计了重物的重量，而使腰部肌肉无准备地强力收缩，引起腰肌筋膜、韧带损伤，甚至是撕裂等。

（2）不慎跌倒滑倒　倒地时多臀部着地，双下肢伸直，躯干向前屈曲，此时骨盆相对固定，容易在腰骶部发生急性腰肌筋膜及韧带的牵拉性损伤。

（3）日常生活中姿势不正　久坐后突然起身或转身够身边的物品，或突然咳嗽、喷嚏、打哈欠、伸腰、弯腰拾物、系鞋带等，在无思想准备的条件下，致使腰部肌肉筋膜及韧带损伤，即俗称的"闪腰"。

【按语：腰椎后关节由上下小关节突及其关节囊组成，属于滑膜关节，是腰部活动的支点，腰椎后关节的关节囊相对松弛，如搬抬重物时，腰部突然遭受间接外力前屈或旋转，腰椎后关节间隙张开，关节内产生负压，将关节滑膜吸入，若此时腰部突然后伸，滑膜极易来不及回缩而被嵌夹在关节间隙内，形成腰椎后关节滑膜嵌顿，引起腰部突然剧烈疼痛及功能严重障碍。腰椎后关节特定的解剖学特点决定了腰部突然遭受以上几种间接外力作用后，极易发生腰椎后关节紊乱。】

传统中医学认为急性腰扭伤的病机为气滞血瘀，经络不通。肌肉筋膜及韧带的急性损伤，甚至撕裂，必然造成腰部筋脉破损，血溢脉外，瘀血凝滞，则气机不通，不通则痛，产生腰部瘀血肿胀、疼痛、活动受限等临床表现。早在《金匮翼》中就有了对本病的记载："瘀血腰痛者，闪挫及强立举重得之。盖腰者，一身之要，屈伸俯仰，无不由之。若一有损伤，则血脉凝涩，经络壅滞，令人卒痛，不能转侧，其脉涩，日轻夜重者是也。"简明扼要地指出了本病的病因病机及临床表现。

崔述生老师进一步指出，急性腰扭伤虽然损伤在腰部，但腹部肌肉通过深筋膜与腰部肌肉相关联，腰部肌肉筋膜损伤后因疼痛引起的收缩不协调，必然引起腹部肌肉（腹横肌、腹外斜肌等）的紧张性拘挛，进而影响腹部气机的畅通，这也是部分腰扭伤患者出现腹胀症状的原因所在，故提出腰脐经气不利、脐腹气机不通、经络气血不流是急性腰扭伤的经络学病机，并指导着正骨推拿手法的运用和穴位的选择。

三、临床表现及诊断要点

1. 急性腰肌筋膜损伤

多有明确的外伤史，青壮年多见，损伤部位明确，腰部一侧或两侧剧烈疼痛，腰椎各方向活动受限，呈僵直状态，严重者不能起床，深呼吸、咳嗽、喷嚏时疼痛加剧。查体：可触及整块肌肉（骶棘肌、腰方肌、腹横肌等）的紧张痉挛，多有明确的局限性压痛点、代偿性腰椎生理曲度改变等。X线片一般无异常表现，或可发现腰椎平直、侧弯或后突变形等。

【按语：腰肌筋膜损伤的常见压痛点多位于髂腰三角区、肋腰三角区、第 3 腰椎横突尖、腰椎棘旁一横指、髂峰上缘等处。】

2. 急性腰部韧带损伤

多有明确外伤史，多在弯腰活动时出现腰骶部撕裂感，剧烈疼痛，腰肌痉挛，活动受限，以腰椎前屈活动疼痛明显加重为主要表现。查体：对应腰椎棘上、棘间韧带处有明确压痛点，对应相邻腰椎棘突间距离可增宽。X线片一般无异常改变，棘间韧带断裂者棘突间隙可增宽。

3. 急性腰椎后关节紊乱

多有反复腰部扭伤病史，伤后腰部剧烈疼痛，表情痛苦，惧怕任何腰部活动及搬动，腰肌紧张僵硬，腰部功能活动几乎完全消失。站立时双手扶双膝，或一手扶患侧腰部，另一手扶他人以支撑；可出现"躺下起不来，起来躺不下"，卧位翻身困难等。查体：腰椎呈僵直屈曲位，以后伸活动受限为主，髋、膝关节多呈半屈曲位，触诊腰肌紧张僵硬，多有棘突偏歪，棘间隙无明显变化，病变节段棘间压痛及棘旁深压痛明显。X线检查多见腰椎生理曲度改变，病变节段椎间隙左右宽窄不等；或腰椎后关节排列不对称等。

四、鉴别诊断

（1）急性腰肌筋膜损伤腰部各方向活动均受限，并引起疼痛加重，棘旁骶棘肌处压痛明显，压痛较表浅；急性腰部韧带损伤在脊柱屈曲牵拉时引起疼痛加重，压痛点多在棘上、棘间韧带处；急性腰椎后关节紊乱，滑膜嵌顿，腰椎可轻度前屈，但被动旋转活动和后伸受限明显，并引起疼痛加剧，其疼痛程度远远超过腰肌筋膜损伤及韧带损伤，棘突两侧的深压痛明显。

（2）腰椎间盘突出症早期，下肢未出现放射痛之前，或椎间盘源性腰痛，亦可出现腰痛伴活动受限的表现，但常呈现不耐久坐久站，可通过追问病史、体格检查及动态观察治疗进行鉴别，必要时行腰椎 CT、MRI 检查以明确诊断。

五、治疗

急性腰扭伤经手法治疗，常可获愈。但若失治或误治，产生新的损伤和病变，再兼夹风、寒、湿等外邪可演变成慢性腰痛，则易造成病程迁延。正骨推拿手法治疗起效快，疗效确切，亦可配合中药、理疗等以提高疗效，防止复发。

（一）手法治疗

1. 放松手法

患者俯卧于治疗床上，肢体放松，术者先用揉法、点按法或前臂𢵧法放松腰部两侧骶棘肌，促进腰部气血流畅，筋络舒展；再用拇指拨法或掌指拨法推理骶棘肌，以理顺肌筋；最后循经取穴点按殷门、委中、阳陵泉及对点昆仑、太溪，以通经止痛。

2. 治疗手法

（1）急性腰肌筋膜损伤扳腿按腰法　术者一手按患者对侧腰骶部，另一手扳其对侧膝关节上方或大腿下 1/3 处，用力将下肢向后上抬起，两手协调用力，一手向下按压腰骶部，另一手将下肢向后上方扳提，有节奏地使下肢一起一落，并加以环转，逐渐加大环转幅度，以患者能接受为度，然后缓缓放下（图 5-14）；依法做对侧，每侧 3～5 遍。

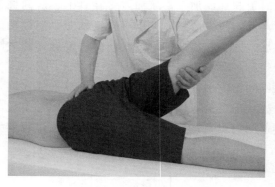

图 5-14　扳腿按腰法

（2）急性腰部韧带损伤理筋复位法　患者取端坐位，术者坐在患者身后，以双手拇指沿腰椎棘突自上而下仔细触诊，寻找病变节段损伤韧带，嘱患者自然向前弯腰，术者一手拇指按压于损伤棘上韧带上端，向上推按牵引，另一手拇指轻轻左右拨动受损的韧带，然后顺脊柱纵轴方向由上向下理顺滑按，使其妥帖，嘱患者缓缓坐直。术后避免腰部旋转活动，注意卧硬板床休息，必要时以腰围固定以限制腰椎活动。

（3）急性腰椎后关节紊乱崔氏"三拍、三扳、三点"法

①"三拍"：患者取俯卧位，术者站在治疗床左侧。患者双手撑按于治疗床上，尽力做俯卧撑动作，术者左手从下方托患者腹部以辅助抬起，待患者抬高到最大限度时，术者右手虚掌用力向下猛击掌拍按患者腰部后关节紊乱的病变节段，同时左手撤力但并不撤手，使患者顺势趴在床上，如此反复做3次。

拍法操作时要求左手撤力但不撤手，这样在患者腰部后弓时可以感知腰椎局部活动程度，以便于决定拍法力量的大小。第三次施拍法时托腹部的左手稍用力辅助患者向上托起，以求让腰骶部棘突间隙尽量打开，右手虚掌掌心正对病变部位，用力向下拍击，给予反作用力，意在纠正腰椎棘突间隙增宽或变窄，同时拍法的震激力有利于滑膜嵌顿的解除。此外，患者自主用力向上撑起腰部，拍后顺势趴下，也是恢复患部腰椎屈伸功能的一种辅助运动。

②"三扳"：嘱患者翻身侧卧，一下肢尽量屈髋屈膝，另一下肢伸直，术者面对患者紧靠床边站立，一手牵拉患者一侧上肢使患者上半部躯干旋转，后背部靠近床面，患者另一侧上肢自然放置于侧腹部，术者双肘部分别置于患者肩前及臀后部，双肘协调用力，使患者上身旋后，髋部旋前，患者放松自然呼吸状态下，逐步加大腰部旋转至最大范围时，突然发力，做一有控制力的推扳动作，此时往往可听到清脆的弹响声。同法做对侧。最后令患者仰卧，嘱其双下肢屈髋屈膝，术者一手扶患者双踝部，另一手及前臂部横置于双膝关节，使患者双膝紧贴胸腹部，术者用力环转患者双下肢，并逐渐加大活动范围，再向下用力使腰部及髋关节极度屈曲，令患者腰部抬离床面，反复数次，手法结束。

扳法操作时要求术者双臂协调用力，扳臀部的上臂主要发力，扳肩部的上臂只是顺势带动；在患者腰部旋转至最大幅度的基础上，瞬间发力，动作要稳、准、快，且扳动瞬间力量要可控，不可

过于追求扳动后的弹响声，以左右扳动后腰部旋转灵活为度。通过患者自身的腰部旋转及术者推扳的协调用力，增加腰部旋转幅度，意在纠正腰椎后关节紊乱或椎体旋转。此外，术者推动患者双下肢环转运动，并极度屈曲髋关节及腰部，可以增加腰骶关节间隙，被动拉伸骶棘肌，促进腰部-骶部-髋部三者联动作用，全面恢复腰椎的屈伸、旋转功能。

③"三点"：患者取仰卧位，平静呼吸，自然放松，术者立于治疗床一侧，依次指针点穴，即点神阙、透天枢、行气海手法，每穴1～3分钟。具体操作如下。

a. 点神阙：患者仰卧平静呼吸，术者立于一侧。术者将两手拇指指腹吸定神阙左右，余四指及手掌置于患者腹部两侧，肘、腕关节微屈，上肢近端发力，紧随患者呼吸起伏，配合颤法，通过肘、腕、指端将力顺势随颤动逐渐渗透下去（图5-15）。

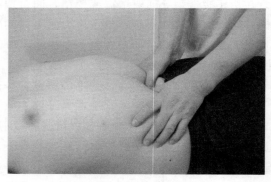

图5-15 点神阙

b. 透天枢：术者双手拇指指腹吸定双侧天枢，余四指及手掌置于腰腹部两侧，肘、腕关节微屈，上肢近端发力，紧随患者呼吸起伏，通过肘、腕、指端着力向内下方点按，并向中间挤压（通透双侧天枢），同时配合颤法以得气为度（图5-16）。

c. 行气海：术者一手悬腕，中指伸直，指端置于气海，拇指抵住中指掌侧面，食指抵住中指背侧面，拇、食指并立靠住中指，肘

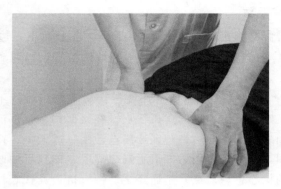

图 5-16　透天枢

关节微屈,上肢近端发力,紧随患者呼吸起伏,以近带远,以指代针,做连续、快速的上下颤动。因指针法刺激较强,对于紧张不易放松的患者,崔老师临床亦常用掌振气海代之(图 5-17)。

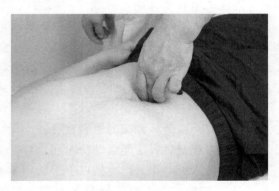

图 5-17　行气海

【按语】:崔氏"三拍、三扳、三点"法的精髓在于"拍"和"点"。拍法在患者主动做俯卧撑的过程中,不经意间猛击掌,给以反方向的拍击,有利于滑膜嵌顿的解除,缓解疼痛。指针点穴法可谓是组合手法的画龙点睛之笔。点神阙,透天枢,行气海,并辅以颤法增强刺激,以通经、行气、止痛。】

3. 结束手法

嘱患者翻身俯卧，按揉患者腰骶部，自上而下，边揉按边摩动，反复 3～5 遍，以患者腰骶部感到微热为宜，以调和气血，放松止痛。

【按语：崔述生老师抓住急性腰扭伤患者腰脐经气不利、脐腹气机不通、经络气血不流的病机特点，在腰部拍法、扳法等手法之外，遵"阳病治阴"之法，辨证选用点神阙、透天枢、行气海之手法从阴引阳，施治腰扭伤后气机不畅之疼痛，体现了中医整体观及辨证施治的核心思想。点穴是通经络、畅气机最具代表性的按摩手法，配合点颤、透达、行气之意境，医患配合，身心俱松，手法随呼吸起伏，使深厚的指力充分深透肌腠分肉，浑厚的气感渐次渗透入里，激发穴位外络肢节、内连脏腑的独特功效，调动经气流转，达到腰脐经气通畅、脐腹温热舒松、经络气血流通、脏腑气机条达之功效。亦即《素问·至真要大论》所载"疏其血气，令其条达，而致和平"之意。三法的实施既调正了腰椎关节紊乱，恢复腰椎静力学平衡，又能理顺肌筋，恢复其动力学平衡，点穴又可行气通经、解痉止痛，恢复腰椎俯仰运动的功能，在治疗急性腰扭伤上体现崔老师手摸心会、重视触诊、经筋同治、筋骨并重的诊疗观念。

经上述手法治疗后，崔老师常嘱咐患者自己独立做坐起、弯腰鞠躬、蹲起等动作，以观察患者功能活动情况和治疗效果。如患者仍诉疼痛，不能自如做以上动作，则再做以下手法：术者与患者面对面站立，术者呈丁字步站立，双手握患者双手，嘱患者缓慢下蹲，至患者因疼痛不能下蹲时，在患者无思想准备的前提下，双手顺势将患者拽起，如此反复做 3～5 遍。】

（二）其他疗法

1. 针灸

局部或循经取穴。取阿是穴、肾俞、命门、腰阳关、委中、承山等穴，多用泻法，留针 3～5 分钟；或取后溪、水沟（人中）、腰痛点强刺激，不留针。

2. 中药

多用膏药局部贴敷，或中药（软伤洗剂）外敷，每日 1 剂，每日 2 次。

3. 拔罐

以火罐为主，腰背部循经着罐，必要时下肢承山及委中亦可留罐，一般不超过 10 分钟，以免起水疱。

六、康复锻炼

急性期以卧硬板床休息为主，必要时佩戴腰围以固定。急性疼痛症状解除后宜早期进行腰背肌及腹肌功能锻炼，如小燕飞、抱膝滚床等，以增强核心肌力。

七、注意事项

施以手法后嘱患者多卧床休息，避免腰部过度前屈、后伸及旋转活动；避免搬、提、扛、抬重物；避风寒，局部可进行热敷。

第八节　腰椎间盘突出症

一、概述

腰椎间盘突出症，亦称为"腰椎间盘纤维环破裂髓核突出症"，是在腰椎间盘发生退行性病变的基础上，在体内外各种因素的作用下，椎间盘纤维环破裂，继而髓核突出，刺激或压迫相应的神经根或马尾神经而产生腰痛，伴（或不伴）有下肢放射性疼痛等症状为特征的一种常见病症，简称腰突症（图 5-18）。

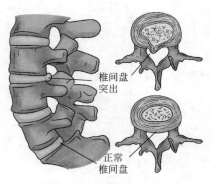

椎间盘
突出

正常
椎间盘

图 5-18　腰椎间盘突出症

【**按语**：腰椎间盘突出症是临床常见的腰腿痛疾病，是引发腰
腿痛症状的最常见原因，发病率较高，好发于 20～40 岁的青壮年
（瘦长体型多见），男多于女，其好发部位以 $L_{4\sim5}$ 为最多，其次是
$L_5\sim S_1$，$L_{3\sim4}$ 较少见。】

　　根据腰椎间盘突出症的临床表现，中医学将本病归于"腰痛"
"腰腿痛""痹证"范畴。《素问·刺腰痛篇》记载："足太阳脉令人
腰痛，引项脊尻背如重状……""衡络之脉，令人腰痛，不可以俯
仰，仰则恐仆，得之举重伤腰，衡络绝，恶血归之……""肉里之
脉，令人腰痛，不可以咳，咳则筋缩急……"简要描述了腰椎间盘
突出症的腰痛症状，并伴有俯仰活动受限、咳则疼痛加剧的特点。
《医学心悟》载有"腰痛拘急，牵引腿足"，则指出腰痛可牵动引发
下肢腿足疼痛的表现。

二、病因病机

　　本病的发病原因不外内因和外因两个方面：内因主要包括腰椎
间盘本身退行性病变，如随着年龄的增长，髓核含水量下降、弹性
减低，纤维环变性产生裂隙，甚至破裂；或腰骶部先天性结构异
常，如移行椎、骶椎裂等，导致腰椎局部受力异常增加，活动功能
失调，椎间盘长期慢性损伤，成为椎间盘突出的基础条件。外因主

要包括腰骶部急性扭挫伤，致使腰部运动不协调，打破腰部力学平衡，直接或间接暴力作用于退变椎间盘上，髓核沿纤维环裂隙或破裂处突出；其次是慢性积累性劳损，劳伤耗气，致肾气不足，腰为肾之府，腰府受损加速了椎间盘的退变进程，致使纤维环撕裂；或感受风寒湿等外邪，腰部肌肉、血管痉挛，气血运行不畅，经筋、络脉受损，从而导致椎间盘失于荣养，退变加速。如此，内外因反复相互作用，导致椎间盘轻则纤维环撕裂，髓核弥漫性膨出；重则髓核沿纤维环破口向外突出，甚或髓核游离脱出，进入椎管内，压迫或刺激神经根或马尾神经，引发腰痛及下肢放射痛。

【按语：崔老师认为腰椎间盘突出症主要与先天性变异、急性外伤、慢性劳损、外感风寒湿邪相关。炎症刺激学说与机械压迫学说是传统认识上的腰椎间盘突出症的病理机制，近年来自身免疫学说的发现，提出髓核突出后，椎间盘自身抗原成分暴露于免疫系统，被当作"非己成分"而引发自身免疫反应，刺激神经根导致神经感觉及疼痛过敏，产生疼痛。这一学说逐渐被认同为腰椎间盘突出症的第三大病理机制，并指导着临床治疗的选择。

椎间盘是位于相邻椎体之间，连接椎骨的重要结构，由外围的致密纤维环和中心的髓核构成，髓核富有弹性，可以缓冲脊柱所受压力，纤维环则起到连接和稳定脊柱的作用。因此崔老师认为椎间盘归属于广义上"筋"的范畴，腰椎间盘突出症时纤维环撕裂或破裂，髓核突出亦是"筋出槽"的一种特殊表现形式。】

三、临床表现及诊断要点

临床上，根据病史、病因诱因、症状体征及影像学资料，不难对腰椎间盘突出症作出正确的诊断和定位诊断。

诊断要点：20～40岁青壮年，多有外伤、劳损及感受风寒湿邪等病史；以下腰痛及一侧或双侧下肢放射性疼痛或麻木为主要症状，或伴有下肢痿软无力，咳嗽、打喷嚏及用力排便时疼痛加重，甚则翻身坐起困难，行动不便，还可伴有鞍区麻木、大小便障碍等马尾神经受压症状；查体时腰椎多有代偿性侧弯，腰椎功能活动障碍，以前屈及向患侧侧弯活动受限为主；病变节段椎旁或棘突旁有深压痛、叩击痛，并伴有下肢放射痛；坐位屈颈试验、患侧直腿抬高试验及加强试验呈阳性，$L_{3\sim4}$ 椎间盘突出可出现股神经牵拉试验阳性；患侧腰部及下肢出现根性感觉减退、肌力下降及腱反射减弱等异常；X线片可有腰椎生理曲度减小或消失、椎间隙变窄或不等宽、腰椎侧弯等；CT可以明确地显示椎间盘突出的位置及是否压迫硬膜囊及神经根；MRI可显示突出椎间盘的大小、位置及形态，还可清楚地显示椎管内的病变。

四、鉴别诊断

（1）腰椎管狭窄症与腰椎间盘突出症均可出现慢性下腰痛，两者需相鉴别：首先，腰椎间盘突出症是造成椎管狭窄的因素之一，但不是唯一因素。其次，腰椎间盘突出症腰椎前屈时症状加重及活动受限明显，直腿抬高试验阳性；而腰椎管狭窄症主要症状为腰及双下肢疼痛，多伴有间歇性跛行，腰椎后伸试验阳性。因此，两者不难鉴别。

（2）梨状肌综合征亦可出现下肢放射性疼痛，以一侧臀腿部为主，但为干性坐骨神经痛，神经根并没有受压，无腰痛症状；梨状肌综合征在患侧梨状肌处常可触及条索状物，压痛明显，梨状肌紧张试验阳性，并可引发下肢放射痛；直腿抬高试验小于60°时疼痛加重，超过60°后反而减轻，呈现疼痛弧；此外，梨状肌综合征患者在患侧下肢伸直位内收内旋时疼痛缓解，而腰椎间盘突出症患者疼痛无明显变化。故此，两者可以相鉴别。

五、治疗

目前，中医学对本病的主要治疗方法有推拿、牵引、中药、针灸等，其中以推拿、牵引及中药为主的综合保守治疗，疗效明显，使一些患者免除了手术之苦，已得到越来越多的认可。

【按语：国际腰椎研究会及美国矫形外科学会将腰椎间盘突出

症分为 6 种病理类型：退变型、膨出型、突出型、脱出型（后纵韧带下）、脱出型（后纵韧带后）和游离型。崔述生老师指出，膨出型、突出型腰椎间盘突出症是正骨推拿治疗的最佳适应证，而脱出型和游离型则严格禁忌正骨推拿治疗，应视具体症状及体征，及时建议患者选择手术等开放治疗手段。此外，选择合适的适应证后，崔老师提出急性疼痛期手法治疗宜轻宜缓，时间不宜过长，手法以按揉法为主，以缓解急性期疼痛症状；适当运用拨筋手法以解除痉挛，配合点穴（环跳、承扶、委中、阳陵泉、承山、太溪和昆仑为主穴）以通经，通则不痛。】

（一）手法治疗

1. 放松手法

患者俯卧于治疗床上，全身放松，术者自上胸段至腰骶部按揉患者背部两侧骶棘肌及臀部肌肉，即背部膀胱经两侧线，以疏通太阳经经气，同时寻找患者腰骶部筋结及条索状物；其后用前臂㨰法沿腰背部膀胱经自上而下㨰动，至腰部时适度加大用力；或用拇指拨法、掌指拨法或肘拨法弹拨腰背部肌筋或条索，以缓解腰部肌肉痉挛，放松止痛；最后用掌推法沿背部两侧自胸腰段向下经臀部、下肢后侧直推至跟腱移行处，两侧反复直推 3～5 遍，以理顺肌筋，通经止痛。

2. 治疗手法

（1）肘点法　患者俯卧，术者肘尖点病变腰椎节段棘旁两侧，嘱患者自然呼吸，逐渐增加点压力量，以患者局部出现酸胀，或出现下肢放射性"疼痛"为度，持续 5 秒，再缓慢减轻点压力，如此反复 3～5 遍。同理依次在病变节段上、下节段做肘点法。

（2）牵抖法　患者俯卧，术者立于患者双足侧，以双手握住患者双踝关节适当抬起双下肢，先沿患者躯干纵轴纵向持续牵引，待患者放松后，突然发力将患者下肢向上牵抖，使患者身体呈波形活动，尽量将抖动力传动到腰部，以患者腰部瞬间、快速抬离床面并下落为佳，连续操作 3 遍（图 5-19）。

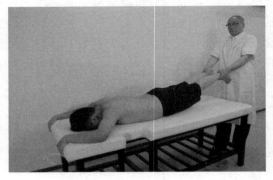

图 5-19　牵抖法

（3）斜扳法　嘱患者翻身侧卧，一下肢尽量屈髋屈膝，另一下肢伸直，术者面对患者紧靠床边站立，一手牵拉患者一侧上肢使患者上半身躯干旋转，后背部靠近床面，患者另一侧上肢自然放置于侧腹部，术者双肘部分别置于患者肩前及臀后部，双肘协调用力，使患者上身旋后，髋部旋前，患者放松自然呼吸状态下，逐步加大腰部旋转至最大范围时，突然发力，做一有控制力的推扳动作，此时往往可听到清脆的弹响声。同法做对侧。最后令患者仰卧，嘱其双下肢屈髋屈膝，术者一手扶患者双踝部，另一手及前臂部横置于双膝关节固定，使患者双膝尽量靠近胸腹部，术者用力环转患者双下肢，并逐渐加大活动范围，再向下用力使腰部及髋关节极度屈曲，令患者腰部抬离床面，反复数次，手法结束。

3. 结束手法

嘱患者翻身俯卧，术者以双手掌自上而下揉按、拍打患者腰骶部，反复 3～5 遍，以患者腰骶部感到微热为宜，以调和气血，放松止痛。

【按语：正骨推拿手法治疗腰椎间盘突出症疗效满意，但一定要掌握好手法的适应证，对于初次发病、病程较短，或病程虽长但临床症状较轻的单侧腰椎间盘突出症，推拿手法具有活血化瘀、疏通经络、加强局部血液循环的作用，促进炎症反应物的吸收，缓解腰臀部肌肉痉挛，放松止痛；其次，牵抖法可以适当降低椎间盘内压，改善突出物与受压神经根之间的位置关系，减轻压迫，松解粘连，降低伤害性刺激，为损伤纤维环修复提供条件，并减轻突出髓核张力，或可促进髓核还纳。

崔老师强调行肘点法时患者出现下肢放射性"疼痛"，此处的"疼痛"并非患者平素自我感觉的疼痛不适症状，更多的是行点穴手法后，腰部穴位得气，经气沿下肢经络循行，气至病所的一种正常反应，但不可因追求出现放射性"疼痛"的得气，而过度加大肘点法的力量，以免出现腰部肌肉筋膜的损伤，加重腰痛的症状。】

（二）其他疗法

1. 牵引

腰椎牵引简便安全，痛苦较少，疗效确切，易于被患者接受。目前卧位骨盆牵引法临床较为常用，牵引重量控制在患者体重20%～40%，先轻后重，逐渐加大重量，每次 20 分钟，每日 1 次，10 次为 1 个疗程。

2. 中药

腰椎间盘突出症急性期患者腰骶部肌肉痉挛疼痛明显，不适宜接受手法治疗时，可先行用中药（软伤洗剂）外敷以活血化瘀，消肿止痛，缓解腰部肌肉痉挛，促进局部炎症吸收，缓解急性期症状。

3. 拔罐

以火罐为主，腰背部循经着罐，必要时下肢承山及委中亦可留罐，不超过 10 分钟，以免起水疱。

六、康复锻炼

急性期以卧硬板床休息为主，禁止爬山、跑步、跳绳等，必要时佩戴腰围以固定；急性疼痛症状解除后宜早期进行核心稳定性功能锻炼，如小燕飞、抱膝滚床等，以增强腰背肌肌力，增强核心稳定性，提高手法治疗的远期疗效。

七、注意事项

施以手法后嘱患者多卧床休息，避免腰部过度前屈及旋转活动；避免在腿伸直姿势下弯腰搬重物，以免引起病情复发或加重病情；避风寒、保暖，局部可进行热敷。

第九节　骶髂关节紊乱症

一、概述

骶髂关节紊乱症，是指骶髂关节在外力或其他致病因素作用下，造成关节周围韧带、肌肉损伤，从而使骶髂关节发生超出正常生理活动范围的微小错动，不能自行复位，出现骶髂部、下肢疼痛，伴有活动障碍的一种病症。

骶髂关节紊乱症是临床上引起腰腿痛的常见疾病，好发于青壮年，女性多于男性，与职业相关，长期从事体力劳动及站立工作者（如售货员、教师、交通警察等）多见。若失治误治，易引起慢性迁延性下腰痛。

【按语】：骶髂关节由骶骨和髂骨的耳状面构成，关节结构完整，属于滑膜关节，关节面凹凸不平，关节囊紧张，并有坚强的韧带（骶髂前韧带、骶棘韧带和骶结节韧带等）连接以加强其稳定性，因此活动范围极小。骶髂关节是人体承重的枢纽，躯干及上肢所承受的重力通过双侧骶髂关节向下传导至下肢，而足部及坐骨结节所承受的反冲力也通过骶髂关节向上传导至躯干。因此，崔述生老师认为骶髂关节部位的应力较为集中，当强大的外力直接或间接作用在骶髂关节时，超过了其正常活动范围，则容易出现骶髂关节错

缝，造成滑膜嵌顿，不能自行恢复时刺激滑膜，临床上常引起腰腿痛症状。】

二、病因病机

1. 急性损伤

不慎滑倒单侧臀部着地、高处坠落单腿着地、单腿负重跳跃时，髂骨过度前后旋转或向上错动，造成骶髂关节错缝。

2. 慢性劳损

长期从事站立位工作的人群，由于骶髂关节应力集中，加之长期受力，易造成关节周围韧带、肌肉的慢性积累性劳损，久之关节的稳定性下降，当遇到轻微外力作用时即可造成骶髂关节错缝。

3. 内分泌变化

妇女妊娠期至产后早期，因机体内分泌的变化，或者更年期妇女内分泌紊乱，体内激素水平发生变化，骶髂关节周围韧带松弛，关节稳定性下降，如遇扭转、牵拉、闪挫、跌倒等诱因，也易出现骶髂关节错缝。

除以上原因外，年老、肥胖、体弱多病、长期久坐或活动量少等均是本病的常见诱因。由于以上各种原因所致骶髂关节的反复错缝，局部关节囊损伤出血，关节滑膜嵌顿，不能自行复位，刺激关节周围神经末梢，从而出现骶髂部疼痛，或伴有患侧臀部及下肢等部位的疼痛或麻木等症状，形成骶髂关节紊乱症。

【按语：崔述生提出骶髂关节紊乱症的中医学病因，可以概括为以下几个方面：急性损伤，脉络受损，络气不和，血瘀气滞，不通则痛，故骶髂部剧烈疼痛不适，活动受限；慢性劳损，筋骨劳伤，耗气伤血，积劳成疾，日久累及肝肾，肝肾精血亏虚，筋骨失养，或产后气血亏虚，血不荣筋，韧带松弛，宗筋束骨功能失约；当外力作用于骶髂关节部位时，则可出现"骨缝开错"，损及气血，久之为肿为痛，活动受限。可以说骶髂关节韧带松弛是内因，急性损伤、外力作用于骶髂关节部是外因，内外合因，形成骶髂关节紊乱症。】

三、临床表现及诊断要点

骶髂关节紊乱症的诊断主要根据病史、症状、体征及影像学表现等。

诊断要点：①急性扭伤、慢性劳损或孕产史。②骶髂部（伴或不伴下肢）疼痛：急性期疼痛剧烈，弯腰、翻身、咳嗽或打喷嚏时疼痛明显加重；慢性劳损或孕产妇骶髂部以酸痛为主，患侧下肢酸痛无力，不能负重，跛行或行走时需手扶患侧骶髂部以缓解疼痛。③查体呈强迫体位，腰部屈伸及患侧侧弯活动受限；患侧骶髂关节周围肌肉痉挛及局部压痛、叩击痛（向臀部及大腿前侧放射），可触及痛性结节；患侧髂后上棘处较对侧凹陷或凸起（多见），"4"字试验、骨盆分离试验、床边试验阳性，患肢屈伸试验阳性，双下肢不等长（相对长度）。④X线片可见双侧骶髂关节间隙不对称、重叠或关节面毛糙，慢性损伤者可见骶髂关节面骨质硬化或增生。

【按语：临床上根据患者病史、症状及体征等临床资料综合分析，不难做出正确诊断，但是骶髂关节紊乱症的病因复杂多样，造成骶髂关节错缝的损伤机制亦较为复杂，因此崔述生根据骶髂关节错动的机制，提出应对骶髂关节紊乱症做必要的分型诊断，对临床治疗也颇具指导意义。通过双下肢长度比量及髂后上棘的移位方向，崔述生认为骶髂关节紊乱症主要分为以下两型：患肢短缩，髂后上棘凸起者，为向上旋后型错缝；患肢变长（假性延长），髂后上棘凹陷者，为向上旋前型错缝。双下肢长度比量可以通过患者平直仰卧位比量双足跟是否平齐，或者俯卧位屈膝比量两腘横纹的高低。】

四、鉴别诊断

1. 腰椎间盘突出症

骶髂关节错缝后，局部肌肉痉挛、压痛、叩击痛，腰部侧弯畸形，或伴有患侧下肢疼痛（一般不超膝关节），常误诊为腰椎间盘突出症。腰椎间盘突出症患者腰痛明显，压痛、叩击痛以腰部脊椎一侧或两侧为主，常伴有一侧下肢放射痛或麻木等，直腿抬高试验阳性，"4"字试验常为阴性。

2. 骶髂关节结核

无或有轻微外伤史，全身症状明显，如低热、盗汗、消瘦等，X线检查有骶髂关节骨质破坏，化验检查有红细胞沉降率加快等，因此，两者不难鉴别。

五、治疗

（一）手法治疗

手法治疗是本病首选的有效治疗方法，只要掌握适应证，分型诊断明确，做到有的放矢，手法复位成功率高，疗效显著。手法复位前可先在局部按摩治疗（以拨法、揉法为主），以缓解局部肌肉痉挛，疏通经络，放松止痛，然后施以复位手法，解除滑膜嵌顿，使错缝骶髂关节复位。根据骶髂关节错缝的机制不同，复位手法也有所区别。

1. 向上旋前型错缝

可先行牵抖复位法，若复位不成功，则行屈髋屈膝复位法：患者取仰卧位，嘱其放松，双下肢伸直，腰骶部垫一薄软垫，术者立于患侧，一手握住患肢踝部，另一手扶患肢膝部，同时逐渐用力屈髋屈膝至最大限度，嘱患者深吸气然后深呼气，在呼气末时，突然用力向下按压，使患侧髋关节极度屈曲，若复位成功可听到轻微的关节复位声，然后嘱患者缓慢将患肢伸直放平。

【按语：术者扶患侧膝部的手应依靠术者身体的力量，注意用力方向要对准患侧骶髂关节处垂直下压，使力量传导至骶髂关节处，同时需注意嘱患者配合呼吸，以提高手法复位成功率。】

若经上述复位方法仍不成功，可在屈髋屈膝体位下行顺势伸直牵拉复位法。具体操作：术者呈弓字步站立，一手扶患侧膝部，另一手握患侧踝部，令患者屈髋屈膝至最大限度后，嘱患者放松，自然呼吸，术者双手协调用力，配合术者身体的移动，逐渐伸直患肢，在行进中突然用力牵拉伸直患肢，力求牵拉的力量通过下肢传导至髋关节，以求带动同侧髂骨，完成手法复位。

【按语：崔述生强调上述"顺势伸直牵拉"复位方法需要注意以下动作要领，患者应尽量配合术者屈髋屈膝至最大限度，在术者顺势伸直牵拉的过程中自然放松，以配合术者在行进中的发力，使力量更好地沿下肢传导至髋部，以带动骶髂关节；术者在行进中突然用力牵拉伸直患肢需要运用爆发力，可连续操作3遍，但要注意牵拉伸直患肢不能使膝关节过伸，以免造成膝关节牵拉伤。】

2. 向上旋后型错缝

（1）俯卧牵引按压法　患者取俯卧位，双手抓住床头，腹部垫一薄软垫，助手立于床尾，双手握患肢踝部，用力牵拉并维持一定的牵引力，术者双手叠掌以掌根部置于患侧骶髂关节凸起处，嘱患者深吸气然后深呼气，在呼气末时，术者突然发力向下、向外按压，使一侧髂骨沿骶髂关节面向前、向外复位，闻及响声或患者自觉骶髂无移动感，提示复位成功（图5-20）。

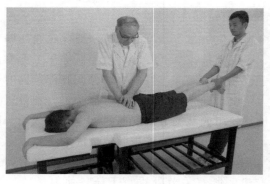

图5-20　俯卧牵引按压法

（2）侧卧过伸推按法　患者取侧卧位，患侧在上，头部枕一枕头，术者立于患者背后，一手掌根部抵住患侧骶髂关节凸起处，向前推按，同时令患侧屈膝，另一手握住患侧踝部，用力向后牵拉使患侧髋关节过伸，双手协调用力轻轻推拉数下，待患者放松后，用力过伸推按一次，使患侧髂骨向前旋转复位。注意：做过伸推按动作时，术者脚步移动呈弓字步。

复位后为缓解患者局部疼痛，可顺势让患者侧卧屈股，按揉或臂擦患侧腰骶侧部，顺推或拍打大腿外侧。

【按语：崔述生认为，由于骶髂关节面介于矢状位与冠状位之间，因此俯卧手法复位时，术者应顺骶髂关节面走行方向向下、向外发力，以提高复位成功率；此外，侧卧手法复位时，由于患侧骶髂关节滑膜嵌顿，患者由于疼痛常处于强迫屈髋屈膝体位，因此崔述生根据欲合先离的原理，在手法复位前，常缓慢使患侧屈髋屈膝，再行过伸推按复位，以提高成功率，患者也更易于接受。】

（二）其他疗法

1. 中药外用

急性期骶髂部肌肉痉挛疼痛，可先行用外用药（如速效损伤灵）以活血化瘀止痛，缓解急性期症状。缓解期可外敷软伤洗剂，进一步活血消肿，通络止痛，促进功能恢复。

2. 拔罐

以火罐为主，以骶髂部痛点着罐，必要时骶髂关节处痛点刺络放血。

六、康复锻炼

急性期以卧硬板床休息为主，手法复位成功后嘱患者避免单侧下肢发力的动作，活动需适度，以免再次发生关节错缝。

七、注意事项

施以手法后嘱患者多卧床休息，避免腰部过度前屈及旋转活动；避风寒、保暖，局部可进行热敷。

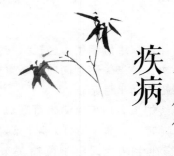

第六章 上肢伤科疾病

第一节　肩关节半脱臼

一、概述

肩关节半脱臼是指肩关节用力不当或外力作用后出现肩关节疼痛并伴有活动障碍，但未达到肩关节脱臼的严重程度。肩关节在全身关节中运动范围最广，加之其结构不稳，因此肩关节半脱臼在临床较为常见。

二、解剖

肩关节由肱骨头和肩胛骨的关节盂构成，关节盂小而浅，周围有纤维软骨构成的盂唇，但它们只占肱骨头关节面的 $1/4 \sim 1/3$，并且肩关节囊比较松弛，这样的结构使肩关节成为活动灵活但稳定性较差的关节。

三、病因病机

当肩关节用力不当或遭受暴力，如猛力提拉重物、投掷东西或摔倒时以手撑地，造成肱骨头与肩胛骨关节盂的位置出现略微改变，引起肩关节疼痛及活动障碍。

四、临床表现与诊断

（1）肩关节酸疼不适，做上举、内旋摸背及搭肩试验时疼痛加重，且伴有活动障碍。

（2）以两侧肱骨小结节为标志进行对比，患肩肱骨略往前移，肱骨小结节稍突出。

（3）患肩三角肌较健侧略有塌陷，外侧肩峰与肱骨大结节间隙略变宽。

（4）两侧肩关节 X 线正位片，两肩对比，患侧盂肱关节间隙或肱骨头与肩峰的间隙加宽。

五、鉴别诊断

本病需与肩关节脱臼相鉴别。肩关节脱臼肿胀疼痛明显，活动严重受限，肩峰下空虚，有明显的方肩畸形，搭肩试验阳性。X 线片上可以明显看出肱骨位置改变，盂肱关节间隙和肱骨头与肩峰的间隙加宽。

六、治疗

（一）关节整复

患者取仰卧位，术者侧身坐于患侧，双手握住患肢腕关节近端，同时足蹬于患者腋下，相对用力牵拉患肢，持续 2 分钟。助手在牵拉状态下接过患肢，使患肢外展、外旋，至上臂贴耳后内收、内旋，将患肢交还给术者，术者最后加大内收内旋角度，听到弹响，表明复位（图 6-1）。

（二）固定

用绷带环绕于患侧肩下和对侧肩上，托住前臂，前臂下可放置一本杂志，使前臂受力均匀，调整绷带长度，使患者保持在肘关节

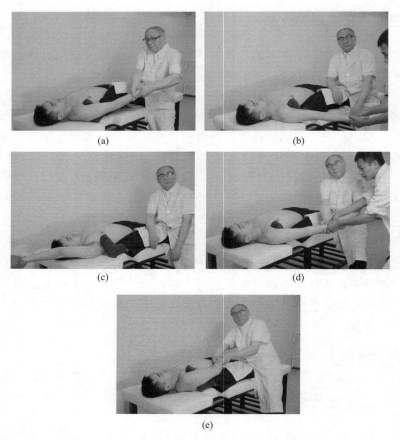

图 6-1　关节整复

90°的中立位，如此固定 3 天，且 1 个月内避免患肢用力。

七、注意事项

肩关节半脱臼的诊断当以患者的病因与症状为主（用力不当、外力作用、肩关节疼痛、活动受限），并参考术者的触诊与相关辅助检查，否则不易诊断。

【病案举例】

患者卢某，男，42 岁，主因"左肩关节疼痛不适 6 天"于 2011 年 1 月 3 日于门诊就诊。患者 6 天前滑雪时摔倒，左手撑地，随后出现左肩关节疼痛，3 天前就诊于某医院，行左肩关节 X 线检查，未见异常，予镇痛药物治疗，服药后症状未见明显好转，遂前来就诊。

查体：左肩关节未见肿胀、畸形，肩前与肩峰下压痛（＋），前屈上举受限 100°，后伸内旋时疼痛加重。

诊断：肩关节半脱白。

治疗：在局部揉法、拿法、擦法等轻手法放松后行肩关节半脱白整复。治疗后，肩前与肩峰下压痛缓解，左肩关节前屈上举增大至 150°，后伸内旋时疼痛缓解。绷带悬吊固定，嘱 3 天后复诊。

第二节　肩关节周围炎

一、概述

肩关节周围炎简称肩周炎，是因肩部关节囊、肌肉、筋膜等广泛粘连，以肩部广泛疼痛和功能广泛受限为特点的疾病。肩周炎是推拿科最为常见也是最有优势的病种之一，属于中医学中"漏肩风""五十肩"范畴，《黄帝内经》称之为"痹证"。

二、解剖

肩关节包括盂肱关节、肩锁关节、胸锁关节、肩胛胸壁关节，在运动过程中，这些关节是协同运动的。肩部肌肉主要有：三角肌、冈上肌、冈下肌、小圆肌、大圆肌、肩胛下肌、肱二头肌、肱三头肌。肩关节有 7 个方向的运动，包括：前屈、后伸、外展、内收、内旋、外旋、上举。

三、病因病机

1. 体虚劳伤，外邪侵袭

五旬之人，年老体弱，肝肾亏虚，气血不足，肌肉筋脉失于濡养，加之劳伤，再遇外感风寒湿邪侵袭，肩部气血凝滞，气血不荣则痛，寒凝筋脉，气血不通则痛。

2. 继发于肩部外伤及肩部其他疾病

如骨折、半脱位、肩袖损伤、肩峰撞击综合征、肱二头肌长头肌腱炎等。

【按语：其主要病理变化为肩关节的关节囊及周围软组织发生的一种范围较广的慢性无菌性炎症，引起软组织广泛粘连，限制了肩关节的活动。崔述生根据临床经验认为：劳损是发病根本，风寒湿邪侵袭或外伤是诱因，广泛的组织粘连是病理变化，从而造成骨关节间隙变窄、活动受限之"筋束骨"的表现。】

四、临床表现与诊断

（1）肩部外伤、劳损、感受风寒湿邪病史。

（2）肩关节疼痛可放射至上臂或背部，怕冷，夜间受压或者活动时加重，影响梳头、洗脸、穿衣服等活动。

（3）长时间可见肩关节周围肌肉萎缩。

（4）肩关节间隙及结节间沟压痛，肩胛骨内侧缘亦是压痛点分布区。

（5）肩关节功能多方向广泛受限。

【按语：崔述生强调肩周炎以主动、被动活动均受限为诊断要点，被动受限为首要关注点。】

（6）X 线或 CT 检查，排除骨病。

（7）病程中，疼痛期以肩关节疼痛为主，僵硬期以肩关节功能受限为主，恢复期疼痛及功能受限逐渐好转。

五、鉴别诊断

1. 肩峰撞击综合征及肩袖损伤

肩峰撞击综合征及肩袖损伤日久可发展成肩周炎，但肩峰撞击综合征与骨质增生有关，肩关节到某个位置的时候产生疼痛，而非持续性疼痛。肩峰撞击综合征及肩袖损伤有疼痛弧，关节被动活动可正常，而肩周炎主动、被动活动均受限。

2. 神经根型颈椎病

神经根型颈椎病亦有上肢疼痛，多为放射性痛，手及前臂有感觉障碍区，无肩周局限性压痛，无肩关节活动广泛受限。颈椎查体及肩关节查体可鉴别。

六、治疗

1. 不动也痛，重点止痛

疼痛与肩关节活动无关，表现为活动受限、静息痛，如夜间疼痛明显，此尚属发病的早期，病变部位炎症、水肿相对典型，要用按、揉、推、搓等轻缓的手法，配合火罐、外用软伤洗剂促进炎症及水肿的吸收。

2. 不动不痛，重点促动

不活动则肩关节疼痛不明显，表现为活动受限、运动痛，如外展或后伸肩关节、外力撞击、侧卧使患肩负重时疼痛明显，病程大于 3 个月，炎症、水肿不典型，组织粘连很重。此时尽管患者也有疼痛，且受凉或受压后疼痛明显，但要优先解决活动度受限的问题。推拿手法以点穴、拨筋、摇拔牵抖手法为主，以逐渐增大活动度为根本目的，优先打开肩胛骨的活动度。

3. 主动与被动相结合，身体与心理相结合

崔老师每次都会向患者强调，在治疗的同时，要每日多次进行功能锻炼，巩固疗效。且告知患者刚治疗后症状会减轻，但治疗当

天夜里或第二天上午症状加重，第二天下午开始缓解，随后诸症明显减轻。这是因为治疗过程中摇拔牵抖类手法有助于剥离粘连的软组织，治疗后软组织会有自我修复的过程，这个过程根据经验大约会持续 2 天左右，伴随的疼痛在治疗当晚和转天上午较明显。

崔老师强调：不同的患者疼痛耐受不一，情绪因素也会影响治疗效果，恐惧、抑郁、焦虑等心理、情绪的变化会加重疼痛反应，调整患者的心理情绪会使治疗事半功倍。粘连较重的患者治疗时疼痛亦较明显，若患者治疗时因疼痛不配合，往往难以达到疗效，甚至出现治疗时因紧张肌肉收缩导致病情加重的情况；又如患者因畏惧疼痛康复锻炼不积极，也会极大影响预后。以上皆是因为患者对本病病因病机认识不足，医生应让患者充分了解治疗原理、做好心理疏导工作、鼓励患者多做康复锻炼。因此，临床中要将调身与调心相结合，整体思考患者的疼痛缓解策略。

七、康复锻炼

1. 钟摆锻炼

两脚分开站立，先用手揉擦肩部，使局部肌肉松弛，然后弯腰用健侧手扶桌椅，患肢由前向后，由后向前，呈顺时针或逆时针方向画圆圈，幅度由小到大，达到最大限度为止，每次 50～100 下。

2. 爬墙练习

在墙壁画一高度标尺，患侧手指接触墙壁，手向上移至最高点，做肩外展上举动作，坚持 5 秒，然后放下来，为 1 次；每组 10～20 次，每日 2～3 组。

3. 肩关节棍棒康复操

见本节附"肩关节棍棒康复操"。

【病案举例】

丁某，女，50 岁，主因"左肩反复疼痛 2 月余，加重 3 天"就诊。患者长期伏案工作，2 个多月前劳累后出现左肩间断疼痛，后伸及上举活动时疼痛。3 天前因天热吹空调后，左肩疼痛加重，不能左侧卧。

查体：左肩周广泛痛，左颈部及肩胛骨内侧缘有明显痛点，可触及条索状粘连，主动活动因疼痛明显受限，被动左肩活动：前屈60°、外展30°、后伸10°、外旋20°，内收、内旋可达正常范围。肩关节 X 线片未见明显骨折及脱位。

诊断：肩关节周围炎。

治疗：第一周治疗 2 次，以放松手法及拔火罐止痛。第 3 次治疗前患者不动时无明显疼痛，但活动及夜里仍疼痛，左臂自觉无处安放。崔老师开始教患者手交叉前伸、上举及耸肩、绕肩等锻炼方法，并以拨筋及摇拔牵抖法治疗，告知患者疼痛减轻-加重-再减轻的规律，诊后，患者自述夜里疼痛明显改善。之后更改锻炼方法如钟摆锻炼、爬墙练习，加大摇拔牵抖法的作用范围及力度，经过一个月共 9 次治疗，患者肩关节活动范围正常，日常生活活动无明显受限。

附：肩关节棍棒康复操

肩关节是人体最灵活的大关节，活动度越大，功能越多，也就越容易出现问题。既可能是关节及周围组织本身的损伤（骨伤科问题），如肩周炎、肩袖损伤、肩关节术后等；也可能是神经系统损害导致的支配异常（中枢或外周神经问题），如脑卒中偏瘫、肩手综合征、神经根型颈椎病或脊髓型颈椎病等。无论哪种疾病，表现出的问题都有疼痛和关节活动受限，只是程度不同而已。主动与被动相结合是肩关节功能锻炼的原则，也是本康复操的核心要素。借助棍棒将很容易实现主动运动与被动运动的结合与转化，且本操为自身锻炼，能控制强度及活动范围，可避免外源性损害加重病情。如果在平时也能进行棍棒操的训练，那对肩周炎等肩关节周围病变能起到预防的作用。下面具体介绍肩关节棍棒康复操。

1. 器材

医疗体操棒或自选长木棒、竹竿等，重量以健侧持棒可灵活运动为宜，长度在自身身高的一半左右即可（不能短于单臂的长度）

（图 6-2）。

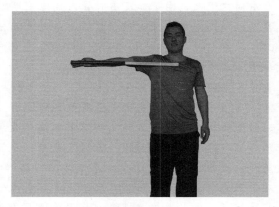

图 6-2　器材

2. 辅助

如果为中枢神经系统疾病的患者，患手不能抓握棍棒，可依靠轻量级弹力带将患手固定于棍棒一端（图 6-3）。

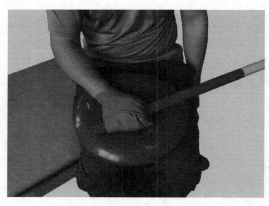

图 6-3　患手固定于棍棒一端

3. 康复操具体操作（以右侧为患侧示例）

（1）腹前推棒　两脚开立与肩同宽，双手握住棍棒两端，将棍棒贴于小腹（丹田）。在自身所及的活动范围内，双臂用力将棍棒自下而上依次从小腹部向外推出 8 次，每次快速推出到运动末端后再用力向前牵伸 2 秒，以将两侧肩胛骨拉开到最大范围。向外推出时呼气，向内收棒于丹田时吸气，确保第 1 次和第 8 次为自身双臂在体前能活动的最大范围（图 6-4）。

　　备注：此动作训练肩关节的前屈、后伸，同时为牵拉肩胛骨的热身动作。

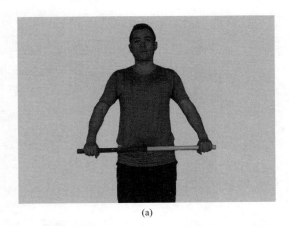

(a)

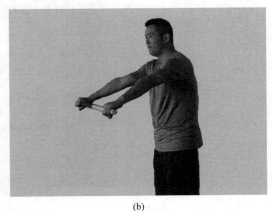

(b)

图 6-4　腹前推棒

（2）体前钟摆　两脚开立与肩同宽，双手握住棍棒两端，两臂自然放松。双臂先向左侧摆动，以右侧自主摆动到最大幅度，左臂再稍稍给予2秒的拉力，以辅助增大右侧的内收范围；之后再顺势向右侧摆动，以右侧自主摆动到最大幅度，左臂再稍稍给予2秒的推力，以辅助增大右侧的外展范围。向左摆动时吸气（患肩内收），向右摆动时呼气（患肩外展），如此反复8次（图6-5）。

备注：此动作训练肩关节的内收、外展。

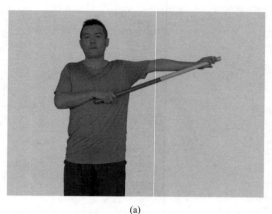

(a)

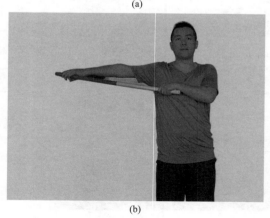

(b)

图6-5　体前钟摆

（3）体后推拉　两脚开立与肩同宽，双手握住棍棒两端，两臂放松背于体后，棍棒贴于臀部。双臂先向左前外侧摆动，以右侧自主摆动到最大幅度，左臂再稍稍给予 2 秒的拉力，以辅助增大右侧的内收外旋范围；之后棍棒贴臀再顺势向右前外侧摆动，以右侧自主摆动到最大幅度，左臂再稍稍给予 2 秒的推力，以辅助增大右侧的外展内旋范围。向左前摆动时吸气，向右摆动时呼气，棍棒以臀部为矢状轴绕转，如此反复 8 次（图 6-6）。

备注：此动作训练肩关节的内收外旋、外展内旋。

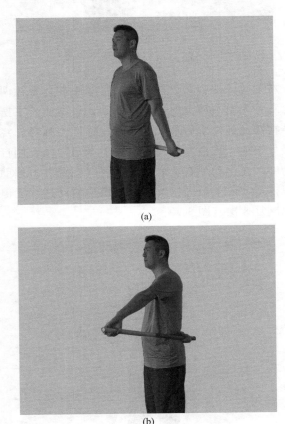

(a)

(b)

图 6-6

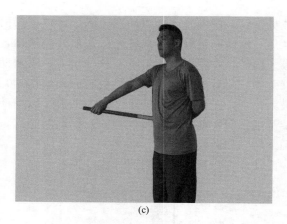

(c)

图 6-6 体后推拉

（4）左右划桨　两脚开立与肩同宽，双手握住棍棒两端，两臂自然放松。双臂先由右前上向左后下摆动，以右侧自主摆动的最大幅度为度，在摆动到左下后最大幅度时左臂发力顺势外绕引领棍棒至左前上最大幅度；再由左前上向右后下摆动，以右侧自主摆动的最大幅度为度，在摆动到右下后最大幅度时左臂发力辅助右臂顺势外绕引领棍棒至右前上最大幅度。左右蝶形划动过程无停顿，自然呼吸，如此反复 8 次（图 6-7）。

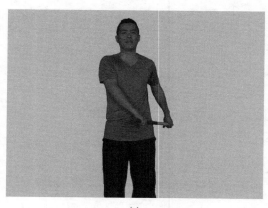

(a)

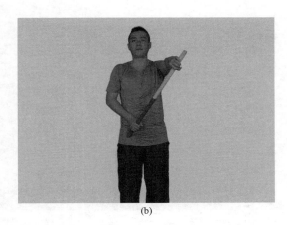

(b)

图 6-7　左右划桨

备注：此动作训练肩关节的整体协调及本体感觉。

（5）腹前绕棒　两脚开立与肩同宽，双手握住棍棒两端，将棍棒中心贴于肚脐。双臂协调对称做前后方向的正转绕棒 8 次，再反转绕棒 8 次，过程中让棍棒中心始终紧贴肚脐，自然呼吸，以右侧绕转的最大范围为度（图 6-8）。

备注：此动作训练肩关节的整体协调及运动控制。

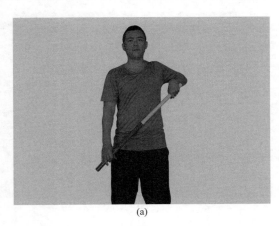

(a)

图 6-8

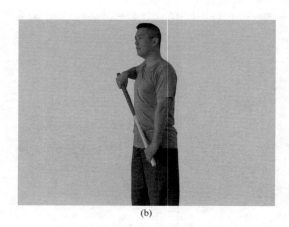

(b)

图 6-8　腹前绕棒

（6）反背提拉　两脚开立与肩同宽，双手握住棍棒两端，左手位于左肩上，右臂自然背于身后。左臂发力，缓慢向上提拉右臂达到最大限度，再稍稍用力保持 2 秒，之后放松。吸气时向上提拉，呼气时自然放松，如此往复 8 次。

备注：此动作增大肩关节的后背活动范围（图 6-9）。

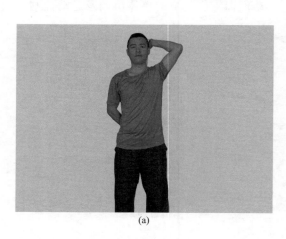

(a)

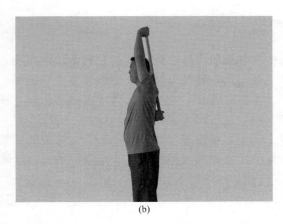

(b)

图 6-9　反背提拉

第三节　肱骨外上髁炎

一、概述

肱骨外上髁炎又称"肱桡关节滑囊炎""网球肘"，是前臂伸腕肌群的起点部反复受到牵拉刺激，而引起局部出血粘连，甚至关节滑膜嵌入肱桡关节间隙而引起疼痛，影响伸腕和前臂旋转功能的一种慢性损伤性疾病。

二、解剖

桡侧伸腕长肌、短肌，指总伸肌，尺侧伸腕肌及肱桡肌均起于肱骨外上髁处，此肌群的过度牵拉（如跌仆挫伤），强力转肘，腕部反复用力过猛、过久，或较长时间提携、抛掷重物等，均可引起肱骨外上髁部的炎性病变。

三、病因病机

主要是桡侧伸腕肌在外上髁附着处受到牵拉性损伤，损伤分为慢性损伤和急性损伤，使关节僵滞、疼痛并发生功能障碍。本病好发于砖瓦工、木工、钳工、炊事员、网球运动员、乒乓球运动员和家庭妇女等。

肱骨外上髁炎属中医学"筋伤""肘劳"等范畴，系由肘部外伤或劳损或外感风寒湿邪致使局部气血凝滞、络脉瘀阻而致。

四、诊断

（一）诊断要点

（1）多见于特殊工种或职业如砖瓦工、网球运动员，或有肘部损伤病史者。

（2）肘外侧运动痛，疼痛呈持续渐进性发展。拧衣服、扫地、端壶倒水时疼痛，常因疼痛而致前臂无力，握力减弱，甚至因疼痛手持物不稳。休息时疼痛明显减轻或者消失。

（3）查体有肱骨外上髁、桡骨头及二者之间局限性、极敏锐的压痛，皮肤无炎症，肘关节活动不受影响。

（4）前臂伸肌群紧张试验阳性，伸肌群抗阻试验阳性。伸肌腱牵拉试验（Mills）阳性。

（5）肘关节 X 线正侧位片证实无骨质病变，有时可见钙化阴影、肱骨外上髁粗糙、骨膜反应等。

（二）症候诊断

1. 瘀血阻络证

肘部肿痛或刺痛拒按，提物无力，活动增痛，夜间加重，舌质暗红，苔黄，脉弦涩。

2. 气血亏虚证

起病时间较长，肘部酸痛反复发作，提物无力，肘外侧压痛，喜按喜揉，可见少气懒言，面色苍白。舌淡苔白，脉沉细。

五、鉴别诊断

1. 颈椎病

神经根型颈椎病可表现为上肢外侧疼痛，为放射性痛，手及前臂有感觉障碍区，无局限性压痛。

2. 肘部掌侧骨间神经卡压症

骨间神经卡压症有疼痛伴感觉异常，可按神经支配皮节发生感觉缺失或异常，有夜间加重，又称休息痛，疼痛可向近侧、远侧同时放射，日久可出现肌肉萎缩、无力、运动不协调等症状。【按语：骨间神经卡压症临床上也较为多见，主要鉴别点就在有无休息痛、检查有无感觉缺失或异常。】

六、治疗

（一）手法治疗

治疗原则：舒筋活血为主。

（1）点按阿是穴、曲池、肩井、手三里、合谷，每穴约半分钟。

（2）揉法　术者一手托住患肢，另一手掌指着力，先从前臂外侧开始经肘部向肩部作轻柔回旋揉动，反复施术5分钟。然后术者两手换握，一手同前，另一手从前臂内侧开始经肘向腋下揉动，反复施术5分钟，重点揉肘关节附近肌群。

（3）拨法　术者一手握住患肢腕部，使掌心向上；另一手握住肘部，拇指置于肘外侧，余指置于内侧，一面使患肢屈伸，一面用拇指在肱骨外上髁作上下来回垂直拨动3～5分钟。手法轻重适度，以患者有酸胀感为宜。

（4）动法　术者一手固定患肢肘部，拇指置于肘外侧肱骨外上髁处，余指置于内侧；另一手握住前臂，以肘关节为轴，作顺时针方向屈伸合并旋前运动 10 次，同样再作逆时针方向屈伸合并旋后运动 10 次。然后将患肢腕部夹于术者腋下，进行牵引，同时使肘关节过伸 5～7 次。【按语：此手法是治疗的关键，以屈伸及旋后旋前的被动运动配合弹拨穴位及肘部肌群。】

（5）搓法　在肘部内外侧反复揉摩 5 分钟。

（二）其他疗法

1. 中药外敷

速效损伤灵外敷，配合软伤洗剂熥洗。【按语：运用速效损伤灵外敷对于减少局部疼痛有较好的疗效。】

2. 针刀

用拇指找准压痛点，做好标记，常规消毒后，痛点注射 1％利多卡因约 3mL，小针刀于痛点进针按纵向切开分解粘连，顺前臂伸肌肌腱纵轴作条线状松解，出针后用无菌贴粘好。

七、康复锻炼

该病需要减少锻炼，多休息及改变活动方式。适当的休息对于急性期（严重红、肿、痛）患者特别重要。【按语：改变活动方式更为重要。找出受伤的原因，然后作出相应的改变，便可以减缓病情。医者要教育患者并与患者充分沟通。治愈后交代患者避免做易引发再损伤的动作亦非常重要，此举关系到疾病是否会复发。】

研究显示，患网球肘的运动员，只需减轻训练强度，科学运动，便可减轻 90％的症状。

八、注意事项

（1）减轻劳动强度，注意劳逸结合。

（2）推拿治疗时不要给予过强的刺激，以免产生新的损伤。

（3）坚持治疗和自我保健。

（4）注意局部保暖，尽量少碰凉水。

第四节　桡骨茎突狭窄性腱鞘炎

一、概述

拇长展肌腱与拇短伸肌腱有一共同腱鞘，此腱鞘常由于外伤或劳损的刺激而增厚，使腱鞘狭窄，腱鞘内张力增加，且该腱鞘走行于桡骨茎突处，当拇指屈伸过多时，桡骨茎突处即产生肿胀疼痛。狭窄性腱鞘炎在指、趾、腕、踝等部均可发生，但以桡骨茎突部最为多见。腕部操作的劳动者为多发人群，女性多于男性，右手多于左手。

由于生活方式的改变，电脑及其他电子产品的运用，桡骨茎突狭窄性腱鞘炎患者逐渐增多，并向年轻化趋势发展。

二、病因病机

（1）外伤或劳损刺激导致肌腱和腱鞘水肿，发生无菌性炎症，进一步导致鞘壁增厚，管腔狭窄而致本病。

（2）由于腕关节长期活动，劳损过度，致使局部气血亏虚，此谓之本虚；因局部气血亏虚致筋脉失于濡养而失滑利，又因感受风寒湿邪，加重气血运行阻滞，故见局部肿胀疼痛、活动受限。

三、诊断

1. 诊断要点

起病隐匿，桡骨茎突部疼痛，并向手指或前臂放射；寒冷刺激可使病情加重；拇指功能受限，拇指活动时疼痛加重，拇外展、腕背伸、掌屈时疼痛加重，病久可见大鱼际萎缩。

2. 检查

桡骨茎突部肿胀、压痛，可有摩擦感或触及条索状肿物；拇指运动障碍，部分可闻及摩擦音；握拳尺偏试验（＋）。

四、鉴别诊断

1. 腕舟骨骨折

腕舟骨骨折一般都有急性损伤病史，腕桡侧深部疼痛，鼻咽窝部肿胀及压痛，掌骨远端腕部叩击痛，通过 X 线、CT 可辅助诊断。

2. 下尺桡关节损伤

间接扭伤为下尺桡关节损伤常见原因，下尺桡关节稳定性减弱，握物无力，有挤压痛、异常错动感，转腕可出现响声，前臂旋前时尺骨小头向背侧突出。

五、治疗

治疗原则为松解粘连、疏通狭窄、滑利关节。

（一）手法治疗

（1）点按手三里、偏历、阳溪、列缺、合谷等穴位，每个穴位约 30 秒。

（2）轻揉桡骨茎突及其上下方，约 5 分钟。

（3）在腕关节涂抹少量速效损伤灵，上下推揉拇长展肌腱与拇短伸肌腱，约 5 分钟。

（4）拔伸腕关节，施以对抗牵引，理筋整复，1～2 分钟。

（5）以桡骨茎突为中心施以擦法，以局部透热为度。

（二）其他疗法

1. 针刀

找准压痛点，做好标记，常规消毒后，痛点注射 1％利多卡因约 2mL，小针刀垂直平行进针，切开分解粘连，顺拇长展肌腱与拇短伸肌腱纵轴作条线状松解，出针后用无菌贴粘好。术后嘱患者第二天开始适量活动，防止粘连。

2. 中药外敷

运用速效损伤灵外敷对于减少局部疼痛有较好的疗效。

3. 手术

对于保守治疗无效，可考虑外科手术，开放切开腱鞘可彻底治愈。

六、注意事项

治疗期间应充分休息，停止动作反复的活动，如抱小孩、裁剪等；避免受寒，如接触凉水。

第五节　腱鞘囊肿

一、概述

腱鞘囊肿是指发生于关节囊或腱鞘附近的一种内含胶冻状黏液的良性囊肿，胶冻状黏液常呈无色透明或微呈白色、淡黄色。古称"腕筋结""腕筋瘤""筋结"等。好发于关节囊、腱鞘、韧带上，以手部发病率最高。多发于青年和中年，女性多于男性。

二、病因病机

腱鞘囊肿多为劳损引起。形成囊肿的原因与关节囊、韧带、腱鞘中的结缔组织发生黏液样变有关。腱鞘囊肿与关节囊或腱鞘密切相连，但并不一定与关节腔或腱鞘的滑膜腔相通。囊壁外层由致密的纤维组织构成，内层为光滑的白色膜遮盖，囊腔多为单房，内含无色透明胶冻状黏液。女性筋骨柔弱，故易发病。

三、临床表现与诊断

（1）好发于腕部、掌指关节的掌侧面、足背部。

（2）囊肿大小不一，小如黄豆，大如乒乓球，半球形，高出皮肤，肤色正常，表面光滑，边界清楚。

（3）囊肿触之有或无痛感，或硬或软，不与皮肤相连，基底固定。

四、治疗

1. 压破法

若囊肿在腕背部，治疗方法为：术者双手握住患者腕关节远端，使患者腕关节背伸，两拇指拉紧皮肤并按压在囊肿上以固定囊肿，瞬间加大按压力量，将囊肿按破。若囊肿在腕掌侧，则方向相反。

2. 击破法

若囊肿在腕背部，治疗方法为：术者一手握住患者的手，使患者手腕屈曲，囊肿充分暴露，另一手持表面光滑的硬物（如火罐），准确迅速地用力敲击囊肿，将囊肿击破。

囊肿破裂后，将1角钱硬币覆盖在原囊肿处，用白胶布粘贴固定5天，降低囊肿复发可能性。

五、注意事项

部分囊肿由于时间过长，质地硬，不宜用压破法和击破法，建议手术治疗。腱鞘囊肿挤破后易复发，应及时治疗。

第六节　腕关节扭挫伤

一、概述

　　腕关节扭挫伤是指在暴力外伤或长期劳损下出现的腕关节疼痛，常包括三角软骨盘损伤和下尺桡关节分离症。本病好发于木工、钳工等长期做腕关节旋转屈曲活动者。

二、解剖

　　三角软骨盘由纤维软骨构成，起于桡骨尺侧缘，止于尺骨茎突基底部，形状类似等腰三角形，对维持桡尺远侧关节的稳定起到非常重要的作用，限制了前臂的过度旋转。

三、病因病机

　　下尺桡关节并无环状韧带结构，而仅仅以三角软骨盘作直接联系，结构不稳定。腕关节在遭到暴力过度扭转（如跌倒时手掌撑地）或长期劳损时，可引起三角软骨盘损伤，严重者可造成腕关节下尺桡关节脱位、骨折、韧带撕裂等。

四、临床表现与诊断

　　（1）下尺桡关节处尤其是尺侧关节间隙或尺骨茎突疼痛、肿胀，压痛明显，当腕部做旋转屈伸的动作（如拧毛巾、托盘）时疼痛加重，同时可伴有弹响。

　　（2）三角软骨盘挤压试验阳性　术者一手握住患者前臂，另一手握着患者的手，使患者做屈腕尺偏动作，挤压下尺桡关节，若下尺桡关节疼痛为阳性，提示三角软骨盘损伤。

　　（3）"琴键试验"阳性　术者双手握住患者腕关节，两拇指分别置于尺骨、桡骨远端背侧，两手上下相对运动，若下尺桡关节活动度增大，说明合并下尺桡关节损伤，关节松弛。若分离明显，尺骨小头高凸，按压可有"浮动""弹响"感，此即为下尺桡关节分离症。

（4）X线片　下尺桡关节正位片示下尺桡关节间隙增大，大于3mm；侧位片示尺骨小头向背侧移位，移位距离超过尺骨小头前后径的1/3。

五、鉴别诊断

本病若由外伤引起，需排除尺骨或桡骨的远端骨折。

六、治疗

1. 手法治疗（牵抖法）

患者面对术者正坐，上肢外展，掌心朝下，术者站在患者侧方，双手握住患者腕关节，双拇指置于背侧痛点突出处，助手立于患者侧后方，双手固定患者腋侧，先对腕关节进行拔伸牵引，在牵引状态下将腕关节抖动3次，然后将患者腕部极度屈曲，随后术者双手拇指抵住患者腕舟骨部和豌豆骨部，快速背伸的同时双拇指向下抖动推挤，最后一手握患腕将下尺桡关节按正。若一次复位不成功可再次复位。

2. 固定

手法治疗完后需局部固定，限制活动。把30cm×30cm棉布手帕对角折叠成三角形，然后继续沿相同方向折三下，使之成为三指宽的布带。术者将移位或分离的下尺桡关节复位压紧，用准备好的布带从腕背开始对称缠绕腕关节，此时嘱患者用力握拳，将布带结打在腕背，扎紧，让患者松拳。固定4周，尽量减少腕关节活动。待下尺桡关节分离消失后才可去除布带固定。

七、注意事项

固定时要松紧适度。打结时让患者握拳是为了最大限度地固定下尺桡关节，松拳后下尺桡关节围长变短，布带会适当变松，不会造成末端缺血，只有当手再次用力时，布带才会被撑紧。

【病案举例】

张某，女，32 岁，2019 年 5 月就诊。主诉：右腕部疼痛、旋转受限 2 天。1 周前其在拧毛巾时右腕用力过度致右腕部疼痛，活动受限。右腕关节背伸及旋转时疼痛明显加重。

查体：见尺骨小头周围压痛（＋），腕三角软骨盘挤压试验（＋），未见明显畸形，未触及明显异常活动及骨擦音。

诊断：腕三角软骨盘损伤。

治疗：予以牵抖法治疗 1 次，继用三角巾固定 4 周，每周复诊调整三角巾松紧，6 周后疼痛明显减轻，右腕部背伸及旋转活动恢复正常，疗效满意。3 个月后随访未复发。

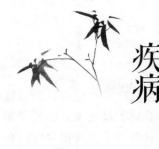

第七章 下肢伤科疾病

第一节 梨状肌综合征

一、概念

凡是由于间接外力（如闪、扭、下蹲、跨越等）使梨状肌受到牵拉而造成撕裂或损伤，引起局部充血、水肿、痉挛，而刺激或压迫坐骨神经，引起以一侧、双侧臀部酸胀、疼痛，伴大腿后侧或小腿后外侧放射性疼痛，甚至活动受限等一系列临床症状称为梨状肌综合征（或称梨状肌损伤、梨状肌孔狭窄综合征），为临床常见病之一。

《灵枢·根结》指出："太阳为开，阳明为阖，少阳为枢，故开折，则肉节渎……阖折，则气无所止息而痿疾起……枢折，即骨繇而不安于地。"其中"开折""阖折"及"枢折"三折的表现"肉节渎""痿疾"及"骨繇而不安于地"与梨状肌综合征的特殊体态形征、肢体萎缩及坐骨神经受压症状表现一致。崔老师手法以功法为体，以经筋为用，手法思路以经筋为依托。十二经筋图线标记的足三阳经线特点考究，可看出古人对于髀区病变深刻的认识。例如，梨状肌损伤出现下肢自上而下的拘急症状，虽然表现于足太阳经线的循行路径，但其实际病因是足少阳经。足少阳经自腓骨上端分出的分支，这一分支上伏兔后，自髀向上结于骶尻，恰与梨状肌联结的部位吻合，说明古人对梨状肌损伤的症状与病因、标与本的关系，已经具有充分的认识。

二、解剖

梨状肌为臀中深层的一块小肌肉，位于臀部的中层。起于 $S_2 \sim S_4$ 前孔外侧，止于股骨大粗隆顶部，主要与臀部内外肌群及其他肌肉配合，使大腿外展、外旋，并受骶丛神经支配。梨状肌向外下穿坐骨大孔，将坐骨大孔分成梨状肌上孔及梨状肌下孔，其上有臀上神经、臀上动脉通过，其下有坐骨神经、股后皮神经、阴部神经及臀下动静脉通过（图7-1）。

坐骨神经大多经梨状肌下孔穿出骨盆至臀部，部分有解剖变异者则从梨状肌上孔穿过。人体的个体差异很大，常有神经和血管的先天性变异。

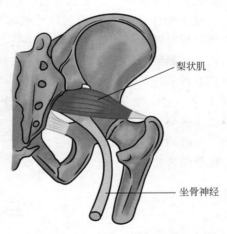

图7-1　梨状肌解剖结构

三、病因病机

崔述生认为梨状肌综合征发病原因大致有：外伤、劳损及变异。

　　梨状肌损伤是导致梨状肌综合征的主要原因，大部分患者都有外伤史，如闪、扭、下蹲、跨越、肩扛重物下蹲、负重行走及受凉等。下肢外展、外旋或蹲位变直位时使梨状肌拉长、牵拉，从而损伤梨状肌，尤其是在负重时，髋关节过度外展、外旋或下蹲猛然直立用力，使梨状肌拉长，肌肉保护性痉挛与肌肉被拉长的作用力相阻抗，使梨状肌因牵引而致损伤。梨状肌损伤后，局部充血水肿或痉挛，反复损伤导致梨状肌肥厚，可直接压迫坐骨神经而出现梨状肌综合征。

　　梨状肌属 $S_{1\sim2}$ 神经支配，而 $L_4\sim S_3$ 神经的前支组成骶丛，当下腰段椎间盘突出物刺激或卡压邻近的神经根时也可导致梨状肌反射性痉挛，进而引起梨状肌充血、水肿等炎症改变和营养障碍。神经营养障碍、腰骶骨关节及软组织的急慢性损伤、刺激或压迫腰、骶神经丛，导致梨状肌营养障碍，发生肌肿胀，最终压迫坐骨神经而出现梨状肌综合征。如腰椎间盘突出、椎弓峡部裂或椎体滑脱、骶髂关节损伤或错位等对腰骶部神经的刺激与压迫，可造成梨状肌营养障碍，而出现梨状肌综合征。

　　解剖变异也是梨状肌综合征的常见发病原因。正常时坐骨神经紧贴在梨状肌的下缘，解剖变异时坐骨神经可从梨状肌的肌腹通过，或坐骨神经在穿过梨状肌时已分为腓神经和胫神经，腓神经从梨状肌的肌腹通过，胫神经在梨状肌下缘穿出，由于刺激或压迫坐骨神经而出现梨状肌综合征。

四、临床表现

　　（1）有外伤史或受凉史。

　　（2）臀部深层疼痛，呈牵拉样、刀割样或蹦跳样疼痛，且有紧缩感，并且疼痛逐渐沿坐骨神经分布区域放射到下肢。偶有小腿外侧麻木，会阴部下坠不适等。

　　（3）活动受限。患侧下肢不能伸直，自觉下肢短缩，步履跛行，或呈鸭步移行。髋关节旋内、内收疼痛加剧。劳累后症状会加重。夜间疼痛较重。

五、检查

（1）压痛　梨状肌部位有压痛，有时压痛可扩散到坐骨神经分布区域。

（2）肌痉挛　在梨状肌处可触及条索样改变或弥漫性肿胀的肌束隆起。日久可出现臀部肌肉萎缩、松软。

（3）直腿抬高试验　60°以前疼痛明显，超过60°疼痛反而减轻。

（4）梨状肌紧张试验阳性　患者仰卧，双下肢伸直，术者手握患者足部使患肢内收内旋，此时患肢若出现坐骨神经放射痛者即为阳性（图7-2）。

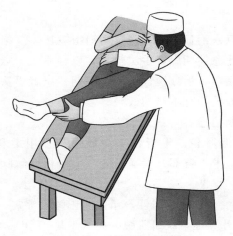

图7-2　梨状肌紧张试验

六、鉴别诊断

1. 腰椎间盘突出症

见第五章第八节内容。

2. 臀上皮神经损伤

以一侧臀部及大腿后侧疼痛为主，痛不过膝，在髂嵴中点下方2cm处压痛明显，梨状肌紧张试验阴性。

七、手法治疗

1. 治疗原则

舒筋通络，活血化瘀，解痉止痛。手法治疗与外用药物相结合。

2. 取穴及部位

环跳、居髎、承扶、风市、阳陵泉、委中、承山，以及臀部、下肢等。

3. 操作

以拨法和点穴治疗为主，多选用拇指拨法、掌指拨法、叠指拨法等手法。治疗急性期患者手法较轻，以轻手法、点穴为主，配合软伤洗剂外用熥敷。治疗慢性期（缓解期）患者手法相对较重，配合以被动牵拉等，均有不错的效果。

（1）急性期治疗

① 患者取俯卧位，术者站于患肢对侧。用柔和而深沉的擦、按、揉等手法施术于臀部及大腿后侧，待肌痉挛解除后，适当弹拨梨状肌肌腹。

② 点按环跳、委中、居髎、承扶、阳陵泉等穴，以酸胀为度。

③ 由内向外顺推梨状肌肌腹，使其平复。

（2）慢性期（缓解期）治疗

① 术者用较重的擦、按、揉等手法施术于臀部及下肢，待肌痉挛缓解后，再弹拨条索样之梨状肌肌腹。

② 同时配合点按环跳、委中、居髎、承扶等穴。

③ 做髋关节的后伸、外展及外旋等被动运动，使之松解粘连，解痉止痛。

④ 最后用擦法擦热局部。

八、注意事项

（1）梨状肌位置较深，治疗时不可因位置深而用暴力。避免造成新的损伤。

（2）急性损伤期，不宜作深部针刺，应卧床休息 1～2 周，将伤肢保持在外展外旋位，避免髋关节的旋转动作，使梨状肌处于松弛状态，以利损伤组织的修复。

（3）注意局部保暖，免受风寒外邪刺激。

（4）改变某些不良生活习惯，如习惯把钱包或手机放在裤后袋等影响血液供应，造成梨状肌受压，导致发病。

（5）改变生活中某些不良的动作，长时间坐位工作及一些强力扭转躯干的活动（如网球发球、铲雪、挖土等）。

（6）疼痛缓解后应加强髋部及腰部活动和功能锻炼，以减少肌肉萎缩，促进血液循环。

【按语：崔老师认为梨状肌综合征属中医"痹证"范畴，证候以实为主，病因主要为感受风、寒、湿、热之邪，经脉闭阻或瘀血阻络，气血不能畅行。散寒除湿，化瘀通络为其主要治则。在排除腰椎、椎管及腰椎间盘病变所致根性坐骨神经痛，骶髂关节所致神经干性坐骨神经痛及其他软组织、血管等病变的前提下，症状及体征是诊断本病的主要依据。

崔老师认为综合疗法治疗梨状肌综合征可获得较好疗效，综合疗法可弥补单一疗法的局限性，使疗效明显提高。手法可改善损伤后梨状肌的血液循环，缓解梨状肌痉挛，松解粘连，使病变组织周围的血液、淋巴循环加快，加强新陈代谢和组织的修复；针刺可消除和减轻肌肉、筋膜等处的疼痛，使痛性肌痉挛自然消失，达到无痛或者显著缓解疼痛的目的；中药可活血化瘀，散寒除湿；穴位封闭止痛效果明显，且可消除坐骨神经、梨状肌及周围组织水肿、粘连，减轻梨状肌张力，从而缓解坐骨神经压迫症状；针刀疗法针对病理性结疤粘连，在梨状肌粘连处直接剥开粘连，予以松解，恢复梨状肌毗邻的肌肉、血管、神经的动态平衡，消除症状而达到治疗目的。诸法合用标本兼顾，故获良效。对保守治疗无效者应尽早手术，以减轻患者疼痛，改善功能，使其早日恢复健康。】

第二节　髌骨软化症

一、概述

髌骨软化症也称髌骨软骨软化症或髌骨软骨病，是由于膝关节外伤或劳损导致的髌骨软骨的损伤。多双侧发病或两侧先后发病。好发于 15～40 岁，女性较男性多，尤以长期站立、反复屈伸膝关节者及运动员最多。

髌骨软化症是引起膝关节疼痛的常见病。髌骨软化症不是原发病，而是由于各种原因引起的髌股关节的生物力学关系紊乱，造成髌骨半脱位或侧倾，致使髌骨外侧小关节压力过度集中和磨损，而内侧则缺乏应力刺激，从而导致髌股关节面的软骨水肿、软化，进而碎裂，逐渐发展则出现软骨面"蟹肉"样变、软骨逐渐脱落、软骨下骨质裸露、增生硬化，最终形成髌股关节骨关节炎。其发生、发展、恶化与髌股关节的解剖关系紊乱密切相关。

本病多有膝部劳损或扭伤史，起病缓慢，最初膝部隐痛或酸痛，继而疼痛加重，劳累后加剧，上下楼梯困难，休息后症状减轻或消失。本病在中医学中属"痹证""劳损""伤筋"范畴，《素问·脉要精微论》曰："膝者筋之府，屈伸不能，行则偻附，筋将惫矣。"外伤、劳损、风寒湿邪侵袭膝部筋骨导致筋脉痹阻，气血瘀滞，血不涵筋，筋骨失于濡养，从而产生疼痛、活动不利等症状。

二、解剖

髌骨（图 7-3）是人体最大的一块籽骨。籽骨的特点是靠近关节，有关节面，有骨小梁，被肌腱包绕。

髌骨软骨，厚约 3mm，其功能类似于其他关节软骨。因髌骨软骨厚，承受力大，创伤及劳损重，因而髌骨软化症的发病率远远高于其他关节。

髌骨的后面与股骨髁间窝构成关节，称髌股关节。髌骨的后方有一纵行的骨嵴。

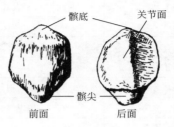

图 7-3　髌骨

髌股关节受力特点：股四头肌与髌韧带相对于髌骨产生的合力指向股骨的髁间窝。屈膝 30°时，这个压力等于 1 倍体重；屈膝 60°，这个压力相当于 4 倍体重；屈膝 90°时，相当于 6 倍体重；在行走时相当于 1.5 倍的体重；上楼时相当于 3.3 倍的体重；下蹲时则相当于 8 倍的体重。

三、病因病机

本病病因分为两类：第一类是关节生物力学的异常，不论是急性或慢性发病，均可导致髌骨软骨软化，许多情况可以用支具和手术来矫正。第二类因素涉及疾病过程、年龄和医源性，不是单纯手术所能解决的，这些因素称为生物化学因素（表 7-1）。

表 7-1　髌骨软化症的病因分类

生物力学因素	生物化学因素
急性损伤	疾病
脱位	类风湿关节炎

生物力学因素	生物化学因素
直接暴力	复发性出血性关节病
骨折	关节血肿
慢性损伤	尿黑酸病
复发性半脱位	结晶性滑膜炎
股四头肌力量不平衡	化脓或粘连
半月板术后	医源性
高位髌骨	重复关节内多次注射可的松类药
创伤后力线不正	长期固定
髌骨外侧压力过高综合征	退行性变
半月板损伤	原发性骨性关节炎
交感神经反射性营养不良	
股骨内髁嵴增大	

髌骨软化症的病理变化分为以下四期。

Ⅰ期：表面失去光泽，呈黄白色，弹性减弱，局部轻度纤维化，或软骨面有肿胀及软化。

Ⅱ期：在软化区域出现裂纹及碎片。

Ⅲ期：裂纹扩展，出现关节面碎裂现象，纤维化程度更重。

Ⅳ期：软骨面被继续侵蚀，甚至剥脱，暴露出软骨下骨。

【按语：崔老师认为该病多由外伤、劳损、风寒湿邪侵袭膝部筋骨导致筋脉痹阻，气血瘀滞，血不涵筋，筋骨失于濡养，从而产生疼痛、活动不利等症状。

髌骨被股四头肌肌腱包绕，膝关节的活动每时每刻都有髌骨参加，正常情况下，在下肢活动的不同角度，髌骨都能与股骨关节面相吻合。但当髌骨周围的软组织损伤引起肌群的挛缩或弛缓，例如股四头肌内外肌群，都将影响髌股关节面的吻合，髌骨与股骨相互摩擦而损伤关节软骨，进而粗糙；关节周围滑囊也因此受到继发性损伤，导致脂肪垫充血肥厚，影响髌股关节和周围软组织的滑液供应。髌骨软骨缺乏滑液的供应和微循环障碍而缺乏营养，再加之摩擦撞击的损伤，使髌骨出现损伤和退变。

故崔老师认为髌骨软化症主要问题不是髌骨软骨本身的问题，而是其周围软组织的损伤导致力平衡失调而造成的。】

四、临床表现

（1）膝关节疼痛　本病起病缓慢，最初常感到膝部隐痛、下楼时疼痛，逐渐变为上下楼梯都疼痛，下蹲后站起时疼痛、无力；常两侧先后发病。

（2）可以有"软腿""假交锁征"现象。

（3）压痛　髌骨关节面、髌骨周围压痛，尤以髌骨内缘多见，有时膝眼处也可有压痛。

（4）髌骨研磨试验阳性　患者仰卧，膝关节伸直。术者用掌按压髌骨，施加一定的压力并环旋揉动，使得髌骨与股骨髁发生摩擦。疼痛者为阳性，提示髌骨软化症。

（5）单腿半蹲试验阳性　以患侧下肢负重下蹲出现膝关节疼痛者为阳性，提示髌骨软化症。

（6）髌骨抽动试验阳性　患者仰卧伸膝。术者用拇、食两指从髌骨上极压住髌骨，患者主动收缩股四头肌，使髌骨在股骨上滑动摩擦，产生明显疼痛为阳性，提示髌骨软化症、髌股关节退行性改变。若为阴性，可排除髌股关节疾病。正常人也可能有疼痛。

（7）髌骨移动度　对比两侧髌骨的移动范围，患侧较正常侧移动范围减小，提示膝关节骨性关节炎、股四头肌紧张、膝关节僵硬、关节内外粘连等。移动范围增加则见于髌骨不稳、关节韧带松弛。

（8）股四头肌可有轻度萎缩，关节活动多不受限。

（9）X线片　髌骨轴位片，早期多属正常，晚期髌骨与股骨关节间隙变窄，可见髌骨关节面软骨下骨质致密、不光滑，有时可见囊性变，边缘出现骨质增生。

五、诊断要点

（1）外伤史或劳损病史。

（2）多见于中青年人。

（3）膝关节疼痛，上下楼梯疼痛，半蹲位膝部疼痛加重，膝关节无力，可以有"软腿""假交锁征"现象。

（4）髌骨关节面、髌周压痛。

（5）股四头肌可有轻度萎缩。

（6）髌骨研磨试验阳性，单腿半蹲试验阳性，髌骨抽动试验阳性。

（7）髌骨轴位 X 线片，早期多无异常改变，后期髌骨与股骨关节间隙变窄，可见髌骨关节面软骨下骨质致密、不光滑，有时可见囊性变，边缘出现骨质增生。

（8）关节镜检查可明确诊断。

六、治疗

（一）手法治疗

治疗原则为疏经通络，活血止痛。

采用"崔氏膝部推拿八法"，具体手法如下。

1. 刮髌周

以拇指固定髌骨一侧，食指固定髌骨顶端，中指指间关节沿髌骨另一侧由上向下刮 12 次。松解髌周组织粘连，平衡髌周组织张力（图 7-4）。

2. 提抖髌

以五指指端固定髌骨，将髌骨轻轻提起至最大限度，保持 5 秒，缓慢将髌骨放松至提起最大限度的 1/2 行抖法 10 秒，反复 4～6 次。松解髌股关节张力，调整膝关节负压（图 7-5）。

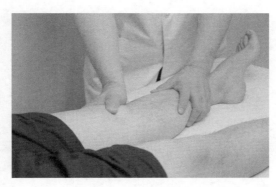

图 7-4　刮髌周

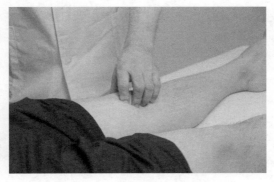

图 7-5　提抖髌

3. 推鹤顶

以掌根轻推髌骨上缘，劳宫对准鹤顶，在掌根推手法基础上行掌振法 1 分钟。温通经络，行气散瘀（图 7-6）。

4. 点陵泉

以拇指行一指禅推法加点法透点阴陵泉、阳陵泉两穴各 1 分钟。补脾益肾，通络柔筋（图 7-7）。

5. 行血海

于血海行一指禅推法和点法 1 分钟。祛风清热，舒筋活血

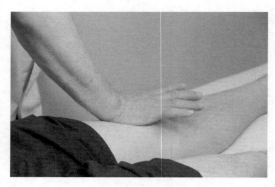

图 7-6　推鹤顶

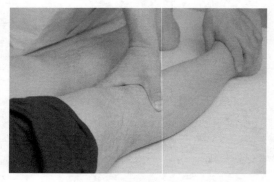

图 7-7　点陵泉

（图 7-8）。

6. 拿髌腱

以拇指、食指两指拿揉髌韧带 1 分钟。祛风湿，通经活络，疏风散寒，理气消肿，利关节止痛（图 7-9）。

7. 透膝眼

以拇指、食指两指拿揉内外膝眼 1 分钟。补益肝肾，通经活络，疏风散寒，镇痛（图 7-10）。

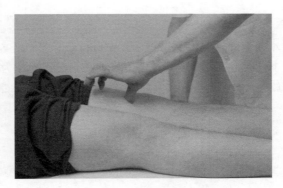

图 7-8　行血海

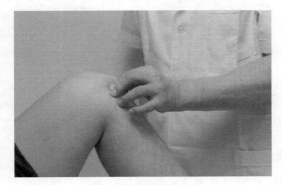

图 7-9　拿髌腱

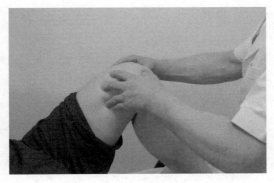

图 7-10　透膝眼

8. 摇扳膝

双手握小腿上缘进行手法牵拉，并在保持牵拉基础上左右微微旋动其膝关节 1 分钟；可进一步行膝关节拔伸法，具体操作为屈髋屈膝，待患者下肢放松后，顺势向下牵拉患肢 1 次，以正骨柔筋（图 7-11）。

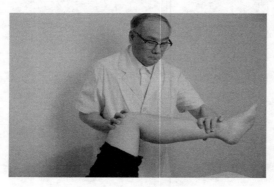

图 7-11　摇扳膝

（二）其他治疗

1. 针灸治疗

针灸治疗以局部穴为主，如梁丘、血海、鹤顶、犊鼻、内庭、内膝眼、足三里、委中、阳陵泉、阴陵泉等穴。可以针上加灸，每日或隔日 1 次，10 次为 1 个疗程。

2. 中药外用

可以用活血止痛、强筋壮骨、温通经脉的中药。如可用软伤洗剂外用熥敷，每日 2 次，每次 20～30 分钟。

3. 封闭治疗

合并脂肪垫损伤，可用醋酸泼尼松龙 0.25mg，加 2mL 普鲁卡因做痛点封闭治疗，每周 1 次，3 次为 1 个疗程。

4. 手术治疗

症状较重，保守治疗无效者，可行手术治疗。病变局限者可行局部软骨切除，病变广泛者可将全部软骨切除。

七、注意事项

（1）嘱患者治疗期间注意休息、保暖，避免剧烈运动和长期屈膝工作。

（2）嘱患者练习股四头肌静力收缩、仰卧抬腿。

【按语：崔老师认为髌骨软化症主要问题不是髌骨软骨本身的问题，而是其周围软组织的损伤导致力平衡失调造成的，手法治疗的目的是调整膝部力学系统平衡，促进局部血液循环，加速局部的新陈代谢，有利于损伤组织的早期修复。

"膝者筋之府"，足阳明、足太阳、足少阳和足三阴经筋分别循行于膝关节的前、后、外及内侧，并在膝关节周围有相应的结聚点，如"结于腘""结于膝外廉""结于膝"等。《医宗金鉴·四肢部》曰："膝盖骨即连骸，亦名髌骨。形圆而扁，覆于楗胻上下两骨之端，内面有筋联属。其筋上过大腿，至于两胁，下过胻骨，至于足背。"崔老师指出髌骨系人体中最大的籽骨，有保护膝关节、增强股四头肌力量的作用，是维持膝关节稳定的重要结构，当膝半屈时，髌骨与股骨髌面相接，强度屈膝时，髌骨下降对着髁间窝；伸膝时，髌上移，髌骨下部与股骨髌面相接，伸直膝盖的最后 $10°\sim15°$，主要是髌骨的功能。在过度奔跑跳跃时，股四头肌骤然猛力收缩，造成髌骨周围软组织的损伤，导致力平衡失调，久之形成髌骨软化症。是故，在治疗该病时，应当急治其标，缓治其本，重视经筋，筋骨同治。】

第三节　膝关节骨性关节炎

一、概述

骨性关节炎是一种退行性病变，系由增龄、肥胖、劳损、创伤、关节先天性异常、关节畸形等诸多因素引起的关节软骨退化损伤、关节边缘和软骨下骨反应性增生。膝关节骨性关节炎多由增生引起，故又称增生性骨关节炎；因好发于中老年人，故也称老年骨关节病；因患病后关节变形，故称之为变形性关节炎；因本病属退行性疾病，故又称为退行性关节炎。膝关节骨性关节炎在全身骨性关节炎中发病率最高。膝关节骨性关节炎与年龄、职业、创伤、肥胖、膝关节畸形、寒冷和潮湿等因素有密切关系，男女均可发病，但以女性多见，尤其是闭经后的妇女。

膝关节骨性关节炎属于中医"痹证"的范畴，传统观念认为，该病的基本病机为肝肾亏虚、风寒湿三气侵袭。崔老师经过多年的临床研究认为，膝关节骨性关节炎是一种慢性退行性疾病，其发病周期较长，除了肝肾亏虚、寒湿痹阻之外，风、痰、瘀三邪是该病发生、发展的重要病机因素，若日久迁延难愈，易导致"久病入络"。

二、解剖

膝关节（图 7-12）由股骨髁与胫骨平台构成，是人体关节中负重多且运动量大的关节。在股骨与胫骨之间有半月板，起到了增加关节面、稳定关节、缓冲振荡的作用。膝关节是人体最大的滑膜关节，关节面积与关节腔容积均居首位，关节腔内为负压，正常时有少量的滑液，起到润滑关节的作用。

髌骨与股骨的髁间窝构成髌股关节，髌骨对于股四头肌的伸膝作用有重要的意义。

三、病因病机

膝关节骨性关节炎分为原发性与继发性，原发性病因尚不清楚，仍是临床研究重点，该病主要影响因素有以下几点。

（1）年龄 膝关节骨性关节炎发病率随年龄增长而升高，以关节内软骨及关节面退行性变较常见，其关节积累性劳损是主要因素。

（2）性别 该病多发于女性，闭经前后是该病高发期，表明可

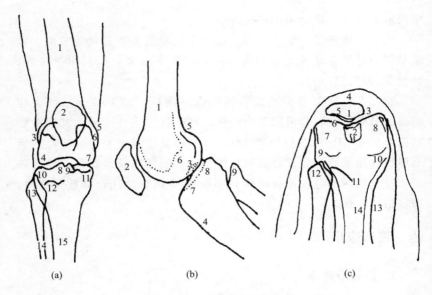

图 7-12　膝关节解剖结构

（a）膝关节正位（前后位）相：1—股骨；2—髌骨；3—股骨外上髁；4—股骨外侧髁；5—内收肌结节；6—股骨内上髁；7—股骨内侧髁；8—外侧髁间隆起；9—内侧髁间隆起；10—胫骨外侧髁；11—胫骨内侧髁；12—胫骨近侧骺线；13—腓骨头；14—腓骨体；15—胫骨体

（b）膝关节侧位相：1—股骨；2—髌骨；3—髁间隆起；4—胫骨粗隆；5—股骨内侧髁；6—股骨间切迹；7—胫骨髁间前窝；8—胫骨髁间后窝；9—腓骨头

（c）膝关节轴位相：1—髌骨关节面及内、外侧小面间嵴；2—股骨髌面滑车凹（前方）及股骨髁间窝（后方）；3—股骨内侧髁髌面及髌关节隙；4—髌骨前缘；5—髌骨关节面的外侧小面（比内侧小面宽而深）；6—股骨外侧髁髌面及髌关节隙；7—股骨外侧髁；8—股骨内侧髁；9—外上髁；10—内上髁；11—胫骨粗隆重叠影；12—腓骨头；13—股骨干；14—胫骨干重叠影

能与激素改变相关。

（3）体重　膝关节骨性关节炎高发于粗壮与肥胖体型人群，超重增加关节负担。研究显示，10 年内体重减少 5kg，可降低该病发病率的 50%。

（4）营养不良　由于关节内无血管，营养物质主要是从关节液中摄取，营养不良会增加该病发病率。

（5）生活环境　寒冷、阴湿环境易引发膝关节骨性关节炎，主要是阴冷环境会减缓关节周围血运速度，严重者可引起血运障碍，致使关节部位病变。

膝关节骨性关节炎的发病机制尚不明确。膝关节无菌性炎症时，关节软骨细胞与滑膜细胞损伤，产生较多炎性因子，其中主要以白介素-8（IL-8）、白介素-1（IL-1）等炎性因子为主，使粒细胞与单核巨噬细胞趋化并释放氧自由基、溶酶体酶及组胺等，以此降解软骨基质。同时，还会诱导 B 细胞与 T 细胞活化，降低免疫力，加重机体损伤。

四、临床表现

1. 膝关节疼痛

（1）疼痛分度　可分为 5 度。

① 不痛。

② 轻度疼痛：能忍受，不影响生活。

③ 中度疼痛：步行时疼痛，短时休息后可以减轻或消失，引起患者注意并影响生活。

④ 重度疼痛：疼痛严重，影响生活，休息后仍疼痛，有自发痛，常需服用止痛药。

⑤ 剧烈疼痛：任何情况下都有疼痛，需要服止痛药。

（2）疼痛特点

① 始动痛：膝关节处于某一位置较长时间后，开始运动时疼痛，活动片刻后疼痛缓解，活动过久再次出现疼痛。

② 负重痛：膝关节在负重时疼痛，如上下楼、上下坡时出现疼痛。

③ 主动活动痛：主动活动时因肌肉收缩较被动活动（检查）时疼痛。

④ 休息痛：膝关节在某一位置长时间不动时出现疼痛，也称

静止痛。与静脉血液回流不畅，造成髓腔及关节内压力增高有关，需要变换体位才可以缓解。

⑤ 与天气变化有关。

2. 膝关节功能受限

膝关节功能受限程度轻重不一，负重功能及运动功能均可受限。

3. 膝关节畸形

膝关节畸形可有可无，轻重不一。畸形可导致骨性关节炎；骨性关节炎又可使畸形加重。临床常见有"X"形腿、"O"形腿。有时还可见膝关节屈曲挛缩、过伸畸形。

4. 压痛

常见的压痛点有：股骨内髁、股骨外髁、胫骨内侧髁、胫骨外侧髁、髌骨上下极、膝眼处。

5. 关节摩擦音

膝关节运动时，关节内可发出摩擦音。摩擦音的有无、大小可因患者病程的长短、增生的轻重而不同。柔和的摩擦音常提示退变和增生较轻，粗糙的摩擦音常提示退变和增生较重。

6. 肿胀

部分患者可有轻度肿胀。当增生的骨质刺激滑膜时也可使肿胀加重。

7. X 线检查

膝关节正位片可见：胫骨髁间棘变尖；关节间隙变窄或不等宽；股骨内外髁和胫骨内外侧髁增生；骨刺可分为压力性骨刺、牵拉性骨刺；关节面模糊。膝关节侧位片可见：髌骨上下缘骨质增生，髌韧带钙化。髌骨轴位片可见：髌股关节面变窄，关节面不光滑，髌骨边缘骨质增生。

五、诊断要点

（1）主要见于中老年患者。

（2）膝关节疼痛。

（3）膝关节功能受限，如负重功能及运动功能均可受限。

（4）膝关节畸形。

（5）肌肉、韧带附着处有压痛。

（6）关节摩擦音。

（7）肿胀或轻或重。

（8）膝关节正位片、侧位片示骨质增生。

六、治疗

（一）手法治疗

治疗原则为活血止痛，滑利关节。

采用"崔氏膝部推拿八法"，具体手法参见本章第二节髌骨软化症。

（二）其他治疗

1. 针灸治疗

以局部穴为主，针上可加灸。每次留针 20 分钟，隔日 1 次。可交替使用下面两组穴：①血海、犊鼻、委中、委阳；②梁丘、阴陵泉、阳陵泉、阴谷、合阳。

2. 软伤洗剂熥敷患侧膝关节

可采用软伤洗剂熥敷患处，每日 2 次，每次 20～30 分钟。每副药熥敷 2 次之后可将其煮水泡患侧下肢，每日 1 次，每次 30 分钟。

七、注意事项

（1）对于膝关节疼痛、肿胀较重者，应嘱其卧床休息。

（2）嘱患者进行膝关节功能锻炼，如做屈伸和摇摆动作以恢复膝关节运动功能；股四头肌静力收缩练习有助于消肿，恢复股四头肌肌力，预防并治疗股四头肌萎缩。

（3）应嘱肥胖患者适当加强体育锻炼、节制饮食、减轻体重，以减轻膝关节的负担。

【按语：崔老师指出，膝关节骨性关节炎在发病早期，致病因素往往多以风邪为主，夹杂寒湿诸邪，搏于营卫，而表现为红、肿、热、痛、活动受限等症。风者，善行数变，一旦侵入皮脉，往往流窜难定，久则深入筋骨，因此在该病的治疗上，祛风当为首要之务。日久则无论是气血亏虚，推动乏力，抑或外邪侵犯，阻滞经络，久则血脉凝滞，留而成瘀，再加上正常津液代谢的异常，痰湿内生，留著关节，痰瘀相互为患，胶着固化，因此要祛痰化瘀并重。

崔老师认为膝关节骨性关节炎的治疗应补益肝肾，行气活血，祛风散寒。治法坚持推拿与药物相结合、正骨与柔筋并重的思想，以期达到"骨正筋柔，气血以流，腠理以密，如是则骨气以精"。临证强调谨守病机，推拿手法与药物疗法相结合，标本兼治。】

第四节　踝关节软组织损伤

一、概述

踝关节软组织损伤是指由于踝关节扭伤，导致踝关节周围韧带、关节囊的损伤，常被称为踝关节扭伤。本病可发生于任何年龄的人。踝关节通常在跖屈内翻位损伤。

【按语：承受人体负重量最大的踝关节属于屈戌关节，人的日常活动功能包括站立、行走、跑跳都必须依赖踝关节的稳定性，因此踝关节也较容易受伤。踝关节韧带损伤可分为外翻型和内翻型两种，其中，外踝副韧带较为薄弱更容易造成内翻型损伤。崔述生指出确诊为急性踝关节扭伤时，更需尽快治疗以便日后的恢复，若延误治疗、处理不当，会出现长期反复性的扭伤、踝关节无力的慢性踝关节不稳，继而发展成骨性关节炎，造成生活诸多不便。因此有

必要尽早并采用合适的方式治疗急性踝关节扭伤。】

二、解剖

1. 踝关节韧带

外侧副韧带由距腓前韧带、跟腓韧带、距腓后韧带组成，其作用是防止足内翻。内侧副韧带为跟胫韧带，呈三角形，故亦称三角韧带，呈扇形，其作用是防止足外翻（图7-13）。

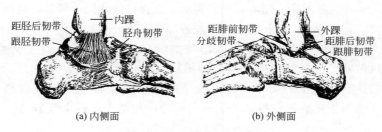

(a) 内侧面　　　　　　　　(b) 外侧面

图 7-13　踝关节韧带解剖结构

2. 踝关节周围的肌肉

（1）前群　在胫骨、腓骨、骨间膜的前面，由内向外分别是胫骨前肌、踇长伸肌和趾长伸肌，起于胫骨、小腿骨间膜和腓骨的前面，向下经伸肌支持带深面至足。胫骨前肌止于第1楔骨内面及第1跖骨底；踇长伸肌止于踇趾和第2节趾骨底；趾长伸肌止于第2～5趾的第2、第3节趾骨底背面。其作用为使足背屈、伸趾，胫骨前肌还可使足内翻。

（2）外侧群　有腓骨长肌和腓骨短肌，均起于腓骨，腓骨长肌腱经外踝后方入足底，止于第1跖骨底；腓骨短肌止于第5跖骨粗隆。

（3）后群

① 后群浅层：包括腓肠肌和其深层的比目鱼肌，总称小腿三头肌。腓肠肌的内侧头和外侧头分别起于股骨的内、外上髁；比目鱼肌起自胫、腓骨上端的后面。三个头会合，在小腿后方形成膨隆的肌腹，向下续为跟腱，止于跟骨结节。其作用为上提足跟使足跖屈。

② 后群深层：自外向内依次为踇长屈肌、胫骨后肌及趾长屈肌；分别起于腓骨、骨间膜、胫骨的后面，向下绕内踝的后方达足底。踇长屈肌止于踇趾第 2 节趾骨底；胫骨后肌止于舟骨和第 1～3 楔骨；趾长屈肌止于第 2～5 趾末节趾骨底。其作用为使足跖屈、屈趾，胫骨后肌还可使足内翻。

3. 踝关节的解剖特点

距骨滑车有前宽后窄的特点，当踝关节位于中立位时，距骨滑车前方较宽的部分位于踝穴内；当踝关节跖屈时，距骨滑车后方较窄的部分进入踝穴。两者相比前者较后者稳定，也就是说踝关节容易在跖屈位时损伤，即下楼、下台阶、下山时易造成损伤。构成踝关节的外踝长、内踝短，易造成内翻损伤。

踝关节的外侧副韧带较内侧副韧带弱、足内翻的肌肉力量较足外翻的肌肉力量强，都是易造成内翻损伤的原因。

综上所述，踝关节易在跖屈内翻位损伤。

三、病因病机

踝关节软组织损伤多为间接暴力致伤。多出现在走高低不平的路时，或失足滑倒时。从解剖特点可知，踝关节在跖屈内翻位时损伤的机会最多，但这并不意味着踝关节没有外翻损伤、内旋损伤、外旋损伤。

经筋联缀百骸，故维络周身，各有定位，由于致病因素如寒、热、风、湿等邪气的侵袭以及跌打损伤等，经筋病候多表现为该经筋循行所过之处的筋肉运动障碍或疼痛，如瘈疭、挛急、掣痛、转筋、强直、口僻及肩不举、膝不可屈伸之类的关节活动不利以及肢体偏废不用。

四、临床表现

（1）疼痛　损伤后即感踝关节处疼痛，疼痛的程度依损伤的轻重不同而不同。内侧副韧带损伤时，内侧疼痛；外侧副韧带损伤时，外侧疼痛。因踝关节多在跖屈内翻位时损伤，多损伤距腓前韧带和跟腓韧带，故多见踝关节外侧疼痛。在外侧副韧带受到牵拉的同时，内踝可因距骨的挤压而产生疼痛。

（2）功能受限　损伤后踝关节各方向的主动活动受限，行走困难。

（3）肿胀、瘀斑　损伤后即可出现不同程度的肿胀和瘀斑。肿胀和瘀斑多在损伤3～4小时以后出现并逐渐加重。内侧肿胀提示内侧损伤，外侧肿胀提示外侧损伤。瘀斑常出现在损伤部位的下方、远侧，瘀斑常为青色。如果在损伤后即刻出现较重的肿胀、瘀斑，应注意是否有骨折。

（4）压痛　踝关节损伤后压痛明显，压痛的部位即为损伤的部位。距腓前韧带损伤时压痛部位常在外踝前下方。应注意检查内踝、外踝、内踝尖、外踝尖、第5跖骨基底部是否有压痛，以除外骨折。

（5）X线片　有助于除外骨折，通常拍踝关节的正侧位片。若考虑有韧带完全断裂，应拍踝关节的内翻应力片或外翻应力片。若损伤一侧关节间隙明显增宽或距骨脱位，提示韧带完全断裂。

五、诊断要点

（1）有踝部外伤史。

（2）损伤后踝关节即出现疼痛，局部肿胀，皮下瘀斑，行走困难。

（3）局部压痛明显　若内翻扭伤，将足做内翻时，外踝前下方剧痛；若外翻扭伤，将足做外翻时，内踝前下方剧痛。

（4）X线片　应拍踝关节的正位片和侧位片。若压痛点位于第5跖骨基底部，应拍跖骨的正位片和斜位片。

六、治疗

（一）手法治疗

手法治疗踝关节软组织损伤的适应证为：无骨折，且非Ⅲ度损伤（Ⅰ度损伤为韧带轻度断裂；Ⅱ度损伤为韧带断裂较重，但未完全断裂；Ⅲ度损伤为韧带完全断裂）。

治疗原则为活血祛瘀，消肿止痛，滑利关节。

1. 急性期

急性期不宜手法治疗，若有跖跗关节错位时，可采用牵拉足趾使其复位的治疗方法，然后根据具体情况进行包扎固定或限制活动。损伤72小时后再做手法治疗。

2. 恢复期

恢复期具体治疗手法如下。

（1）揉散瘀血　患者坐于床上，患肢伸直。术者以拇指及大鱼际按揉伤足。按揉的力量宜小不宜大，按揉的顺序为从远端至近端，从损伤的周围至损伤的局部（图7-14）。

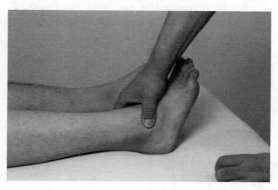

图7-14　揉散瘀血

（2）消肿止痛　在患者损伤的局部涂少量按摩乳，施用指摩法，然后从远端向近端施用推法，以促使肿胀消除。

（3）滑利关节　术者一手托患者足跟，另一手握足背，进行环旋摇动，以不痛为度（图7-15）。本法不宜使用得太早，一般用于损伤2～3周以后仍有疼痛且功能受限者。在摇动时，不可强力摇动，特别是在患者感到最痛的角度，以免刚修复的韧带再度损伤。

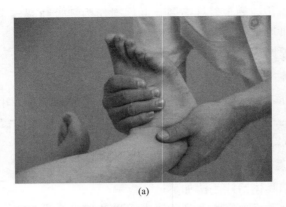

(a)

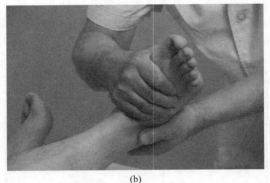

(b)

图 7-15　滑利关节

（二）其他治疗

1. 固定

对于急性损伤，可根据损伤情况，进行"8"字绷带固定。如患者为跖屈内翻位损伤，可做踝关节背伸外翻位固定。

2. 中药外用

对于急性期疼痛、肿胀较重者，可采用中药外敷以促使肿胀消退，功能恢复。常选用活血、止痛、接骨续筋的中草药。可外用崔氏软伤洗剂及速效损伤灵。

3. 手术

对于韧带Ⅲ度损伤（即完全断裂）者，应当手术修补。

七、注意事项

（1）急性期患者，若损伤较轻，可用轻柔的手法治疗，治疗后包扎固定或限制患足活动，使损伤组织彻底修复，以防日后反复损伤；嘱患肢抬高以促使肿胀消退。若损伤较重，应慎用手法治疗，特别是运动关节类手法，以免加重损伤。

（2）急性期应嘱患者在局部做冷敷，待肿胀不再加重时，改用热敷以活血祛瘀。急性期一般为72小时。

（3）在恢复期，应嘱患者进行功能锻炼，以利于肿胀的消除。

【按语：崔述生强调手法以功法为体，以经筋为用，手法思路以经筋为依托。

间接暴力损伤踝关节软组织造成局部的挛急、掣痛，手法治疗及崔氏速效损伤灵可运行患处瘀滞的气血，使血肿及渗出液消散并吸收，一旦患处的气血通畅便可濡养受损的筋络，滑利关节而恢复踝关节活动的功能。】

第五节　跟痛症

一、概述

跟痛症是指足跟部跖侧的疼痛。依据病因的不同，还称为跟骨骨膜炎、跟骨骨刺、跖筋膜附着区末端病等。好发于中老年人，尤其是运动员及肥胖者，男性多于女性，男女之比为2：1。可一侧或两侧同时发病。

二、解剖

跟骨为最大的跗骨，形状不规则，近似长方形；其前部窄小，后部宽大。跟骨体后面呈卵圆形隆起，分上、中、下三部分。上部光滑；中部为跟腱附着部，跟腱止点上方有小滑囊；下部移行于跟骨结节，有踇展肌、趾短屈肌、小趾展肌及跖腱膜附着，起维持足弓的作用。跟骨结节的下方有滑囊存在。足跟部皮肤较厚，皮下组织由弹力纤维和脂肪组织构成，又称脂肪纤维垫。

胚胎5～7周时，跟骨处有软骨形成；胚胎3个月时在软骨中心出现骨化中心，以后在跟骨远侧部分出现次级骨化中心点，互相聚集或分离，骨松质与周围致密边缘界限不清。7～13岁骨骺逐渐长大，呈片状或半月形，能分清骨松质及周围致密边缘，骨骺的外缘光滑，内缘呈锯齿状，骨骺可分成1～3块，密度较高，跟骨后缘不整，跟骨结节骨骺多呈不规则形，以后则较其他部分致密，属于发育中的正常现象。13～15岁骨骺仍呈半月形，渐向两端伸展，围绕跟骨结节的大部。跟骨与跟骨结节骨骺之间有一弧形线相隔，边缘呈锯齿状或波浪形，骨骺内缘密度与跟骨相同。此时骨骺接近愈合，不再分块，密度亦接近跟骨密度。跟骨结节骨骺见图7-16。

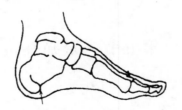

图 7-16　跟骨结节骨骺

三、病因病机

（1）慢性损伤　由于跟骨结节附着部受到跖腱膜和趾短肌等的长期反复牵拉，可发生无菌性炎症。如炎症长期存在，可逐渐发生纤维化、钙化，形成与跖腱膜方向一致的骨刺。

（2）急性损伤　见于运动员超生理运动量的训练，导致急性损伤；也见于硌伤。

本病炎症亦可浸及滑囊、脂肪垫，形成跟骨滑囊炎、跟下脂肪垫炎。

跟骨骨刺多位于跟骨结节跖侧前部的内、外侧突处，其基底与跟骨体跖面形成一横沟，尖端则埋于跖腱膜和趾短屈肌的起点内。在内踝尖端下方，由足底外侧神经发出小趾展肌神经，紧贴跟骨表面的横沟，其细小分支分布于跟骨跖面骨膜和跖侧韧带。目前推测认为，跟骨骨刺引起的跟痛与刺激此神经有关。

四、临床表现

1. 跟骨结节骨刺及炎症

（1）疼痛　起病缓慢；足跟跖侧疼痛；晨起痛；休息以后开始行走时疼痛较重（始动痛），行走片刻后疼痛减轻，行走过久疼痛又可加重；开始休息时疼痛，片刻后消失。

（2）压痛　跟骨结节处有压痛，有时可触及骨性隆起。

（3）跟骨侧位 X 线片　可见跟骨结节前方骨刺。在诊断时应注意：骨刺的大小与疼痛不成正比。

2. 跟骨滑囊炎

（1）疼痛　跟骨的跖侧疼痛，行走、站立过久或剧烈运动后疼痛加重。

（2）肿胀　局部轻度肿胀。

（3）压痛　压痛较深，有时可触及捻发音。

3. 跟下脂肪垫炎

常因跟部被硬物硌伤或长期受压引起，跟下疼痛、肿胀，压痛较浅。

五、诊断要点

（1）慢性起病者以中老年人为主。运动损伤与年龄无关，但有损伤史。

（2）足跟跖侧疼痛。

（3）X线片 中老年人可在跟骨侧位片上看到跟骨骨刺。急性损伤，拍X线片有助于除外骨折。

六、治疗

（一）手法治疗

治疗原则为牵拉消炎，点穴止痛。

1. 牵拉跟腱

患者俯卧，健腿伸直，患侧屈膝，术者一手握住小腿下段，另一手握住足中段，两手相对用力，牵拉跟腱30秒，放松10秒，重复6次。

2. 牵拉跖筋膜

患者俯卧，健腿伸直，患侧屈膝，术者一手握住足跟部，另一手握住足前段，两手相对用力，牵拉跖筋膜30秒，放松10秒，重复6次。

3. 点拨阿是穴

患者俯卧，健腿伸直，患侧屈膝，术者以一手掌按压患侧跟腱处，拇指与另一手拇指重叠点按于痛处，着力按压并左右拨动3~5分钟。

4. 罐击阿是穴

患者俯卧，健腿伸直，患侧屈膝，术者以一手握住足踝固定患足，一手持外表光滑的3号玻璃罐，击打痛点3~6次。

（二）其他治疗

1. 针灸治疗

以局部穴为主，针上可加灸。每次留针 20 分钟，隔日 1 次。

2. 软伤洗剂熥敷、泡洗患侧足跟

具体药物：桃仁 15g、红花 15g、威灵仙 20g、独活 15g、羌活 15g、怀牛膝 20g、伸筋草 12g、铁线透骨草 12g、荆芥 10g、防风 10g 等。

3. 封闭治疗

用醋酸泼尼松龙加普鲁卡因，痛点封闭，能起消炎止痛的作用。

七、注意事项

手法适用于跟骨骨刺、跟骨滑囊炎、跟下脂肪垫炎。因跟骨骨髓炎、跟骨结核引起的跟痛者，禁用手法治疗。

【按语：崔述生指出，跟腱挛缩是引起跖腱膜炎常见的原因，跖腱膜牵拉有助于炎症的消退。跖筋膜是足底的重要结构，对维持正常足弓有重要意义，长期的负荷，特别是肥胖、运动劳损等情况下容易产生无菌性炎性损伤，尤其是在跟骨附着部，诱发跟痛。跖筋膜起始于跟骨结节内侧突的向前突出部，这个部位是跟骨骨刺好发部位，其尖端被埋于跖腱膜而向前突出，跟骨骨刺压迫刺激跖筋膜、跟骨下滑囊及跟下脂肪垫，从而引发跟痛症。

牵拉跟腱和牵拉跖筋膜能够降低张力，改善局部微循环，加速炎性物质代谢吸收，从而起到消炎止痛的作用。点拨阿是穴（痛点）包含跟骨骨刺、跟骨滑囊、跟下脂肪垫，阿是穴的松解能够充分降低跟骨内压、防止继发粘连；罐击阿是穴是崔老师独特手法之一，崔老师认为，通过此法能够起到击破滑囊，释放囊内炎性液体，从而降低滑囊本身张力和对周围组织的卡压，继而恢复局部的正常循环，快速止痛。】

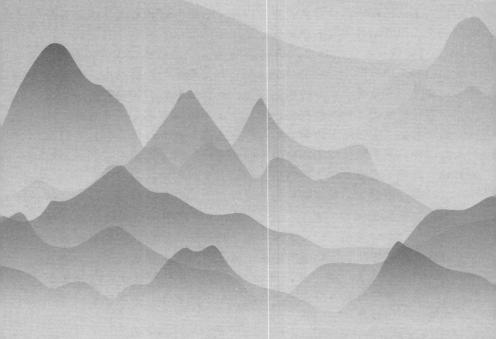

崔述生

正骨推拿经验集

（第二版）

内科、妇科、儿科疾病分论

第八章

内科、妇科疾病

第一节　头痛

一、概述

　　头痛是临床常见的自觉症状，可单独出现，也可见于多种疾病的过程中。本节所讨论的头痛是以头痛为主要表现的一类病症，可见于现代医学的血管性头痛、紧张性头痛、三叉神经痛、外伤后头痛、部分颅内疾病、神经官能症以及某些感染性疾病、五官科疾病等。

二、病因病机

1. 头痛的常见病因

　　（1）内因　先天不足，情志失调，房劳过度，体虚久病，饮食劳倦。

　　（2）外因　感受风寒湿热之邪，以风邪为主要病因；头部外伤，跌仆闪挫。

2. 头痛发病病机及转化

　　外感头痛病位在表，内伤头痛病位在肝、脾、肾。

外感头痛多为外邪壅滞经络，脉络不通，头窍被扰而致。内伤头痛其发病多与肝、脾、肾三脏的功能失调关系密切。

外感头痛之病性多属表属实，内伤头痛病性较为复杂，气血亏虚、肾精不足之头痛多属虚证，痰浊、肝阳、瘀血所致之头痛多属实证。因于肝者，多由于肝阴不足，肝阳偏亢。因于脾者，有的是由于脾虚不能生化气血，血虚脑髓失养而致；有的是由于脾失健运，痰浊内生，清阳不升，浊阴不降而致。因于肾者，多由于房劳过度，耗损肾精，髓海空虚而致。

三、辨证分型

1. 外感头痛

（1）风寒头痛　头痛连及项背，或伴恶风畏寒，遇风尤剧，口不渴，苔薄白，脉浮紧。

（2）风热头痛　头胀痛，甚者头胀如裂，发热，或恶风，面红目赤，口渴喜饮，大便不畅或便秘，溲赤，苔薄黄，脉浮数。

（3）风湿头痛　头痛如裹，肢体困重，胸闷纳呆，或大便溏薄，苔白腻，脉濡缓。

2. 内伤头痛

（1）肝阳头痛　可见头昏胀痛，以头两侧为重，心烦易怒，夜寐不宁，面红口苦，胁痛，舌质红，苔薄黄，脉弦数。

（2）肾虚头痛　头空痛，眩晕，耳鸣，腰膝酸软，遗精，妇女带下，舌红，少苔，脉沉细无力。

（3）血虚头痛　头痛隐隐，时时昏晕，心悸失眠，面色少华，神疲乏力，遇劳加重，舌质淡，苔薄白，脉细弱。

（4）痰浊头痛　头痛昏蒙，胸脘满闷，纳呆呕恶，舌苔白腻，脉滑或弦滑。

（5）瘀血头痛　头痛经久不愈，痛处固定不移，痛如锥刺，或有头部外伤史，舌紫暗，或有瘀斑、瘀点，苔薄白，脉细或细涩。

四、治疗

头部推拿手法以"崔氏头部推拿十法"为主，治疗目的在于疏导经络，缓急止痛。外感头痛者以强刺激发汗为宜，内伤头痛者宜以和缓缓急为要。

(一)"崔氏头部推拿十法"介绍

(1) 开天门　两手拇指置于眉中，其余四指紧贴头部两侧，用两手拇指指腹前端从印堂至神庭交替快速摩擦5～10次（图8-1）。

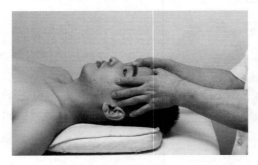

图 8-1　开天门

(2) 压三经　用拇指点按印堂—百会、鱼腰—通天、太阳—率谷三条线3～5遍（图8-2）。

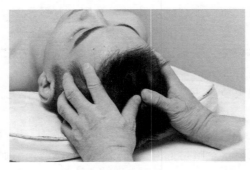

图 8-2　压三经

（3）分阴阳　两手拇指分别横置于前额正中，其余四指附着在头部两侧，以拇指指腹分别向两侧快速交替分推约 30 次（图 8-3）。

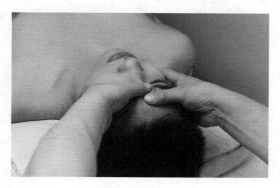

图 8-3　分阴阳

（4）刮眉弓　两手拇指指腹从攒竹按眉形走向推至丝竹空，推 2 分钟（图 8-4）。

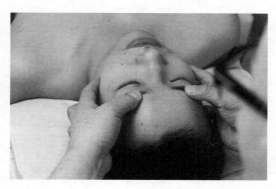

图 8-4　刮眉弓

（5）循点穴　取穴：睛明、外睛明、攒竹、鱼腰、丝竹空、承泣、四白、迎香、颊车、地仓、承浆、大迎、翳风、完骨、风池、百会。用指腹点揉穴位，每个穴位 1 分钟（图 8-5）。

（6）掌根推　以掌根为中心紧贴治疗部位，虚掌手指微微弯

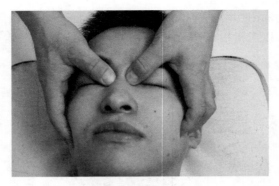

图 8-5　循点穴

曲，通过手掌尺偏桡偏来回摆动作用于治疗部位，边摆动边推移，频率 250～500 次/分（图 8-6）。

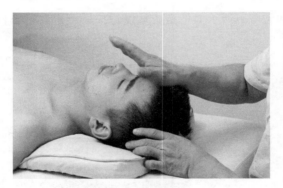

图 8-6　掌根推

（7）拿头皮　从头皮中间到两侧用双手五指抓拿头皮 2 分钟，注意动作轻柔和缓，切不可用力抓挠（图 8-7）。

（8）散头风　双手沿神庭—百会、曲差—通天、曲鬓—率谷三条线做扫散法，频率 400～600 次/分，施术约 1 分钟（图 8-8）。

（9）叩头皮　以十指的指腹轻轻敲打头皮，虚掌手指微微弯曲，以手腕的抖动带动指尖运动叩击头皮，动作宜快，频率 200 次/分（图 8-9）。

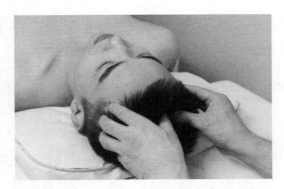

图 8-7 拿头皮

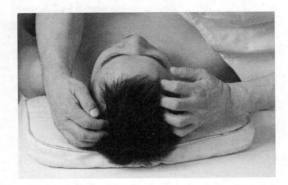

图 8-8 散头风

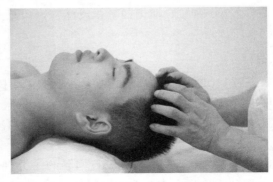

图 8-9 叩头皮

（10）拂面络　先搓掌至热，将双手掌紧贴面部做摩熨动作 2 分钟（图 8-10）。

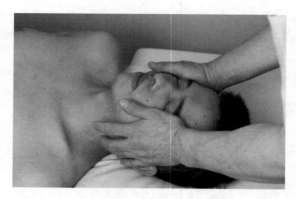

图 8-10　拂面络

【按语：手法治疗的过程中力量由轻而重，由重而轻，以舒适麻胀感为佳。】

（二）具体操作

1. 基本操作

（1）以"崔氏头部推拿十法"梳理头部经气。

（2）以痛为腧。取头面部压痛点及双侧列缺进行手法点穴治疗，以缓解局部血管、神经、肌肉的紧张或痉挛，从而消除或减轻症状。

2. 辨证治疗

（1）风寒头痛　点揉风池、风府，配合推膀胱经，搓背部。

（2）风热头痛　点揉曲池、合谷、外关各约 1 分钟。

（3）风湿头痛　用拿法拿下肢外侧约 2 分钟，用拍法拍击背部两侧膀胱经，以皮肤微红为度。

（4）肝阳头痛　点按章门、太冲、行间各约 1 分钟；推桥弓，从上而下，每侧各推 30 次左右，两侧交替进行。

（5）肾虚头痛　用拇指按揉肾俞、攒竹、太溪、三阴交各约1分钟；用拿法拿下肢内侧约2分钟，直擦背部督脉，以透热为度。

（6）血虚头痛　用拇指按揉心俞、膈俞、脾俞、气海、足三里各约1分钟；掌摩腹部约5分钟。

（7）痰浊头痛　点按三焦俞、脾俞、胃俞、膏肓、太阳、头维、中脘、阳陵泉、丰隆各约半分钟；掌摩腹部约3分钟，然后提拿下肢外侧约3分钟。

（8）瘀血头痛　点按膈俞、血海、关元、气海、阿是穴各约1分钟。

五、调护

（1）镇痛药需在专业医师指导下方可服用。

（2）注意保暖，预防感冒。

（3）保持心情愉快，避免不良精神刺激。

（4）不要过度劳累，尤其不要思虑过度。要劳逸结合，适度运动。

（5）头痛的急性发作期应适当休息，不宜食用辛辣腥膻的厚味食物，以防生热助火，同时限制烟酒。

【按语：①很多疾病都能引起头痛，发病原因十分复杂，轻重程度相差甚大。临床上应当首先注意辨别是功能性头痛还是器质性头痛，诊断必须慎重，不是所有的头痛都适用推拿疗法，以免失治误治。②若头痛是由原发疾病引起，要积极治疗原发疾病，如鼻窦炎、青光眼、呼吸道感染等。③头痛的治疗虽然以局部治疗为主，但若不结合辨证治疗，则只能起到短期的疗效。辨病辨证相结合是治疗头痛的主要原则。④由于颈椎病引起的头痛者请参考颈椎病治疗，脊柱病位与病因治疗相结合更能增强治疗效果。】

第二节　眩晕

一、概述

　　眩是指眼花或眼前发黑，晕是指头晕甚或感觉自身或外界景物旋转。由于二者常同时并见，故统称为眩晕。眩晕的发作有轻有重，轻者闭目即止，重者如坐车船，旋转不定，不能站立，或伴有恶心、呕吐、汗出，甚至昏倒等症状。该病可见于现代医学的梅尼埃病、高血压、低血压、脑动脉硬化、贫血、低血糖、椎-基底动脉供血不足、神经衰弱、脑震荡后遗症等。

二、病因病机

　　（1）情志内伤，素体阳盛，加之恼怒过度，肝阳上亢，阳升风动，发为眩晕；或因长期忧郁恼怒，气郁化火，使肝阴暗耗，肝阳上亢，阳升风动，上扰清空，发为眩晕。

　　（2）饮食不节，损伤脾胃，脾胃虚弱，气血生化无源，清窍失养而作眩晕；或嗜酒肥甘，饥饱劳倦，伤于脾胃，健运失司，以致水谷不化精微，聚湿生痰，痰湿中阻，浊阴不降，引起眩晕。

　　（3）头部外伤或手术后，气滞血瘀，痹阻清窍，发为眩晕。

　　（4）体虚、久病、失血、劳倦过度。肾为先天之本，藏精生髓，若先天不足，肾精不充，或年老肾亏，或久病伤肾，或房劳过度，导致肾精亏虚，不能生髓，而脑为髓之海，髓海不足，上下俱虚，而发生眩晕。或肾阴素亏，肝失所养，以致肝阴不足，阴不制阳，肝阳上亢，发为眩晕。大病久病或失血之后，虚而不复，或劳倦过度，气血衰少，气血两虚，气虚则清阳不展，血虚则脑失所养，皆能发生眩晕。

三、辨证分型

（1）肝阳上亢证　眩晕耳鸣，头痛且胀，每因烦劳或恼怒而加剧，面色潮红，急躁易怒，失眠多梦，口苦，舌红苔黄，脉弦数。

（2）痰湿中阻证　眩晕头重如蒙，视物旋转，胸闷恶心，呕吐痰涎，食少多寐，舌苔白腻，脉濡滑。

（3）瘀血阻窍证　眩晕头痛，颈项强直，兼见失眠，健忘，心悸，精神不振，面或唇色紫暗，舌质紫暗或有瘀点，苔薄，脉细涩。

（4）气血亏虚证　头晕目眩，动则加剧，劳累则发，面白无华，神疲乏力，心悸失眠，纳少腹胀，唇甲色淡，舌质淡，苔薄白，脉细弱。

（5）肾精不足证　眩晕久发不已，精神萎靡，健忘，腰膝酸软，遗精耳鸣，失眠多梦，两目干涩。偏于阴虚者，五心烦热，颧红咽干，舌质红少苔，脉细数；偏于阳虚者，四肢不温，面色㿠白，舌质淡，脉沉细。

四、治疗

眩晕的治疗原则是补虚泻实，疏肝定眩。实则祛痰通瘀，虚则补气、补血、补养肾精。

1. 基本操作

头部以"崔氏头部推拿十法"（见本章第一节头痛）中压三经、分阴阳、循点穴、拿头皮、散头风手法为主，辨证结合其他手法辅助治疗。

【按语：《素问·至真要大论》曰"诸风掉眩，皆属于肝"。在治疗时要重点从"肝胆"论治。如指针法点按肝俞、胆俞、期门、日月、太冲各穴。】

2. 辨证治疗

（1）肝阳上亢证　用拇指推法交替推桥弓，先推左侧，后推右侧，每侧约 1 分钟（可以改为"崔氏七线拨筋法"）；用拇指按揉心俞、肝俞、肾俞、命门、曲池、三阴交、太冲，每穴约 1 分钟。用擦法直擦背部两侧膀胱经，以透热为度。

（2）痰湿中阻证　刮肋弓：以拇指指腹按第 9～12 肋的顺序用刮摩法，行 5～10 遍；开四门：用点法及一指禅推法行以下诸穴，即章门（肝经）、期门（肝经）、京门（胆经）、日月（胆经）；点三脘：按中脘→上脘→下脘的顺序用一指禅推法加点法。

（3）瘀血阻窍证　用拇指按揉百会、风府、风池、哑门、膈俞、血海，每穴约 1 分钟；用拿法拿风池、肩井，每穴约 1 分钟。

（4）气血亏虚证　补神阙、透天枢、行气海。补神阙——术者将劳宫压在患者神阙，术者志守劳宫、定气安神、舌顶上腭，于神阙行振法；透天枢——术者将双手中指指尖点住患者两侧天枢，食指压住中指，同时向对侧用力；行气海——术者于气海用中指指尖行点法及一指禅推法。用一指禅推法推心俞、脾俞、胃俞，每穴约 1 分钟。

（5）肾精不足证　用一指禅推法推气海、关元、三阴交、太溪，每穴约 1 分钟；擦肾俞、命门，以透热为度。

五、调护

（1）患者应注意劳逸结合，保证足够的睡眠时间。

（2）保持心情舒畅、乐观，防止七情内伤。

（3）肾精不足者，要节制房事，切忌纵欲过度。痰湿中阻者，忌食肥甘厚味之物。素体阳盛者，忌食辛燥之品。

【按语：行头部推拿治疗时，应固定患者头部，不使其晃动，避免头晕加重。临床上由颈椎病引起的眩晕可参照本书中颈椎病治疗方法。另外，眩晕可由多种病因引起，治疗时也应当注重原发疾病的治疗。】

第三节　不寐

一、概述

不寐是以经常不能获得正常睡眠为特征的疾病，主要表现为睡眠时间、深度的不足，轻者入睡困难，或寐而不酣，时寐时醒，或醒后不能再寐，重则彻夜不寐，常影响人们的正常工作、生活、学习和健康。

二、病因病机

从中医角度来讲，不寐多由饮食不节、情志失常、劳逸失调、病后体虚等所致，病机总属阳盛阴衰，阴阳失交。

从西医角度来讲，失眠多由心理、精神因素造成。生理因素，服用中枢兴奋药物，饮茶、咖啡、酒、饮料等也会造成失眠。

【按语：崔老师认为，对于失眠的诊疗，因器质性疾病所致者首先当积极治疗原发病；此外，崔老师十分重视心理因素对睡眠的影响，认为长期的失眠会产生心理问题，导致躯体化症状，进一步影响睡眠。因此，治疗过程中，崔老师除了用手法治疗（部分患者配合汤药治疗）外，十分重视心理疏导以调畅情志、平衡阴阳。】

三、诊断要点

（1）轻者入寐困难或寐而易醒、醒后不寐，连续 3 周以上，重者彻夜难寐。【按语：崔述生认为，睡眠时间因人而异，部分人群每晚睡眠 3～4 小时即可满足白天正常学习、工作需要，此类人群不可归为失眠患者。】

（2）常伴有头痛、头晕、心悸、健忘、神疲乏力、多梦等症状。

（3）本病常有饮食不节、情志失常、劳倦、思虑过度、体虚等病史。

四、治疗

（一）手法治疗

1. 基本操作

以"崔氏头部推拿十法"为基础手法（具体手法参照本章第一节头痛），以达到调节脑部经络，疏通大脑气血，调和阴阳，镇静安神的功效。注意手法宜轻柔，以患者无明显疼痛为度。手法适宜时，患者常在治疗过程中或治疗结束后即进入睡眠状态。施术时患者平卧，术者坐在患者头部前方，板凳高度适宜。

【按语：手法治疗的过程中整体力量由轻而重，由重而轻，速度要慢，以舒适、麻胀为佳。突出点按安眠穴，重用掌根推法和叩头皮。手法力度因人而异，体质偏胖、证型为实证的患者手法宜重，以泻法为主，体质偏瘦、证型为虚证的患者手法宜轻，以补法为主。治疗时间以下午、睡前为宜，晚上治疗过程中或治疗结束后即进入睡眠者为佳，配合晨起点穴治疗亦有助于改善夜间睡眠。该手法对于各种类型的失眠均有良好疗效，尤其对于入睡困难、早醒和临时性失眠的患者，效果更明显。】

对于阳盛不得入阴引起失眠者可以在"崔氏头部推拿十法"前配合"崔氏背部推拿六法"（具体手法参照本章第五节胃下垂），以通达太阳气血，调和五脏，助阳入阴。

2. 辨证治疗

（1）肝火扰心证 点揉肝俞、胆俞、期门、章门、太冲各半分钟，搓两胁1分钟。

（2）痰热扰心证 点按神门、内关、丰隆、足三里、中脘各半分钟。

（3）心脾两虚证 指揉足三里、三阴交、神门、天枢各1

分钟。

（4）心肾不交证　拇指交替推桥弓，先左侧，后右侧，每侧1分钟；掌擦涌泉1分钟，以透热为佳。

（二）其他疗法

1. 针灸治疗

可选百会、四神聪、头维、神门、印堂、内关、太阳辨证施以补泻手法。

2. 中药治疗

崔述生擅用角药理论的思想，方剂中常常将柴胡系列方剂、肾气丸系列方剂、酸枣仁汤三主方中用于治疗不寐的主要药物组成角药药组，并对不寐中伴随主证总结专用角药药组，药专力宏、效果较佳。对于头痛、头目晕眩者加天麻、葛根、白芷；胸膈满闷者加黄连、清半夏、瓜蒌；胆热明显、小便不利者加郁李仁、茯苓、泽泻；津枯便干者加玄参、麦冬、细生地；阴虚盗汗者加杜仲、北枸杞、山萸肉。

五、注意事项

（1）积极进行心情调护，不畏惧失眠，克服不良情绪，做到喜怒有节，保持精神舒畅。

（2）避免服用中枢兴奋药物及食物。

（3）白天适量运动和睡前饮用热牛奶等有助于睡眠。

第四节　面瘫

一、概述

面瘫又称"口僻""吊线风"。相当于西医的特发性面神经麻痹。该病的发生与年龄无关，多见于冬季和夏季，女性较男性多见。该病发病急速，以一侧面部发病为多。患者常在清晨洗脸、漱口时突然发现一侧面颊动作不灵、嘴巴歪斜，额纹消失，眼裂变大，露睛流泪，鼻唇沟变浅，口角下垂歪向健侧，病侧不能皱眉、蹙额、闭目、露齿、鼓颊。鼓腮和吹口哨时，因患侧口唇不能闭合而漏气；进食时，食物残渣常滞留于病侧的齿颊间隙内，并常有口水自该侧淌下；由于泪点随下睑外翻，使泪液不能按正常引流而外溢。部分患者初起时有耳后疼痛，还可出现患侧舌前 2/3 味觉减退或消失，听觉过敏等症。【按语：应注意鉴别中枢性面瘫。】

二、病因病机

崔述生认为面瘫发生的主要病机为正虚邪侵，具体可分为内因和外因。内因为患者机体正气不足，脉络空虚，经脉失养，此为内虚。外因为机体感受风寒或风热等外邪之后，风邪中于经络，经脉气血阻痹，终致筋肉失于约束，经脉不调而发病。

三、诊断要点

临床以口眼㖞斜，口角流涎，言语不清为主症，常伴外感表证或耳背疼痛。主要表现为一侧鼻唇沟变浅，患侧额纹消失或变浅，眼裂不能闭合或闭合不全，口角偏向另一侧或有口角流涎等症状。多数急性起病患者见患侧耳乳突区疼痛。

四、治疗

1. 基本操作

用"崔氏头部推拿十法"（详见本章第一节头痛）。

【按语：崔老师在治疗面瘫时强调手法轻柔并重，局部施术时手法宜轻宜柔，面部以掌根推法为主。】

2. 辨证治疗

（1）气滞血瘀　加点法点按丰隆、足三里、承山、阳陵泉、合谷、曲池、少海。

（2）肝风内动　加点法点按太冲、阳陵泉、列缺、合谷、内关。

（3）筋脉失养　加点法点按足三里、涌泉、委中、阳陵泉、三阴交、劳宫、合谷。

（4）风邪阻络　加点法点按京门、照海、承山、曲池、合谷、劳宫、阳陵泉，重则加十宣、八邪。

【按语：崔老师强调治疗面瘫远端取穴时，手法可酌情加重刺激。】

五、调护

崔述生强调面瘫患者外出时宜戴口罩及眼罩，因眼睑闭合无力，以防灰尘等外物进入眼睛；另外，注意面部保暖，避免冷空气刺激，预防感冒。

【病案举例】

患者高某，女，54岁。因口眼歪斜1天就诊。患者前日睡眠时因夏日炎热未关窗入眠，醒后刷牙时发现口眼歪斜、漱口水自嘴角流出。崔老师查看患者，详追病史后诊断为周围性面瘫，在基础手法治疗上加点京门、照海、承山、曲池、合谷、劳宫、阳陵泉，因发病初期，予加点十宣。患者治疗半个月后症状消失，病情痊愈。

第五节　胃下垂

一、概述

胃下垂主要表现为胃的位置低于正常以下，X线钡餐可确诊。多发生于身体瘦高的女性。临床可表现为：患者形体消瘦，轻者可无明显症状，重者常见上腹坠胀、疼痛不适，多在食后、久立及劳累后加重，平卧后减轻或消失。常伴有胃脘腹胀、厌食、恶心、嗳气、腹泻或便秘等症状。

二、病因病机

崔述生认为该病的主要病因为脾气虚，中气下陷。脾主升清，主升提，脾气充足则各脏器安守其位。脾气亏虚，升举无力，中气下陷，内脏失于托举，则出现胃下垂。脾气亏虚，运化失职，故纳少腹胀。

三、治疗

（一）崔氏腹部推拿八法

1. 刮肋弓

用拇指指腹在患者两侧胁肋部，按第 9～12 肋的顺序用刮摩法，行 5～10 遍（图 8-11）。

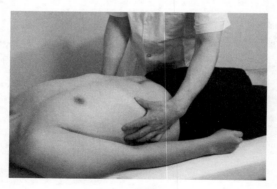

图 8-11　刮肋弓

2. 开四门

用拇指点以下诸穴：期门（肝经）、日月（胆经）、章门（肝经）、京门（胆经），左右同时，持续有力，用指针法，点而开之，点 5～10 遍，每穴点揉 5～10 秒（图 8-12）。

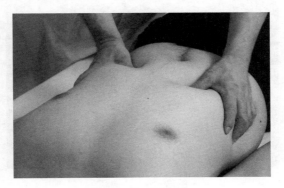

图 8-12　开四门

3. 点三脘

按中脘→上脘→下脘的顺序用一指禅推法加指针点法，每穴 5～10 秒，循环点按 1 分钟（图 8-13）。

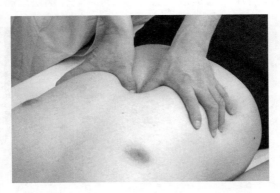

图 8-13　点三脘

4. 补神阙

术者将双手拇指叠指置于患者神阙上，行振法，以得气为度。通过肘、腕、指端将力顺势随颤动逐渐渗透下去。亦有以劳宫压于神阙的掌振法，要求术者志守劳宫、定气安神、舌顶上腭（图 8-14）。

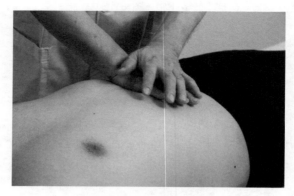

图 8-14 补神阙

5. 透天枢

术者用双手拇指或食中指指尖点住患者两侧天枢（图 8-15），同时向对侧用力，行 1 分钟。通过肘、腕、指端着力向内下方点按，并向中间挤压（通透双侧天枢），同时配合颤法以得气为度。

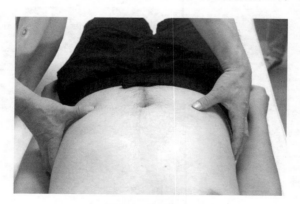

图 8-15 透天枢

6. 行气海

于气海用中指指尖行指针点法及掌振法 1 分钟（图 8-16）。

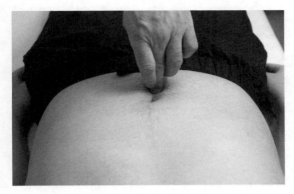

图 8-16　行气海

7. 提抖腹

双手提起腹部中线，从上往下捋，同时配合抖法，行 5～10 遍（图 8-17）。

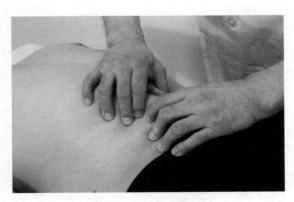

图 8-17　提抖腹

8. 轻摩腹

以掌根按顺时针方向（如有腹泻则逆时针方向）轻摩腹部 49 遍（图 8-18）。

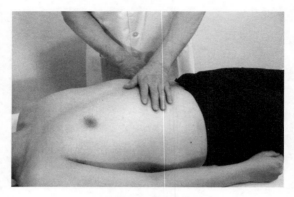

图 8-18　轻摩腹

（二）崔氏背部按摩六法

1. 点五线

五条线，即督脉、膀胱经左右各二。术者左手三指按住右手中指（图 8-19），右手中指、食指、无名指同时着力，点椎间隙 3～5遍；左手食指和中指及右手食指和中指同时点按背部膀胱经四条经脉（左右各两条）3～5 遍。

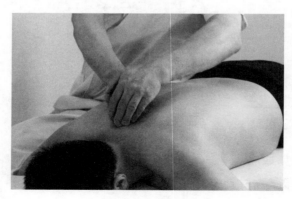

图 8-19　点五线

2. 倒捏脊

四指在前，拇指在后，从龟尾开始向大椎方向捏脊，前 3 遍不提拉肌肉，至第 4 遍，捏三提一，提至第 12 胸椎处，共施手法 5 遍（图 8-20）。

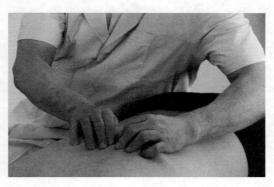

图 8-20 倒捏脊

3. 摩三经

连摩带推（旋转性），摩揉并进，以补督脉、膀胱经、夹脊穴（图 8-21）。

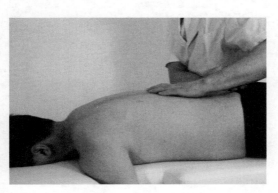

图 8-21 摩三经

4. 推八髎

术者劳宫压在患者八髎，术者志守劳宫、定气安神、舌顶上腭，从长强至八髎运用掌根轻柔推搓 300～500 遍（图 8-22）。

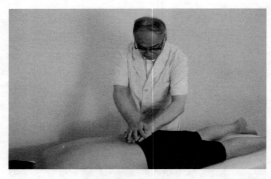

图 8-22　推八髎

5. 拿肩井

以拿法施于肩井 3～5 遍（图 8-23）。

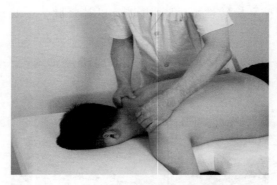

图 8-23　拿肩井

6. 推大椎

以推法施于大椎 3～5 遍。

【按语：在上述基础上加点按提胃穴（中脘旁开 5 寸）、太冲、解溪、三阴交、足三里、合谷、内关、曲池，用拇指或掌根向上推（逆推法）整个腹部。重点点按足三里配内关，拇指或中指反复揉按 20～30 遍。】

（三）其他疗法

中药治疗：崔述生在疾病治疗中强调外治法与内治法相结合，手法与药物相结合，在推拿治疗基础上，结合整体辨证，对于脾气亏虚、中气下陷者常采用补中益气汤加减治疗以提高疗效。

四、调护

（1）崔老师认为胃下垂患者不宜进行剧烈运动，忌久站，但应有适当的小运动量锻炼，以充正气、强脾气。

（2）在日常饮食中，崔老师经常强调患者不宜暴饮暴食，宜少食多餐以减少胃的负担，同时养成每日排便的习惯。

（3）患者不宜对疾病表现出过分的担忧和焦虑，宜保持心情舒畅。

【病案举例】

叶某，女，46 岁，教师。患者主因胃脘部胀痛 1 年余就诊。患者 1 年前于某三甲医院诊断为胃下垂（Ⅱ度）。就诊时见：形体消瘦，纳差，胃脘部胀痛。崔老师予腹部及背部基础手法治疗，重点揉按足三里、内关，提胃穴。施术 1 次后，患者胀痛感减轻。后持续治疗 3 个月，体重增加，诸症状减轻，复查 X 线钡餐示胃恢复到正常位置。

第六节　便秘

一、概述

便秘是指粪便在肠内滞留太久，秘结不通，排便周期延长；或周期不长，但粪质干结，排出艰难；或粪质不硬，虽有便意，但便而不畅。

二、病因病机

饮食不节，情志失调，外邪犯胃，禀赋不足等导致热结、气滞、寒凝、气血阴阳亏虚，引起肠道传导失司所致。

三、诊断要点

（1）排便间隔时间超过自己的习惯 1 天以上，或两次排便间隔 3 天以上。

（2）大便粪质干硬，排除困难，或欲大便而艰涩不畅。

（3）常伴腹胀、腹痛、口臭、纳差或神疲乏力、眩晕、心悸等。

（4）常有饮食不节、情志内伤、劳倦过度等病史。

四、鉴别诊断

便秘应与肠结（肠梗阻）相鉴别：肠结多为急性起病，因大肠通降受阻所致，表现为腹部疼痛拒按，大便完全不通，且无矢气和肠鸣音，严重者腹部可见肠型。

五、治疗

（一）手法治疗

1. 崔氏腹部推拿八法

具体手法参见本章第五节胃下垂。

2. 辨证治疗

（1）肠道实热型　点揉足三里、丰隆、大肠俞、支沟、曲池，以酸胀为度。

（2）肠道气滞型　点揉云门、中府、膻中、章门、期门、肺俞、膈俞、肝俞等穴，以酸胀为度。

（3）脾肾阳虚型　掌擦背部督脉，重点是八髎、肾俞、命门，以透热为度。

（4）脾胃气虚型　点揉足三里，脾俞，可配合背部捏脊手法3～5遍。

（5）阴虚肠燥型　点揉足三里、三阴交、太冲，自中脘至神阙掌推任脉。

重点用腹部提抖法、拿揉法，配合点揉三阴交、支沟。

【按语：崔述生认为，实证者手法以泻法为主，重在提抖腹部，推揉腹部；虚证者手法以补法为主，重在推八髎、补神阙（可采用灸法）、点揉足三里，加腹部提抖法。对于小儿便秘患者，肥皂头纳肛也是很好的选择，老年肾精亏虚的便秘患者亦可选用济川煎口服。】

（二）其他疗法

1. 针灸治疗

可大肠俞、天枢、支沟、上巨虚等穴位辨证施以补泻手法。

2. 中药治疗

可辨证选用麻子仁丸、六磨汤、温脾汤、黄芪汤、枳术丸、增液汤、承气汤等方剂加减治疗。【按语：对于便干者，崔述生老师强调润肠通便，伴见脾虚者加用大剂量生白术，老年阳虚者加用肉苁蓉，血虚者加用大剂量当归。对于排便无力者，强调健脾的基础上行气导滞，在健脾益气方药基础上，常用枳实、厚朴、木香、槟榔、莱菔子等加减治疗。】

六、注意事项

（1）注意饮食调节，合理膳食，增加富含粗纤维食物及果蔬的摄入量，勿过食辛辣厚味，勿饮酒过度。

（2）每早按时如厕，养成定时大便的好习惯。

（3）保持心情舒畅，加强日常锻炼，特别是腹肌的锻炼，有利于胃肠道的改善。

第七节　腹泻

一、概述

腹泻是以排便次数增多，粪质稀溏或完谷不化，甚至泻如水样为主症的疾病。四季均可发生，夏秋多见。分为急性腹泻和慢性腹泻。本病相当于西医的急慢性肠炎、胃肠功能紊乱、过敏性肠炎、溃疡性结肠炎、肠结核等。本节仅讨论没有炎症的单纯腹泻。

二、病因病机

中医认为，感受外邪，饮食所伤，情志不调，禀赋不足，久病脏腑虚弱等，均可导致脾虚湿盛，脾胃运化功能失调，肠道分清泌浊，传导功能失司而产生腹泻。

西医认为腹泻有多种原因，急性腹泻多因胃肠道感染、急性中毒、全身性感染所致；慢性腹泻多因慢性萎缩性胃炎、慢性细菌性痢疾、寄生虫病、溃疡性结肠炎、吸收不良综合征、内分泌及代谢障碍疾病（如甲状腺功能亢进症）、药物副作用等所致。

三、诊断要点

（1）以大便粪质稀溏为主要诊断依据，或完谷不化，或粪如水样，大便次数增多。

（2）常伴有腹胀、腹痛、肠鸣、纳呆。

（3）起病或急或缓，暴泻者多有暴饮暴食或饮食不节病史，迁延日久时发时止者常由感受外邪、饮食或情志因素等引起。

【按语：年龄大于45岁，长期腹泻或突然粪质改变的患者，应检查胃镜、肠镜，除外消化道肿瘤等恶性疾病。】

四、治疗

（一）手法治疗

1. 崔氏腹部推拿八法
具体手法参见本章第五节胃下垂。

2. 辨证治疗
（1）脾胃虚弱型　点揉气海、关元、足三里，每穴半分钟，刺激量宜轻；逆时针摩腹，重点在胃脘部。

（2）脾肾阳虚型　点揉关元、气海，每穴半分钟，刺激量宜轻；掌擦背部督脉、肾俞、命门、八髎，以透热为度。

（3）肝气乘脾型　按揉章门、期门、肝俞、胆俞、太冲、行间，每穴半分钟，刺激量宜轻。

（二）其他疗法

1. 自我保健法
取仰卧位，双手重叠，以脐为中心，按逆时针方向揉摩腹部3～5分钟，以有热感透入腹内为好，继点揉天枢、中脘各1分钟。

2. 中药治疗
可辨证选用藿香正气散、葛根芩连汤、保和丸、参苓白术散、四神丸、痛泻要方等加减治疗。【按语：崔老师在临床中发现，青年人群社会生活压力大，肝郁脾虚型的肠易激综合征常见，此类患者常于情绪紧张时出现排便感，甚则腹泻，此时应用痛泻要方加减治疗效佳。崔老师临床诊断辨证过程中尤其注重舌诊，尤其在脾胃病的治疗中更是如此，以舌体胖、有齿痕、苔白腻为脾虚湿盛的辨证要点，治以健脾化湿，方用参苓白术散加减治疗。】

五、注意事项

（1）起居有常，调节情志，防止风寒湿邪入侵。

（2）饮食有节，以清淡、易消化、富有营养为宜，避免生冷不洁或难消化或清肠润滑之物。

第八节　月经病

一、痛经

（一）概述

妇女凡在经期或经前经后出现周期性小腹疼痛或痛引腰骶，甚则剧痛晕厥者，称为痛经，亦称"经行腹痛"。痛经程度依赖主观感觉，无客观标准，因此发生率不一。痛经对女性正常生活和工作影响很大，且止痛药效果不佳。现代医学将其分为原发性痛经和继发性痛经，前者多见于生殖器官无器质性病变的青年女性；后者常与盆腔器质性疾病如子宫内膜异位症、盆腔炎或宫颈狭窄等有关。【按语：当今社会生活节奏快、竞争激烈，生活压力大，加之生活起居不当，如熬夜、贪凉、衣着单薄或外露身体等，故痛经患病率较高。】

（二）病因病机

（1）气滞血瘀　素多抑郁，复伤情志，肝郁气滞，血行不畅，瘀阻胞宫，经前、经期气血下注，壅滞更甚，发为痛经。

（2）寒湿凝滞　经前或经期感寒饮冷、冒雨涉水，或久居湿地，寒湿之邪客于冲任、胞宫，经血凝滞不畅，发为痛经。

（3）湿热瘀阻　经期、产后感受湿热之邪，或素体湿热内蕴，流注冲任，蕴积胞中，阻碍经血运行，发为痛经。

（4）气血虚弱　脾胃素虚，气血生化无源，或大病、久病、大失血后气血俱虚，行经后血海气血愈虚，不能濡养冲任胞宫，发为痛经。

（5）肝肾亏损　先天不足，或多产房劳，损及肝肾，行经之后血海空虚，冲任胞宫失于濡养，发为痛经。

（三）诊断

（1）气滞血瘀证　经前或经期小腹胀痛，腹痛拒按，经血量少，淋漓不畅，血色紫暗有块，块下痛减，常兼见经前胸胁、乳房胀痛，情志不畅，舌质紫暗或有瘀点，脉弦。

（2）寒湿凝滞证　经前或经期小腹冷痛，甚或痛连腰骶，腹痛拒按，得热痛减，经血量少、色暗而有瘀块，常伴手足厥冷，舌苔白或腻，脉沉紧。

（3）湿热瘀阻证　经前或经期小腹疼痛，腹痛拒按，痛或连腰骶，有灼热感，经血量多、色暗红、质稠或夹较多黏液，平素带下量多、色黄质稠，舌质红，苔黄或腻，脉弦数或滑数。

（4）气血虚弱证　经期或经后小腹隐痛，腹痛喜按，按之痛减，小腹及阴部常有空坠感，经血量少、色淡、质清稀，平素面色苍白，神疲乏力，舌质淡，苔薄白，脉细无力。

（5）肝肾亏损证　经期或经后小腹绵绵作痛，腰骶酸痛，经血量少、色暗淡、质稀薄，常兼头晕耳鸣、健忘失眠，舌质淡红，苔薄，脉沉或细。

（四）治疗

1. 治则

本病治则为通调气血。治疗要点是以肾为主，实则除湿、散寒、调气通瘀，虚则补气、养血、调肝肾。

2. 手法治疗

（1）基本操作

① 以崔氏腹部推拿八法（详见本章第五节胃下垂）为基础，根据患者病情选择合理的手法及操作顺序。

② 崔氏腰部常用手法：用擦法施于腰骶部约 5 分钟；用拇指

按揉肾俞、八髎，每穴约 2 分钟；用擦法擦八髎，以透热为度。

【按语：以上诸手法均强调力量的渗透，在治疗过程中要根据患者的病情选择手法治疗，如因肝郁气滞引起的痛经则要注重运用刮肋弓的手法治疗。】

③ 治疗时以梳理局部经气为主，辨证治疗，并适当结合特效穴的使用，尤其是气海、关元、三阴交等穴位的使用。

（2）辨证治疗

① 气滞血瘀证：用分推法、拿法分腹阴阳 2 分钟；刮肋弓，即用拇指指腹在两肋按第 9～12 肋的顺序施用摩法，5～10 遍；用拇指按揉肝俞、膈俞、血海、三阴交、太冲，每穴约 1 分钟。

② 寒湿凝滞证：用拇指按揉命门约 1 分钟；用掌擦法横擦腰部，以透热为度；用拇指按揉血海、三阴交，每穴约 1 分钟；用拿法拿揉膀胱经约 1 分钟。

③ 湿热瘀阻证：用一指禅推法推中极约 1 分钟；用拇指按揉膀胱俞、委中，每穴约 1 分钟；用拇指按揉阴陵泉、三阴交、蠡沟，每穴约 1 分钟。

④ 气血虚弱证：用掌摩法顺时针方向摩上腹部约 5 分钟；用一指禅推法推中脘、天枢、足三里，每穴约 2 分钟；用拇指按揉脾俞、胃俞，每穴约 1 分钟；用掌擦法直擦督脉及左侧背部，以透热为度。

⑤ 肝肾亏损证：用拇指按揉肝俞、肾俞、命门，每穴约 2 分钟；用掌擦法直擦背部膀胱经第一侧线、横擦腰骶部、直擦涌泉，以透热为度。

【按语：治疗痛经的重点部位是腹部、腰部，穴位以关元、中极、气海、八髎、足三里、三阴交为重点，腹部手法的要点是轻柔。若腹部痉挛疼痛严重，可以先点按足三里、三阴交约 1 分钟，待疼痛稍有缓解后再用腹部手法治疗。腹部手法也应以由外至内、由轻至重、宜柔宜缓为原则。】

3. 药物治疗

崔述生老师在治疗痛经时，在手法治疗基础上常结合药物治疗以提高疗效。

辨证治疗先分虚实，实证以血瘀为共同特点，结合不同兼杂证候选用相应方药治疗。【按语：辨气滞血瘀证时，崔老师尤以舌下络脉青紫迂曲，经血色紫暗有血块为要，治疗以血府逐瘀汤加减，痛重者，加用延胡索止痛。寒湿凝滞者在血府逐瘀汤基础上加用附子、细辛、巴戟天、小茴香、艾叶、仙茅、淫羊藿等温阳散寒药以助散寒活血止痛。湿热瘀阻者在血府逐瘀汤基础上加用牡丹皮、黄连等以清热除湿。】

虚证以气血虚弱和肝肾亏损为主。气血虚弱者以归脾汤、八珍汤、黄芪建中汤益气养血，伴见血瘀证候，可加用小剂量鸡血藤、赤芍等活血药或重用当归、川芎等养血活血药以达到活血止痛的效果。肝肾亏损者可以益肾调经汤加减，伴见腰痛者，加菟丝子、桑寄生、杜仲等，伴阳虚血亏者，加鹿角胶、山茱萸、淫羊藿等，伴睡眠不佳者，加酸枣仁、柏子仁养血安神。

（五）调护

（1）注意经期产后卫生，节制房事。

（2）经前、经期忌食生冷之品，注意保暖。

（3）平素应调畅情志，善于调节压力。

【按语：推拿治疗痛经以原发性痛经疗效较好，临证应明辨虚实。一般在经前 5～7 天开始治疗，月经来潮后停止治疗，待下次月经来潮前再施手法治疗，连续 3 个月为 1 个疗程。痛经患者常在腰骶部有明显的压痛点，并伴有相应的腰椎椎骨错缝（$L_{2～4}$ 节段），对压痛点施刺激较强的拨法，并对错缝腰椎施脊柱调整手法，常可对急性疼痛起到迅速缓解的作用。】

二、月经不调

（一）概述

月经不调包括月经先期、月经后期和月经先后无定期。月经提前 7 天以上，连续 2 个月经周期以上者，称为月经先期；月经周期推后 7 天以上，甚至四五十天一行，连续 2 个周期以上者，称为月经后期；月经周期时提前时延后 7 天以上，连续 3 个周期以上者，称为月经先后无定期。月经不调的病位在冲任胞宫，与肝、脾、肾三脏气血运行失调有着密切的关系。月经先期多见于现代医学的黄体功能不足，月经后期和月经先后无定期属西医学之功能失调性子宫出血范畴。

（二）病因病机

（1）月经先期因内热和气虚　如素体阳盛，或过食辛辣助阳之品，或情志伤肝，肝郁化火；或久病伤阴，阴虚生热。不论实热，还是虚热，均致热伏冲任，下扰血海，经血先期而行。若饮食劳倦、思虑过度，损及脾胃之气，脾气虚统摄无力，或先天禀赋不足，多产房劳，肾虚失于闭藏，均可致冲任不固，气不摄血，经血先期而行。

（2）月经后期因虚因滞　若产育过多、久病失血，或脾虚肾虚、血液化源不足，均可致血海不能按时满溢，月经后期而至。如素体阳虚，寒邪内生，或行经之时，冒雨涉水，或过食生冷，寒凝血滞；或情志不畅，肝郁气滞，气滞血瘀；或素体脾虚，过食肥甘，痰湿内生。气滞、血瘀、寒湿、痰浊等壅滞冲任，盘踞血海，经血不行，月经后期而至。

（3）月经先后无定期多责之肝肾　肝藏血，主疏泄，郁怒伤肝，肝气郁结，肝失疏泄，气乱则血乱，月经先后难定。肾藏精，肾精亏虚，无精化血，可致月经后期；肾阴不足，阴虚火旺，可致月经先期；多产房劳，久病伤肾，肾气不足，封藏失职，冲任功能紊乱，经血蓄溢失常，可致经期先后不定。

（三）诊断

1. 月经先期

（1）脾气虚证　经血量多，色淡红，质清稀，神疲体倦，少气懒言，小腹空坠，食少便溏，舌淡红，苔薄白，脉细弱。

（2）肾气虚证　经量或多或少，色暗淡，质清稀，腰膝酸软，头晕耳鸣，面色晦暗或有暗斑，舌淡暗，苔白润，脉沉细。

（3）阳盛血热证　经血量多，色深红或紫红，质黏稠，或伴烦躁，面红口渴，小便短赤，大便秘结，舌红，苔黄，脉数或滑数。

（4）阴虚血热证　经血量或少或多，色红，质稠，或伴两颧潮红，五心烦热，口燥咽干，舌红，苔少，脉细数。

（5）肝郁血热证　经血量或多或少，色深红或紫红，质稠，淋漓不畅，或有块，或少腹胀痛，或胸闷胁胀，或乳房胀痛，或心烦易怒，口苦咽干，舌红，苔薄黄，脉弦数。

2. 月经后期

（1）血虚证　经血量少色淡，质清稀，伴见面色苍白或萎黄，头晕眼花，心悸少寐，手足发麻，或小腹绵绵作痛，唇舌淡，苔薄白，脉细弱。

（2）肾虚证　月经初潮年龄较晚，或初潮后即月经周期延后，量少，色暗淡，质清稀，可见腰膝酸软，头晕耳鸣，夜尿频多，舌淡苔薄白，脉沉细弱。

（3）血寒证　实寒则见经血量少，色暗有块，小腹冷痛拒按，得热痛减，遇寒加重，舌淡暗，苔白，脉沉紧。虚寒则见经血量少，色淡质清稀无血块，小腹隐痛，喜揉喜暖，畏寒肢冷，腰膝酸软，舌淡，苔白，脉沉涩或细弱。

（4）气滞证　经血量少色暗，或有血块，或小腹胀痛，按之不减，情志抑郁，时欲叹息，胸胁乳房胀痛不适，舌质正常或红，苔薄白或萎黄，脉弦或涩。

（5）痰湿阻滞证　经血色淡夹黏涎，或带下量多黏腻，或胸闷、呕恶、纳差、口腻痰多，或见形体肥胖，舌体胖，苔白腻，脉滑或沉弦。

3. 月经先后无定期

（1）肝郁证　经行不畅，经血或多或少，或有血块，色暗红或紫红，小腹胀痛，连及胸胁，心烦易怒，或郁郁不乐，时欲叹息，舌质正常，苔薄白或薄黄微腻，脉弦。

（2）肾虚证　经血量少色暗淡，质清稀，伴见头晕，腰骶酸痛甚或如折，小便频数，夜尿频多，舌淡红，苔薄白，或舌红少苔，脉沉弱无力或细数。

（四）治疗

（1）以崔氏腹部、背腰部手法为主，其目的在于调补肝肾，补虚通滞。

（2）基本操作　用掌摩法顺时针摩腹约3分钟；用掌揉法顺时针揉腹约3分钟；一指禅推关元、气海，各约2分钟；用拇指按揉足三里、三阴交，各约2分钟；用拇指按揉肝俞、脾俞、肾俞、命门、八髎，各约2分钟。

（3）辨证治疗

① 月经先期

a. 脾气虚证：加掌摩法摩胃脘部约3分钟，用掌揉法揉胃脘部约3分钟，用一指禅推法推中脘、上脘、下脘约2分钟，用拇指按揉脾俞、胃俞各约2分钟，用掌擦法擦左侧背部脾胃区，以透热为度。【按语：推揉按以顺任脉施补法治疗为主，手法需均匀、迟缓、有力，作用时间可适当延长，切不可以重手法刺激以免耗伤患者正气。】

b. 肾气虚证：加掌振法振小腹部约2分钟，用掌擦法擦腰骶肾俞、命门及八髎，以透热为度。

c. 阳盛血热证：加揉法在股内侧及小腿内侧操作约3分钟。重者可在内庭、解溪、血海行强手法刺激治疗，甚者可在大椎放血以泻阳明之热。

d. 阴虚血热证：加掌擦法擦肾俞、命门及八髎，涌泉、太溪、三阴交，以透热为度。

e. 肝郁血热证：加两拇指指腹在两肋按第9～12肋的顺序用刮肋弓摩法，行5～10遍；拇指按揉血海约2分钟。

② 月经后期

a. 血虚证：加掌摩法摩胃脘部 3 分钟；用掌揉法揉胃脘部 3 分钟；用拇指按揉中脘、血海、膈俞、脾俞、胃俞各约 2 分钟。

b. 肾虚证：加掌振法振小腹部约 2 分钟；用掌擦法擦腰骶肾俞、命门及八髎，以透热为度。

c. 血寒证：加揉脐摩腹约 3 分钟；掌擦法擦腰骶肾俞、命门及八髎，以透热为度。

d. 气滞证：加分推腹阴阳约 20 遍；斜擦两胁肋，以透热为度；用拇指按揉内关、太冲各约 2 分钟。

e. 痰湿阻滞证：加掌摩法摩胃脘部约 3 分钟；用掌揉法揉胃脘部约 3 分钟；用一指禅推法推中脘、天枢各约 2 分钟；用拇指按揉丰隆、阴陵泉各约 2 分钟。

③ 月经先后无定期

a. 肝郁证：加分推腹阴阳约 20 遍；斜擦两胁肋部，以透热为度；用拇指按揉内关、太冲各约 2 分钟。

b. 肾虚证：加掌振法振小腹部 2 分钟；用掌擦法擦腰骶肾俞、命门及八髎，以透热为度。

【按语：本病的特点是病机复杂，治疗特点在于治法分虚实，手法分补泻，强调以肝肾为主，虚实论治，则疗效更佳。】

（五）调护

（1）节制房事，节制生育，以防耗损肾精肾气。

（2）节制饮食，平素不宜过食肥甘香燥之品，经期不宜过食寒凉生冷之物。

（3）注意经期卫生，经前、经期注意调摄寒温，不宜受寒、涉水等。

（4）保持心情愉快，劳逸结合。

【按语：引起月经不调的原因较多，临证当仔细审视，排除器质性病变。推拿治疗功能性月经不调有一定疗效，治实证效果好，治虚证效果较差。但不论虚实，推拿都可起辅助治疗作用。虽然本病分先期、后期和先后无定期，但中医重视辨证，证同则治亦同。选择治疗时间也很重要，宜在经前 1～2 周治疗，月经来潮则停止治疗，治疗至少持续 3 个月经周期。】

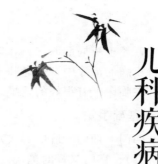

第一节　儿科推拿手法及穴位简介

　　早在 2000 多年前即有儿科推拿方面的论述，推拿治疗小儿疾病的方法能传承至今，是因为它以小儿的生理病理为依据。它是一种内、外疾病兼治的综合治疗方法，易被婴幼儿接受。在儿科推拿手法中，崔述生重视小儿手、腹、背的治疗。小儿唯以望为主，问继之，闻则次。望尤以察指纹为主。小儿皮肤薄嫩，络脉易于显露，故对小儿食指桡侧以"浮沉分表里，红紫辨寒热，淡滞定虚实，三关测轻重"为辨证依据。对于手部推拿手法多以运和推为主，如推脏腑经、运八卦等；小儿腹壁较成年人更加薄嫩，作用于腹部的手法能更好地刺激脏腑，对其有调理作用。对于腹部推拿手法多以摩、推为主，如摩腹、掌根推肋弓等；小儿背部，尤以膀胱经的背俞穴为主。背俞穴是五脏六腑之气输注于背部的腧穴，与五脏六腑有特殊联系，刺激背俞穴能更好地调理脏腑。对于背部和骶部推拿手法以捏脊为基础，以掌根推为主，如推督脉、推膀胱经等。其中推、揉、摩法次数较多，频率宜快，时间应长，以达到温补的作用。掐、捏法则重、快、少。此外，崔老师在临床上还擅于应用指针法，以防小儿针刺过多损伤阳气。崔老师多以拇指点按穴位，应用腧穴性质，达到治疗效果。在选穴上，崔老师多根据病、证结合选穴，还重视局部取穴，如遗尿多找骶尾部。

在儿科疾病的治疗中，崔老师多以腹部、背部基础手法为主要治疗手法，在临床上有很好的效果。

1. 腹部基础手法

（1）开四门　期门（肝的募穴）、日月（胆的募穴）、章门（脾的募穴、脏会）、京门（肾的募穴）。

（2）点三脘　中脘、上脘、下脘。

（3）补神阙、透天枢、行气海。

（4）刮肋弓　按第9～12肋的顺序刮。

（5）掌根推法　肋弓、上腹、下腹。

（6）摩腹　一手掌覆于患儿腹上，一手托命门，以肚脐为中心画圆，顺时针轻轻摩擦81下。

（7）拿肚角　以食指及拇指捏起肚脐两侧。

（8）点揉足三里。

2. 背部基础手法

（1）点按背部五线　督脉：左手作为压手，右手食指、中指、无名指点按督脉；膀胱经左右各两条线：双手四指点按背俞穴。

（2）捏脊　以四指在前、拇指在后，从下向上，边捏边沿两侧膀胱经交替前进。

（3）推摩（擦）督脉、膀胱经。

（4）推八髎　300～500下，术者以劳宫压至八髎，舌顶上腭，注意力集中在劳宫上。

（5）拿肩颈。

表9-1为儿科推拿常用穴位简介表。

表9-1　儿科推拿常用穴位简介表

穴名	位置	功用主治	操作
坎宫	自眉头起沿眉向眉梢成一直线	外感发热、惊风、头痛、目赤痛	用两拇指桡侧自眉心向眉梢做分推
龟尾	尾椎骨端	泄泻、便秘、脱肛、遗尿	用拇指或中指端揉

穴名	位置	功用主治	操作
脾经	拇指末节罗纹面	腹泻、痢疾、便秘、食欲不振等	旋推为补;将患儿拇指屈曲,循拇指桡侧边缘向掌根方向直推为补;由指端向指根推为清
内八卦	在掌面,以掌心为圆心,从圆心到中指指根横纹的 2/3 为半径所做的圆	咳嗽痰喘、胸闷纳呆、腹胀呕吐	用运法,按顺时针方向掐运,称运内八卦或运八卦
天河水	前臂正中,总筋至洪池(曲池)成一直线	外感发热、潮热、内热、盗汗、烦躁不安等	用食指、中指指面自腕推向肘
关元	在下腹部,前正中线上,当脐中下 3 寸	培补元气	掌根推
中极	在下腹部,前正中线上,当脐中下 4 寸	益肾兴阳	掌根推
神阙	在腹中部,脐中央	温补元阳,健运脾胃,复苏固脱	见"补神阙"
天枢	在腹中部,脐旁 2 寸	调理气血,升降气机	见"透天枢"
气海	在下腹部,前正中线上,当脐中下 1.5 寸	生发阳气	见"行气海"
上脘	在上腹部,前正中线上,当脐中上 5 寸	胃脘疼痛、腹胀等	见"点三脘"
中脘	在上腹部,前正中线上,当脐中上 4 寸	胃痛、腹胀等	见"点三脘"
下脘	在上腹部,前正中线上,当脐中上 2 寸	胃脘疼痛、腹胀等	见"点三脘"

穴名	位置	功用主治	操作
章门	在侧腹部,当第11肋游离端的下方	腹痛、腹胀、胁痛等	见"开四门"
期门	在胸部,当乳头直下,第6肋间隙,前正中线旁开4寸	胸胁胀痛、腹泻等	见"开四门"
京门	在侧腰部,章门后1.8寸,当第12肋骨游离端的下方	小便不利、水肿;胁痛、腰痛;腹胀、泄泻、肠鸣、呕吐	见"开四门"
日月	在上腹部,当乳头直下,第7肋间隙,前正中线旁开4寸	黄疸、呕吐、呃逆等	见"开四门"
足三里	在小腿前外侧,当犊鼻下3寸,距胫骨前缘一横指(中指)	胃痛、呕吐、腹胀、肠鸣、消化不良、下肢痿痹等	用拇指或中指指端点揉
太冲	在足背侧,当第1、2跖骨结合部之前凹陷中	头痛、眩晕、疝气、月经不调、癃闭、遗尿、小儿惊风、癫狂痫、胁痛等	用指针法点穴
十宣	在手十指尖端,距指甲游离缘0.1寸(指寸),左右共十穴	清热开窍醒神	用指针法重刺激
涌泉	在足底部,卷足时足前部凹陷处,约当足底第2、3趾缝纹头端与足跟连线的前1/3与后2/3交点上	头顶痛、头晕、目眩、小便不利、大便难等	用掌擦法擦
八髎	位于第1、2、3、4骶后孔中,左右共八穴	腰骶部疾病、下腰痛、坐骨神经痛、下肢痿痹等	见"推八髎"

第二节 小儿遗尿

一、概述

小儿遗尿是临床常见病，指 5 岁以上幼童不能自主控制排尿，经常入睡后遗尿。其病因复杂，临床上可分为原发性遗尿与继发性遗尿，或分为单纯性遗尿与复杂性遗尿，可伴随有多种排尿障碍和异常表现。其中属于原发性遗尿者约为 69%，继发性遗尿者约为 31%，男多于女。【按语：崔老师在临床所接触的病例中，认为小儿遗尿多系虚寒所致，与膀胱和肾的功能失调有关，尤其是肾气不足，在推拿手法上多用温补之法。并提到在《灵枢·本输》中有："三焦者……入络膀胱，约下焦，实则闭癃，虚则遗溺。遗溺则补之，闭癃则泻之。"】

二、病因病机

遗尿可由器质性疾病（如先天性尿道畸形）、功能性（也可称"原发性遗尿"）、精神心理因素（如小儿长期处于压抑状态、不适应新环境等）而引起。【按语：崔老师认为在治疗小儿遗尿时，需排除器质性疾病，中医治疗的适应证以功能性为主，多与遗传、生活习惯以及家长关注度有关。中医认为遗尿大多以先天肾气不足，下元虚冷所致。肾气不足，就会导致下焦虚寒，气化功能失调，闭藏失司，不能约束水道而遗尿。】

中医分型如下。

（1）肾气不足 肾为水脏，主水；膀胱为水腑，主藏尿和排尿，与肾相表里。尿液的储藏和排出依赖于膀胱的正常功能。肾气充盛，则膀胱开合有度，贮尿和排尿功能正常。

（2）肺脾气虚 肺主通调水道，脾主运化水液。肺将脾传输来的水液向下、向内传输，二脏共同维持正常的水液代谢。

（3）心肾失交　心藏神，小儿夜间睡眠深，难以叫醒，梦中小便，均与"神明"有关。因心肾失交，水火不济，也可影响肾的气化功能。

（4）肝经郁热　肝主疏泄，促进津液的运行。此外，肝经循行绕阴器，抵小腹。肝经郁热，疏泄失司而致遗尿。

三、临床表现

5 岁以后夜间仍不能自主控制排尿而经常尿床。

四、诊断要点

通过询问病史、体检、尿检和影像学检查等以明确有无器质性疾病，其中膀胱 B 超检查非常重要。【按语：发病年龄在 5 周岁以上，寐中小便自出，醒后方觉。睡眠较深，不易唤醒，每夜或隔几天发生遗尿，甚则每夜遗尿 1～2 次以上者。】

五、治疗

（一）手法治疗

1. 治疗原则

温补脾肾，固涩下元。

2. 推拿手法

（1）以背部基础手法为基础

① 点按背部五线。督脉：左手作为压手，右手食指、中指、无名指点按督脉；膀胱经左右各两条线：双手四指点按背俞穴。

② 推摩（擦）督脉。

③ 背部捏脊 8 次（以四指在前、拇指在后，从下向上，从八髎至第 1 腰椎，边捏边沿两侧膀胱经交替前进），掌根从下向上推

八髎、龟尾。

【按语：督脉起于小腹下出会阴，贯脊属脑络肾。督脉具有统摄全身阳气，维系人身之气的功能。两侧分布有膀胱经，捏脊时膀胱经的各背俞穴也得到相应的良性刺激，可协调脏腑功能，治疗相应脏腑疾病。故背部五线捏脊，可以起到调节机体功能、平衡阴阳、助阳之作用。八髎、龟尾分别位于骶骨和尾骨上，掌根推起到温补肾阳、固涩下元之作用。】

（2）掌根推关元、中极　关元、中极分别位于任脉脐下 3 寸、4 寸。关元，小肠募穴，小肠者，受盛之官，化物出焉；中极为膀胱募穴，膀胱者，州都之官，津液藏焉。【按语：掌根推关元、中极，可起到培本固元、固涩下元之功。】

（二）其他疗法

崔述生在治疗小儿遗尿方面，除用推拿手法外，治疗后嘱给小孩每天吃两片狗肉，以黑狗肾疗效最好，不宜过多。狗肉有温补肾阳的作用。

六、康复训练

膀胱功能训练：一般儿童的膀胱可容纳 300mL 左右的尿液，白天应鼓励孩子多饮水，有意识地使膀胱多贮尿，当每次尿液达到 350mL 以上，患儿膀胱便具备了一定的贮存尿液的功能，然后再训练孩子排尿中途停止再排，以训练膀胱括约肌的功能，达到令患儿可以自己控制排尿的目的。

七、注意事项

（1）应帮助患儿养成定时排尿的习惯，睡前不使其过饱、过度疲劳及过多饮水。

（2）夜间入睡后 2 小时、4 小时应定时叫患儿起床排尿。

【按语：小儿睡前过度疲劳，有损肾气，影响肾的气化作用。

此外，应养成睡前少饮水、睡后定时排尿的好习惯。崔述生强调夜间子时应唤小儿排尿，避免尿床。】

第三节　小儿感冒

一、概述

感冒又称伤风，是感受外邪引起的一种常见的外感疾病。本病任何年龄的小儿皆可发病，婴幼儿更为常见。一年四季均可发生，气候骤变及冬春时节发病率较高。

二、病因病机

小儿感冒发生的病因，以感受风邪为主，因小儿肺脏娇嫩，脾常不足，神气怯弱，感邪之后易出现夹痰、夹滞、夹惊的兼证。

感冒的病变部位主要在肺，可累及肝、脾，病机关键为肺卫失宣。肺主皮毛，司腠理开阖，开窍于鼻，外邪自口鼻或皮毛而入，客于肺卫，致表卫调节失司，卫阳受遏，肺气失宣，因而出现发热、恶风寒、鼻塞流涕、喷嚏、咳嗽等症。

【按语：崔述生认为小儿感冒多与受寒或食积有关。此外，儿科常见的多种急性传染病早期，也可表现类似感冒的症状，临床须注意鉴别，以免误诊。】

三、临床表现

小儿感冒以发热、鼻塞流涕、喷嚏、咳嗽为主要临床特征。

1. 夹食

除感冒症状外，还可见不思乳食，或呕吐乳食，大便秘结或泻下酸腐，腹热膨胀，睡觉不安，舌苔黄厚，食指络脉呈青红色。

2. 夹惊

除感冒症状外，兼见烦躁不安，睡卧不宁，时有啼哭，惊惕抽搐，面色青赤，指纹青色。

3. 发热

主要以体温升高为主。【按语：崔述生临床上常用手掌感受患儿尾椎骨温度，温度升高，即为发热。】

四、治疗方法

重点在于按揉手部穴位。

1. 基础手法

（1）运八卦　患儿掌心向上，术者以食指、中指掌面置于患儿掌心，自掌跟向拇指根部方向画圆（右手顺时针，左手逆时针），反复 49 遍。

（2）捏十宣　术者以拇指、食指轻捏患儿手指十宣。

（3）推肺经　术者以拇指掌面置于患儿无名指指腹，顺时针旋推，重复 200 遍；再由指端向指根方向直推，重复 200 遍。

【按语：十宣位于手十指尖端，距指甲游离缘 0.1 寸，左右共 10 个穴位，对于休克、昏迷、高热、小儿惊厥有很好的疗效，也可放血。肺经位于无名指末节罗纹面，对于小儿感冒、发热有很好的疗效。】

2. 夹食

除基础手法，还需加以下手法。

（1）患儿取俯卧位，术者以双手食指、中指点按膀胱经穴，从上至下，反复 3～5 遍。

（2）术者双手四指在前，拇指在后，沿督脉由下至上捏脊 5 遍，前三遍手法宜轻快，后两遍于七节骨每捏三下提一下。

（3）患儿取仰卧位，术者以掌摩腹，顺时针摩擦 49 遍。

（4）开四门　点按期门、日月、章门、京门。

（5）点三脘　按中脘→上脘→下脘的顺序，各重复 3～5 遍。

【按语：崔述生认为小儿不怕饥与寒。小儿脏腑娇嫩，很容易发生食积，食积化腐，易导致脘腹胀满，不思饮食。】

3. 夹惊

除基础手法，还需加以下手法。

（1）开天门　患儿仰卧，术者坐于患儿头部前方，双手置于患儿头部两侧，以双手拇指掌侧面从印堂轻轻直推至神庭，重复 100 遍。

（2）刮眉弓　术者将拇指桡侧面置于患儿眉心，分别向左右两边直推眉弓，重复 100 遍。

（3）分阴阳　术者拇指掌面置于患儿前额，以印堂至神庭的连线为中线，从中线向左右两侧分推前额，重复 100 遍。

（4）揉百会　因小儿囟门未闭合，术者以拇指轻揉患儿百会 1～2 分钟。

【按语：感冒夹惊主要以解表兼清热镇惊为主。】

4. 发热

（1）捏脊　共捏 5 遍。患儿取俯卧位，术者以四指在前、拇指在后，从下向上，边捏边沿两侧膀胱经交替前进。在背部五线上（督脉、膀胱经），先捏两遍，后三遍"捏三提一"，以皮肤微微发红为度。【按语：督脉统摄诸身之阳，两侧膀胱经具有解表散热之作用，背部五线捏脊可以平衡阴阳，调节脏腑功能，尤其可以解表散热，迫邪外出。】

（2）提大椎　用两手提颈后高骨，迫汗外出。【按语：手、足三阳的阳热之气由此汇入大椎并与督脉的阳气上行头颈，用手提大椎可起到泻热、迫邪外出的作用。】

（3）推坎宫　用两拇指桡侧自眉心向眉梢做分推，250～500 下/分。【按语：可以起到疏风解表、醒脑泻热的作用。】

（4）推天河水　用拇指指腹蘸冷水由腕横纹推至曲池，或用食指指端由内劳宫直推至曲池，反复数次。【按语：具有大凉之

作用。】

【按语：高热不退者，可点中冲、涌泉、太冲。】

五、注意事项

（1）小儿易哭闹，手法宜轻快，不宜过重。

（2）手法治疗结束后，患儿多已发汗，需注意保暖，避免再次受寒。

（3）控制饮食，多食清淡食物，多喝水，勿食生冷之物。

第四节　小儿厌食

一、概述

厌食是小儿常见的脾胃病症，多因喂养不当，或长期偏食，脾胃受伤所致，以长期食欲缺乏、厌恶进食为特点。本病好发于1～6岁的小儿。在儿科临床上其发病率较高，尤在城市儿童中多见。

二、病因病机

厌食的病变脏腑在脾胃，发病机制为脾运胃纳功能失常。本病多由于饮食不节、喂养不当而致，小儿时期脾常不足，加之饮食不知自调，或家长缺少正确的喂养知识，婴儿期喂养不当，损伤脾胃。脾为阴土，喜燥而恶湿，得阳则运；胃为阳土，喜润而恶燥，以阴为用。故凡脾气、胃阴不足，皆能导致受纳、运化失职而厌食。胃司受纳，脾主运化，脾胃调和，则口能知五谷饮食之味。

【按语：崔述生认为小儿厌食与先天不足有关，小儿先天脾胃薄弱，导致受纳、运化失职而出现厌食。此病与喂养不当也有关，乳食品种调配、变更失宜，或纵儿所好，杂食乱投，甚至滥进补品，均易损伤脾胃，致脾胃运纳功能失常。此外，本病还与微量元

素的缺乏有关。】

三、临床表现

患儿长期不思进食，厌恶摄食，食量显著少于同龄正常儿童。可有脘痞、嗳气、泛恶、大便不调等症，或伴面色少华、形体偏瘦、口干喜饮等症，但精神尚好，活动如常。排除其他外感、内伤慢性疾病。

四、诊断要点

辨证时要区别其病因是以运化功能改变为主，还是以脾胃气阴不足为主。

1. 脾失健运证

本证为厌食初期表现，除厌食症状外，其他症状不显著，精神、形体如常。若失于调治，病情迁延，损伤脾气，则易转为脾胃气虚证。

2. 脾胃气虚证

本证多见于脾胃素虚，或脾运失健迁延失治者，以不思饮食、面色少华、肢倦乏力、形体偏瘦为辨证依据，若迁延失治，气血耗损，可发展成疳证。

3. 脾胃阴虚证

本证见于温热病后或素体阴虚，或嗜食辛辣伤阴者，以食少饮多、大便偏干、舌红少苔为特征。

五、治疗方法

【按语：小儿厌食的治疗以捏脊为主，辅以摩腹。配以手部穴位，8～12 岁的儿童可加腹部、下肢等部位的穴位。】

1. 背部基础手法

（1）点按背部五线　督脉：左手作为压手，右手食指、中指、无名指点按督脉；膀胱经左右各两条线：双手四指点按背俞穴。

（2）捏脊　共捏 5 遍。以四指在前、拇指在后，沿督脉从下向上，反复 3 遍。第 4～5 遍，每捏三下迅速向上提一次。

2. 摩腹

以手掌覆于患儿腹上，以脐为中心画圆，顺时针轻轻摩擦 81 次。

3. 常用穴位

补脾经、补胃经、运内八卦、揉板门、推四横纹。

方解：补脾经、补胃经健脾和胃、促进纳运；运内八卦、揉板门、推四横纹调气机、平阴阳、以助纳运。

加减：完谷不化者加分运内八卦，揉按足三里 100 下；烦急哭闹者加揉内劳宫、三阴交各 50 下。

第五节　小儿泄泻

一、概述

泄泻是以大便次数增多，粪质稀薄或如水样为特征的一种小儿常见病，多见于 2 岁以下的婴幼儿。本病一年四季均可发生，但以夏秋两季发病率为高。

二、病因病机

小儿泄泻的发生，多由脾胃虚弱、饮食内伤、感受外邪引起。本病病位主要在脾胃。《幼幼集成·泄泻证治》中记载："夫泄泻之本，无不由于脾胃。盖胃为水谷之海，而脾主运化，使脾健胃和，则水谷腐化而为气血以行荣卫。若饮食失节，寒温不调，以致脾胃受伤，则水反为湿，谷反为滞，精华之气不能输化，乃致合污而下降，而泄泻作矣。"小儿脾常不足，乳食内伤，感受外邪，或脾肾阳虚，均可导致脾胃运化功能失调而发生泄泻。

三、临床表现

大便次数增多，每日超过 3～5 次，甚者多达 10 次以上。大便呈淡黄色，粪质稀薄或如水样，或黄绿稀溏，或色褐而臭，可有少量黏液。或伴有恶心、呕吐、腹痛、发热、口渴等症。

四、诊断要点

（1）发病前常有饮食不洁或不节，或感受外邪的病史。

（2）辨清病因及轻重虚实　　不同的病因可导致不同的大便性状，内伤乳食型泄泻可见大便稀溏夹乳凝块或食物残渣，气味酸臭，或如败卵；脾胃虚弱型泄泻可见大便稀薄或烂糊；轻证大便次数一般不超过 10 次，精神较好，小便量可，无呕吐；重证泻下急暴，可见小便短少、体温升高、烦渴神疲、皮肤干瘪、囟门凹陷、目眶下陷、啼哭无泪等脱水症状，以及口唇樱红、呼吸深长、腹胀等酸碱平衡失调和电解质紊乱的表现。泄泻病程短，泻下急暴，量多腹痛，多属实证；泄泻日久，泻下缓慢，腹胀喜按，多为虚证。

① 伤食泻：主症为大便稀薄，夹有乳块或食物残渣，气味酸臭，脘腹胀满，便前腹痛，泻后痛解，腹痛拒按，嗳气酸馊，或伴呕吐、厌食、夜惊。苔厚腻或微黄，脉滑实，指纹紫滞。

② 脾虚泻：主症为大便稀溏，色淡不臭，食后作泻，时轻时重，面色萎黄，形体消瘦，神疲倦怠。舌淡苔白，脉缓弱，指纹淡。

【按语】：小儿泄泻要与痢疾进行鉴别，以防延误病情。痢疾大便中带有脓血，有明显的腹痛、里急后重等症状。大便常规检查可见红细胞、白细胞均增多，可找到吞噬细胞；大便细菌培养有痢疾杆菌生长。】

五、治疗方法

【按语】：小儿泄泻的治疗以腹部基础手法和捏脊为主，穴位以

背部及腹部穴位为主。】

1. 腹部基础手法

（1）摩腹　术者以手掌覆于患儿腹上，以脐为中心画圆，逆时针轻轻摩擦 81 遍以止泻。

（2）开四门　以双手拇指点按四门。**【按语：**崔述生所用开四门为期门（肝的募穴）、日月（胆的募穴）、章门（脾的募穴、脏会）、京门（肾的募穴），此四穴可以健脾和胃、疏肝利胆。**】**

（3）拿肚角　以食指及拇指捏起肚脐两侧。

2. 捏脊

共捏 5 遍。术者以四指在前、拇指在后，沿督脉从下向上，反复 3 遍。第 4～5 次，每捏三下迅速向上提一下。

3. 常用穴位

（1）伤食泻　补脾经、揉龟尾。

方解：补脾经健脾消食化滞；揉龟尾理肠止泻。

（2）脾虚泻　补脾经、清补大肠、推上七节骨、揉龟尾。

方解：补脾经、清补大肠健脾益气，固肠实便；推上七节骨、揉龟尾温阳止泻。

第六节　小儿便秘

一、概述

便秘是指大便秘结不通，排便时间间隔延长，或排便困难的一种病症。一年四季均可发生。

二、病因病机

本病主要病位在大肠，与脾、胃有关。小儿饮食不知自调，或家长喂养不当，损伤脾胃。加之小儿脏腑娇嫩，脾常不足，易伤脾阳、损胃阴。胃阴不足，耗伤津液，导致大肠失濡而致大便干结；脾阳气虚，则大肠传导无力而致便秘。

【按语：崔述生认为本病与小儿先天脾胃薄弱有关，脾胃运化失司，大肠推动无力，传导失职而致便秘。此外，本病与喂养不当关系很大。小儿脏腑娇嫩，如过早给予一些不易消化的食物，超出小儿脏腑运化能力，久之则致小儿脾胃、大肠功能失调而成便秘。】

三、诊断要点

（1）排便时间间隔超过习惯排便时间 1 天以上。

（2）粪质干结，或便干如球，排出困难。

（3）可伴有厌食、纳呆、口臭、矢气较臭等。

（4）辨清虚实　实证可见大便多日不排，排时难出，便干如球，面红耳赤，身热多饮，口气热臭，小便黄少，烦急夜惊，脉洪数，苔黄燥，指纹紫滞。虚证可见便秘日久，多日方解，便质偏干，强努难下，便时较长，形瘦神倦，面唇爪甲淡白，脉细弱，苔薄或指纹色淡。

四、治疗方法

【按语：本病治疗以腹部手法为主，取穴以背部及手部穴位为主。】

1. 腹部手法

（1）摩腹　术者以手掌覆于患儿腹上，以脐为中心画圆，顺时针轻轻摩擦 81 遍。

（2）点三脘　按中脘→上脘→下脘的顺序，以中指点按三脘，以促进脾胃运化。

（3）拿抖腹部　沿着任脉轻轻拿起腹部，从上至下，慢速轻抖，反复 10 遍。

【按语：对于小腹部有硬结的患儿，腹部拿抖法效果甚佳。拿

抖腹部后要摩腹以安抚患儿。】

2. 常用穴位

（1）实秘

处方：清天河水、清大肠、推下七节骨、揉龟尾。

方解：清天河水、清大肠祛除胃肠积热；推下七节骨、揉龟尾通腑行气，以利排便。

（2）虚秘

处方：补脾经、补肺经、推三关、揉足三里 、推下七节骨。

方解：肺主气，脾统血，揉补肺、脾经以达益气养血之功；三关善补气血，治疗各种虚证；足三里健脾和胃，调中理气；推下七节骨通腑行气，以利排便。

第七节　小儿肌性斜颈

一、概述

小儿斜颈分为骨性斜颈和肌性斜颈，本节主要介绍小儿肌性斜颈。

小儿肌性斜颈是指因胸锁乳突肌挛缩造成的斜颈。本病多发现于出生后 2 周左右，左侧多于右侧。本病在早期一般无骨性改变，病程大于 4 周可出现面部发育不对称、颈椎发育不对称，甚至累及胸椎及智力发育。【按语：本病应及早治疗，越早越好。推拿治疗对于 6 个月以内的患儿有较好的疗效；1 个月左右疗效最佳，3～5次即可痊愈。】

二、病因病机

根据临床观察，本病多由以下原因造成。

（1）胎位不正　患儿在母体中胎位不正，活动不利而造成一侧胸锁乳突肌血液循环受阻，导致该肌肉缺血性挛缩而致斜颈。

（2）生产过程撕裂伤　如生产过程中用产钳助产，损伤胸锁乳突肌，由于肌肉撕裂，造成血肿，最后发生纤维性挛缩而导致本病。

（3）喂养、睡觉姿势不当。

【按语：小儿肌性斜颈病位在胸锁乳突肌，胸锁乳突肌上的结节即为本病的根本病因。如将胸锁乳突肌比喻为绳子的话，结节即为绳子上打的结，唯有将结解开方可病愈。】

三、临床表现

患儿颈部偏向患侧，面部向对侧旋转。胸锁乳突肌上有椭圆形结节或较粗条索，大小不等，位于肌层，质软，边界清楚，有一定活动度。

四、治疗

1. 局部放松

患儿取仰卧位，术者坐于患儿头部前方，一手托住患儿枕部，使头部抬起，呈过伸位，拇指指腹置于患儿胸锁乳突肌上，吸定后做轻柔的揉法，先健侧后患侧，每侧重复8～10遍。

2. 拨筋解结

术者以拇指沿胸锁乳突肌做一指禅拨法，手法宜轻，从远端逐渐移至患处，至患处时，以指腹点拨3～5遍，手法适当加重。于胸锁乳突肌的起止点处以指腹点拨3～5遍，手法适当加重。重复此式8～10次。

3. 被动牵拉

患儿仰卧，术者一手托住患儿后枕部，另一只手扶住患儿下颌，稍用力向健侧牵拉患儿颈部，使头部向健侧侧屈，面部向患侧旋转，以纠正斜颈（图9-1）。

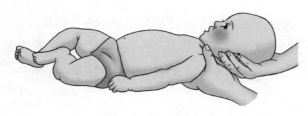

图 9-1　被动牵拉

4. 直推放松

患儿取俯卧位或患儿家长抱坐位，术者一手扶住患儿头部，使其头部向健侧侧屈，另一只手于患侧胸锁乳突肌做直推法 8～10 遍（图 9-2）。

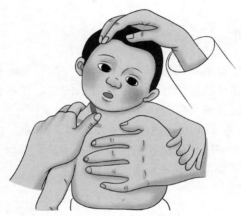

图 9-2　直推放松

五、注意事项

（1）本病宜早发现、早治疗。

（2）平时要注意纠正患儿头的姿势，喂奶及睡觉时使其头向健侧侧屈，面向患侧旋转。

（3）配合热毛巾热敷。

（4）术者指甲剪短，治疗前于手上涂抹婴儿润肤乳。

（5）手法宜轻，禁忌在一处停留重拨，要不断移动。

第八节　小儿桡骨小头半脱位

一、概述

小儿桡骨小头半脱位，俗称"肘错环""肘脱环"，多因牵拉引起，故又称"牵拉肘"，多见于4岁以下的幼儿，男孩多于女孩，左侧多于右侧。【按语：小儿桡骨小头半脱位为小儿4岁以下的常见病。】

二、病因病机

多因瞬间用力牵拉而引起：当肘关节突然受到牵拉，肘关节的负压将关节囊和环状韧带吸入至肱桡关节间隙，环状韧带向上滑越桡骨头，嵌于桡骨头与肱骨小头之间。

【按语：小儿4岁以前桡骨小头发育尚不完全，桡骨头与桡骨颈等粗，肘关节周围的肌肉、韧带发育较差，关节囊也较松弛。因此，桡骨小头半脱位常见于4岁以下的儿童。】

三、临床表现

患肘轻度屈曲，前臂处于轻度旋前位，呈弹性固定；患儿常以健手扶住患侧前臂，拒绝肘关节做各方向运动。

四、诊断要点

（1）患肢有被牵拉的外伤史或极度旋转史。

（2）患儿哭闹，患侧肘关节微屈，前臂轻度旋前，患肢不肯举动，肘关节不敢屈伸，常以健侧的手扶住伤肢。被动屈肘时患儿因疼痛而哭闹，肘关节无明显的肿胀，无畸形。

（3）桡骨小头部有压痛。【按语：患侧肘关节桡骨小头部手下有空虚感。】

（4）患儿常拒绝别人触动伤肢及检查。

（5）不能伸手拿物，不敢上举，不能做摸头、摸鼻子等动作。

五、治疗方法

【按语：确诊后即刻整复，重点为旋转牵拉，整复速度要快，一次整复成功。】

以右臂脱位为例：患儿家长抱住患儿，术者面对患儿，以左手托住患肢肘部并用拇指抵住桡骨小头，右手拿住腕部，先屈肘内旋，继而伸直并牵拉，后外旋患肘，同时向内上方推，听到弹响表示复位成功，患儿可伸手接东西，证明痊愈（图 9-3）。

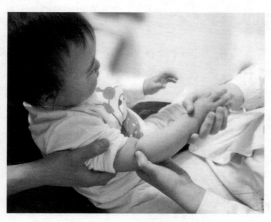

图 9-3　右臂脱位整复

六、注意事项

首先应详细询问致伤原因，必要时拍 X 线片以协助诊断。复位后，患儿疼痛消失，短暂的哭闹后患肢可运动自如。

【按语：通过患儿能否做以下几个动作来判断是否复位成功：①让患儿用患侧手抓取物品；②让患儿用患侧的手摸患侧的耳郭；③将患肢上举。如果能够顺利完成以上任何一个动作，即说明复位成功。】

第九节　小儿髋关节一过性滑膜炎

一、概述

　　小儿髋关节一过性滑膜炎是一种非特异性炎症所引起的，以短暂的急性疼痛、肿胀和积液为主要临床表现的病症，是小儿常见的髋关节疾病。本病好发于3～7岁儿童，男孩多于女孩。

二、病因病机

　　本病的基本病机为正气受损，卫外不固，风寒湿邪乘虚而入，致使关节脉络不通，气血运行受阻所致。

　　根据多年临床观察，崔述生认为该病多由以下原因导致：①活动量过大，导致髋关节疲劳形成无菌性炎症；②上呼吸道或消化道感染导致滑膜增厚嵌入髋关节之间，出现患肢假性延长；③跑跳不慎扭伤髋关节；④穿鞋大小不合适，双下肢受力不均，导致髋关节磨损，形成无菌性炎症；⑤先天性髋关节发育不良。

三、临床表现

　　患儿髋关节疼痛，不敢屈髋，双腿长短不一，患肢长，行走跛行，局部肿胀、有积液，腹股沟疼痛，夜间疼痛加重，偶见发热。

四、诊断要点

　　患儿多有跑、跳、蹦等剧烈活动史，或于发病前有呼吸道或消化道感染史，一般无外伤史。髋关节疼痛、肿胀、活动受限，可伴有同侧腹股沟部疼痛、跛行，但可以跛行玩耍。X 线检查无实质性病变。

五、治疗

1. 局部放松

患儿平躺，于髋关节局部用揉法、㨰法、拨法及推法将肌肉放松，持续 3～5 分钟。【按语：重点放松股外直肌。】

2. 重点点穴

取局部痛点为阿是穴，重点点按，反复 2～3 分钟。

3. 整复手法

以左侧为例。患儿取仰卧位，术者站于患儿左侧，面对患儿，以右手握住患肢踝关节，用左手扶住患肢膝关节，轻轻向内旋转，压至最低位，尽量贴腹部，内旋的同时向外猛地一拽，重复 3 次。一般 2～3 次即可痊愈。【按语：患者年龄越小，越易治疗。】

六、注意事项

（1）绝对卧床 3 天。

（2）局部保暖，热敷局部（患肢向上，热敷患处，或平躺热敷腹股沟部），可用扶他林擦揉局部，或贴膏药。

（3）不可牵拉患肢。

（4）禁忌跑跳等动作。

【按语：患侧髋关节无疼痛，行走无跛行，检查时双侧下肢对称、长度相等方可认为痊愈。疲劳易导致本病复发。】

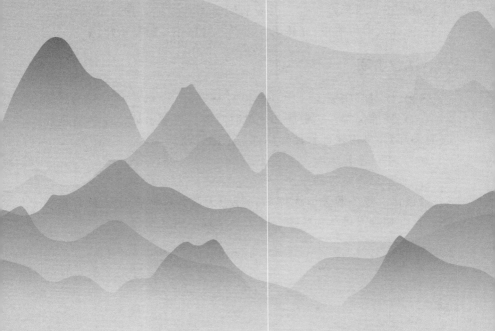

崔述生

正骨推拿经验集

（第二版）

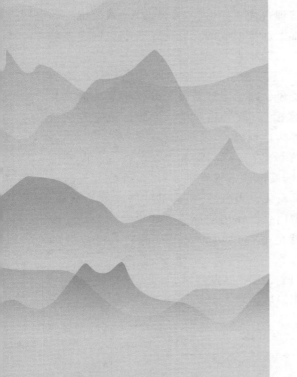

附录

练功十八法是医疗和体育相结合，主要防治颈、肩、腰、腿痛的一种健身方法。它是在整理古代"导引""五禽戏""八段锦"等祖国医学及武术遗产的基础上逐步形成的。它适于长期以固定姿势工作的成年人，尤其适合中、老年人。

【功能和原理】防治颈、肩、腰、腿部软组织疼痛和活动障碍等疾病。这些疾病常因感受风、寒、湿或劳损、外伤引起，但其共同病理机制主要为"气滞血瘀"，故导致肌肉、筋膜、肌腱等软组织发生痉挛、粘连、挛缩等病理现象。

练功十八法锻炼时，强调"内劲"，要求"以意领气、以气生劲、以劲达四肢"，以推动病变部位"气行则血行"，改变"气滞血瘀"的状态。而练功时局部有无"得气感"（即酸、胀、重等感觉）又是衡量练功者是否发挥"内劲"作用的标志。如果每一节动作锻炼时都能做到"得气"，就是锻炼成功的表现，也是取得疗效的关键。

【注意事项】患者锻炼时，可根据发病部位和病情轻重采用全套锻炼，也可选择部分动作锻炼。

第一套　防治颈、肩痛的练功法

这套练功法主要是由头部和肩带的活动所组成。通过活动，改善和恢复颈、肩、臂和手指的活动功能。此外，还有舒肝利气、助消化、调节大脑的功能。

第一节　颈项争力

【预备姿势】分腿直立（稍宽于肩），两手叉腰（拇指向后）（附图1-1）。

【动作】①头向左旋转至最大限度，眼视左方（附图1-2）。②还原成预备姿势。③头向右旋转至最大限度，眼视右方（附图1-3）。④还原成预备姿势。⑤抬头望天（附图1-4）。⑥还原成预备姿势。⑦低头看地（附图1-5）。⑧还原成预备姿势。

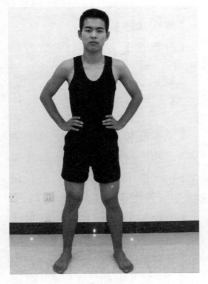

附图1-1

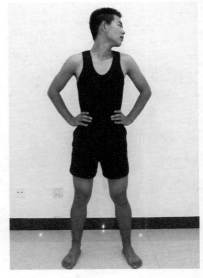

附图1-2

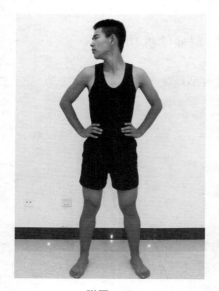

附图 1-3

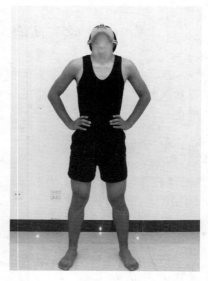

附图 1-4

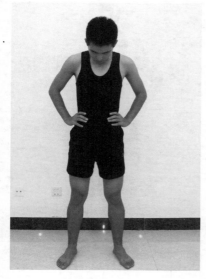

附图 1-5

【练功次数】2～4 个八拍。

【得气感】颈部肌肉要有酸胀感。

第二节 左右开功

【预备姿势】分腿直立（稍宽于肩），两手虎口相对成圆形，离面部约 30 厘米。掌心斜向前，眼视前方（附图 1-6）。

【动作】①两手左右分开至体侧，同时双手轻握拳（拳面向前），肘自然下垂，头向左转，眼视左侧远方（附图 1-7）。②还原成预备姿势。③④和①②动作相同，头转动方向相反。

　　【练功次数】2～4个八拍。

　　【得气感】当挺胸、眼视远处时，颈项、肩、背部肌肉有酸胀感，并可以放射至两臂肌群，同时胸部有舒畅感。

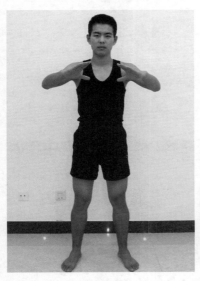

附图 1-6　　　　　　　　　　　　附图 1-7

第三节　双手伸展

　　【预备姿势】分腿直立，屈肘于体侧，手轻握拳，拳高于肩，拳心向前（附图 1-8）。

　　【动作】①两拳松开，同时两臂上举（掌心向前，抬头，眼视患侧手指）（附图 1-9）。②还原成预备姿势。③④和①②动作相同，眼视方向相反（附图 1-10）。

　　【练功次数】2～4个八拍。

　　【得气感】当抬头眼望手指时，颈肩部有酸胀感；收腹挺胸时，腰部亦有酸胀感。

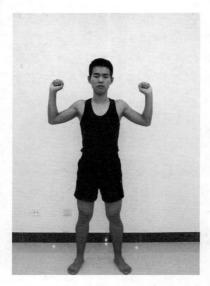

附图 1-8

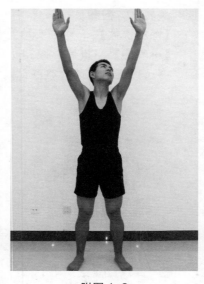

附图 1-9

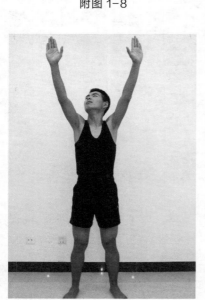

附图 1-10

第四节　开阔胸怀

【预备姿势】分腿直立，两手交叉于腹前，手背向前（附图 1-11）。

【动作】①两臂交叉上举，眼视手背（附图 1-12）。②两臂经体侧画弧下落，翻掌（附图 1-13），还原成预备姿势。③④与①②动作相同。

【练功次数】2～4 个八拍。

【得气感】两臂上举时，颈、肩、腰有酸胀感。

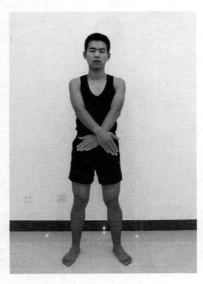

附图 1-11

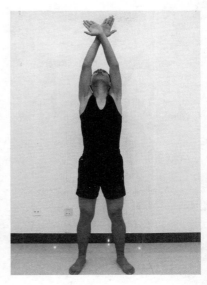

附图 1-12

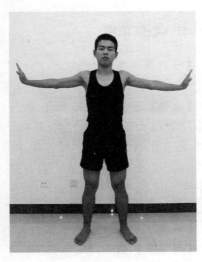

附图 1-13

第五节 展翅飞翔

【预备姿势】分腿直立,手自然下垂。

【动作】①两臂屈肘经体后侧成展翅状(手下垂,手背相对),眼视左肘(附图 1-14)。②两臂下落时,两手在脸前翻掌,掌心相对成立掌(附图 1-15),徐徐下落还原成预备姿势。③④和①②动作相同,眼视右肘(附图 1-16)。

【练功次数】2~4个八拍。

【得气感】肩部和两肋有酸胀感。

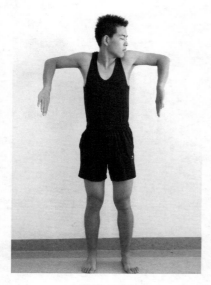

附图 1-14

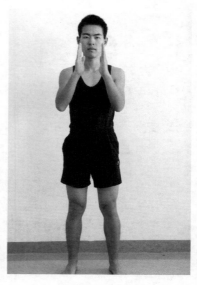

附图 1-15

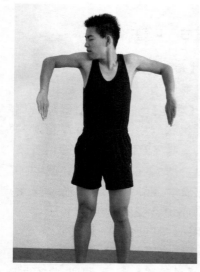

附图 1-16

第六节 铁臂单提

【预备姿势】分腿直立，手自然下垂。

【动作】①左臂经体侧上举成托掌（眼视手背），同时右臂后伸、内收屈肘，手背紧贴腰（附图1-17）。②左手经体侧下落，置于腰后右手腕上边（附图1-18）。③④与①②动作相同，只是换右臂做。

【练功次数】2～4个八拍。

【得气感】当手臂上举托掌时，同侧颈、肩部有酸胀感，并觉胸部舒畅。

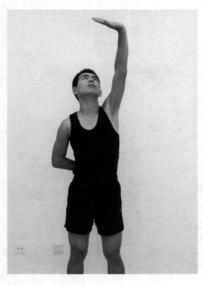

附图 1-17   附图 1-18

第二套　防治上腰痛的练功法

这套练功法主要是由腰部和髋部的活动所组成。通过活动，使关节滑利，增强腰腹肌力量。此外，还能矫正脊柱畸形，调理脾胃，消除胸腹胀满，有固肾养精等作用。

第一节　双手托天

【预备姿势】分腿直立，手指交叉于上腹（掌心向上）（附图 1-19）。

【动作】①两臂上提至颌下，翻掌上托（抬头挺胸、掌心向上）（附图 1-20、附图 1-21）。②两臂带动上体向左侧屈 1 次（附图 1-22）。③再侧屈 1 次。④两臂经体侧下落成预备姿势。⑤～⑧与①～④动作相同，侧屈方向相反。

【练功次数】2～4 个八拍。

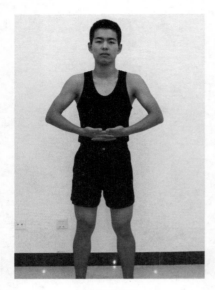

附图 1-19

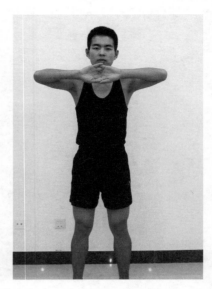

附图 1-20

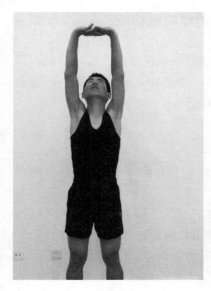

附图 1-21

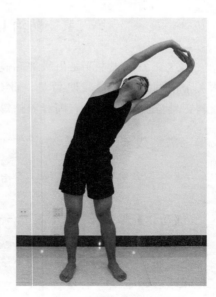

附图 1-22

【得气感】颈和腰部产生酸胀感，并放射至肩、臂、手指。

第二节　转腰推掌

【预备姿势】分腿直立，双手握拳于腰部（附图 1-23）。

【动作】①右手立掌向前推出（掌心向前），同时上体向左转，眼视左方，左肘向左侧方顶与右臂成直线（附图 1-24）。②还原成预备姿势。③④与①②动作相同，方向相反。

【练功次数】2～4 个八拍。

【得气感】当推掌转体时，腰、肩、背有酸胀感。

【适用范围】适用于颈、肩、背和腰部软组织劳损，如颈、腰痛伴有手臂麻木、肌肉萎缩等。

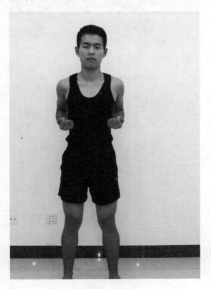 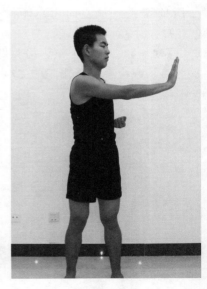

附图 1-23　　　　　　　　　　　　附图 1-24

第三节　叉腰旋转

【预备姿势】分腿直立，两手叉腰（拇指向前）。

【动作】①～④两手依次用力推动骨盆，沿顺时针方向绕环一周（附图1-25）。⑤～⑧与①～④动作相同，沿逆时针方向绕环一周。

【练功次数】2～4个八拍。

【得气感】腰部有明显酸胀感。

第四节　展臂变腰

【预备姿势】分腿直立，两手于腹前交叉（掌心向内）（附图1-26）。

【动作】①两臂上举，抬头挺胸收腹（眼视手背）（附图1-27）。

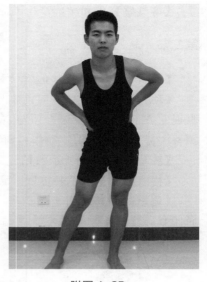

附图 1-25

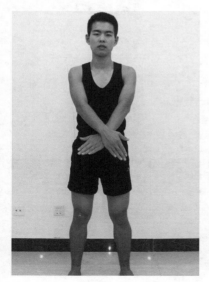

附图 1-26

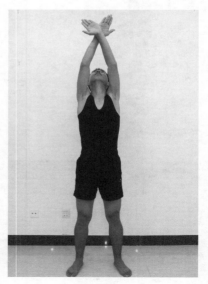

附图 1-27

②两臂经体侧下落至侧平举，掌心向上（附图 1-28）。③两手翻掌同时上体挺腰前屈。④两手体前交叉（附图 1-29）。⑤～⑧和①～④相同，最后还原成预备姿势。

【练功次数】2～4 个八拍。

【得气感】两臂上举、眼视手背时，腰部有酸胀感；挺腰前屈时，两腿后肌群有酸胀感。

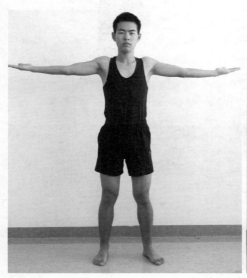 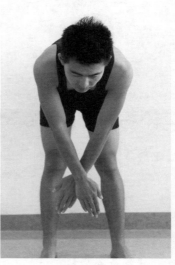

附图 1-28　　　　　　　　　　　附图 1-29

第五节　弓步插掌

【预备姿势】直立分腿一大步，双手握拳于腰部（附图 1-30）。

【动作】①上体左转成左弓步，同时右拳变掌向前上方插掌，拇指与头顶相平（附图 1-31）。②还原成预备姿势。③④与①②动作相同，方向相反。

【练功次数】2～4 个八拍。

【得气感】腰腿部有酸胀感。

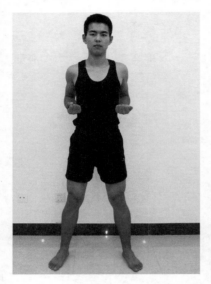 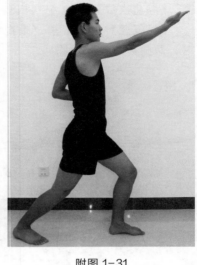

附图 1-30   附图 1-31

第六节　双手攀足

【预备姿势】立正，手自然下垂。

【动作】①手指交叉于上腹前（掌心向上），两手经脸前翻掌上托，眼视手背（附图 1-32）。②上体挺腰前屈。③手掌按脚背（附图 1-33）。④还原成预备姿势。⑤～⑧与①～④动作相同。

【练功次数】2～4 个八拍。

【得气感】两臂上举时，颈、腰部有酸胀感；弯腰手掌触脚背时，腰腿部有酸胀感。

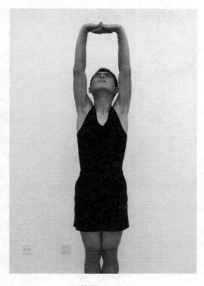

附图 1-32

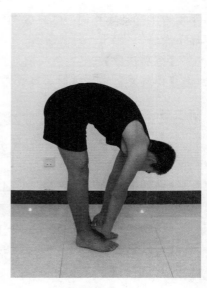

附图 1-33

第三套 防治臀、腿痛的练功法

这套练功法主要是由臀和腿的动作所组成。通过活动髋、膝、踝等关节，增强腰腹和腿部肌肉力量，矫正脊柱和骨盆的畸形等。

第一节 左右转膝

【预备姿势】上体前屈，两手扶膝（眼视前下方）。

【动作】①两腿弯曲，沿顺时针方向绕环1次（腿向后时伸直）（附图1-34）。②还原成预备姿势。

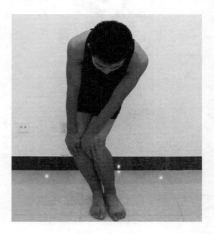

附图 1-34

③④与①②动作相同。⑤～⑧与①～④动作相同，沿逆时针方向绕环1次。

【练功次数】2～4个八拍。

【得气感】在转膝时，膝、踝关节有酸胀感。

第二节　仆步转体

【预备姿势】直立分腿一大步，双手叉腰（拇指向后）（附图1-35）。

【动作】①左腿成仆步，同时上体向左转45°（附图1-36）。②还原成预备姿势。③④与①②动作相同，方向相反。

【练功次数】2～4个八拍。

【得气感】仆步时，伸直腿的内收肌群有酸胀感，弯曲腿的股四头肌有酸胀感。

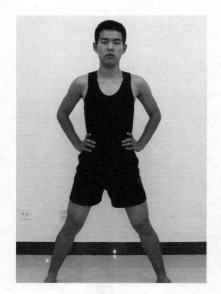

附图1-35

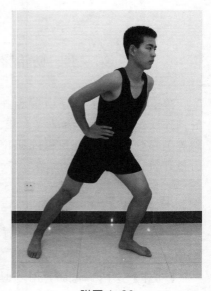

附图1-36

第三节　俯蹲伸腿

【预备姿势】立正，手自然下垂。

【动作】①上体前屈，两手扶膝腿伸直。②屈膝全蹲，两手扶膝，指尖相对。③两手贴脚背（附图 1-37），再伸直两腿。④还原成预备姿势。⑤～⑧与①～④动作相同。

【练功次数】2～4 个八拍。

【得气感】全蹲时大腿的前肌群及膝关节有酸胀感，伸直时大小腿的后侧肌群有酸胀感，手掌贴脚背时腿后肌群酸胀感加重。

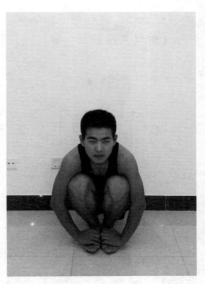

附图 1-37

第四节　扶膝托掌

【预备姿势】分腿直立宽于肩成中开步，手自然下垂。

【动作】①上体前屈，右手扶左膝。②上体挺直，屈双膝成马步，左臂经体前上举成托掌，眼视手背（附图 1-38）。③上体前屈，两腿伸直，左手扶右膝与右手交叉。④还原成预备姿势。⑤～⑧和①～④动作相同，方向相反。

【练功次数】2～4 个八拍。

【得气感】当眼视手背时，

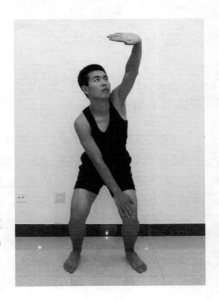

附图 1-38

颈、肩、腰、腿部均有酸胀感。

【适用范围】颈、肩、腰、腿部酸胀痛及下肢肌肉萎缩。

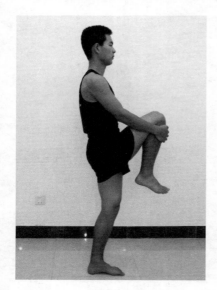

附图 1-39

第五节　胸前抱膝

【预备姿势】立正，手自然下垂。

【动作】①左脚向前一步，重心移至左腿，右脚跟提起，同时两臂前上举，掌心相对，抬头挺胸。②两臂经体侧下落同时提右膝，双手紧抱右膝于胸前，左腿伸直（附图 1-39）。③还原成动作①。④还原成预备姿势。⑤～⑧与①～④动作相同，方向相反。

【练功次数】2～4 个八拍。

【得气感】当抱膝时，支撑腿的后肌群及抱膝腿的前肌群均有酸胀感。

第六节　雄关漫步

【预备姿势】直立，双手叉腰（拇指朝后）。

【动作】①左脚前进一步，足跟先着地。右脚跟提起，重心移到左腿（附图 1-40）。②右脚跟落地，稍屈右膝，重心移到右腿，左脚跟着地，左脚背屈（附图 1-41）。③右脚前进一步，重心移至右腿，左脚跟提起。④左脚跟落地，稍屈左膝，重心移至左腿，右脚跟着地，右脚背屈。⑤重心前移至右腿，左脚跟提起。⑥重心后移至左腿，左腿屈膝，右脚掌抬起。⑦左腿伸直，右腿后退一步，稍屈右膝，重心移至右腿。⑧还原成预备姿势。

【练功次数】2～4 个八拍，第二个八拍从右脚前进一步开始。

【得气感】重心在左腿时，左腿及右踝有酸胀感；重心在右腿时，右腿及左踝有酸胀感。

【适用范围】下肢酸痛、关节活动不便。

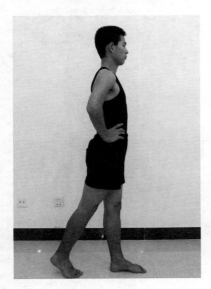 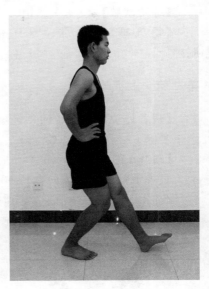

附图 1-40　　　　　　　　　　　　　附图 1-41

第四套　防治四肢关节疼痛的练功法

这套练功法主要是由四肢关节活动所组成，可滑利关节、消除疼痛，改善神经系统功能，增强四肢肌肉力量，维持肢体正常形态。

第一节　马步推掌

【预备姿势】分腿直立成中开步，两手握拳于腰部。

【动作】①上体左后转，右足内旋 45°，左足外旋 180°。②下蹲成歇步。③右手向侧方推掌，左肘向左侧顶（目视左侧）（附

图 1-42）。④还原成预备姿势。
⑤～⑧与①～④动作相同，方向相反。

【练功次数】2～4 个八拍。

【得气感】膝、踝、腿有酸胀感。

第二节　上下疏通

【预备姿势】直立，两手轻握拳于腰部。

【动作】①右手上托掌心向上，眼视手背。②上体向左转 90°（附图 1-43）。③上体前屈，同时右手从髋部用掌心摸至左脚外侧（附图 1-44）。④上体右转，同时

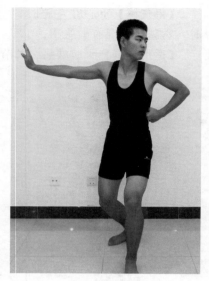

附图 1-42

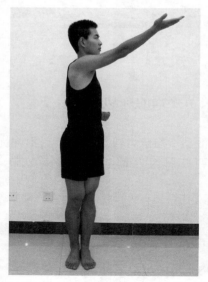

附图 1-43

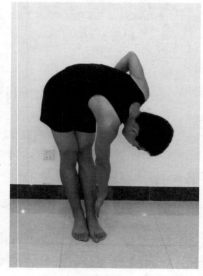

附图 1-44

右手掌抚摸两脚背沿右腿外侧，还原成预备姿势。⑤～⑧与①～④
动作相同，方向相反。

【练功次数】2～4个八拍。

【得气感】肩、背、腰、腿部有酸胀感。

第三节　转体回头

【预备姿势】直立分腿一大步，两手握拳于腰部。

【动作】①上体向左后转，右足内旋45°，左足外旋150°。②屈
左膝成弓步（附图1-45）。③右臂向前方推掌，与右腿成直线，左
肘向后顶，向左转体回头（附图1-46）。④还原成预备姿势。⑤～
⑧与①～④相同，方向相反。

【练功次数】2～4个八拍。

【得气感】颈、肩、腰、腿部有酸胀感。

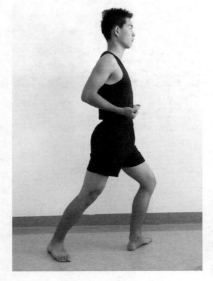
附图 1-45

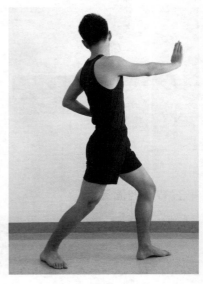
附图 1-46

第四节　左右蹬腿

【预备姿势】分腿直立，两手叉腰（拇指向后）。

【动作】①左腿屈膝上提，然后向右前下方蹬腿（附图1-47、附图1-48）。②还原成预备姿势。③④与①②动作相同，但换右腿做。

【练功次数】2～4个八拍。

【得气感】腿部有酸胀感。

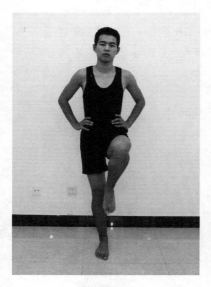

附图 1-47

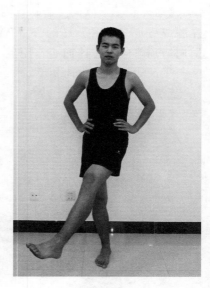

附图 1-48

第五节　四面踢毽

【预备姿势】直立，双手叉腰（拇指向后）。

【动作】①提左膝同时内脚背上踢（附图1-49）。②提右膝同时内脚背上踢。③左外脚背屈膝上踢（附图1-50）。④右外脚背屈膝上踢。⑤提左膝向前弹踢（附图1-51）。⑥提右膝向前弹踢。⑦屈左膝，脚后跟踢臀部（附图1-52）。⑧屈右膝，脚后跟踢臀部。每一动作后立即还原成预备姿势。

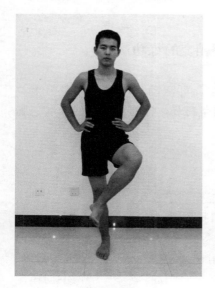

附图 1-49

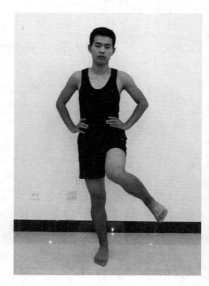

附图 1-50

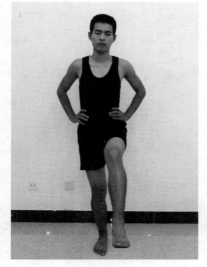

附图 1-51

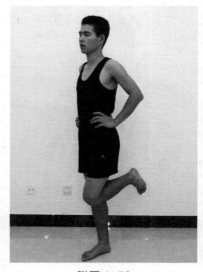

附图 1-52

【练功次数】2～4个八拍。

【得气感】腿部有酸胀感。

第五套　防治腱鞘炎的练功法

这套练功法是以上肢活动为主，可活动肩、肘、腕和手指关节，改善上肢软组织血液循环和神经调节，特别对防治网球肘、腕指腱鞘炎等有一定作用。

第一节　四面推掌

【预备姿势】分腿直立，两手轻握拳于腰部。

【动作】①两手翻掌上托，四指并拢，虎口张开，眼视手背（附图1-53）。②还原成预备姿势。③两手向体侧推掌，同时上体向左转，掌心向外，眼视左手背（附图1-54）。④还原成预备姿势。⑤动作与③相同，但方向相反。⑥还原成预备姿势。⑦两手向体侧推掌，两手成立掌，掌心向外。⑧还原成预备姿势。

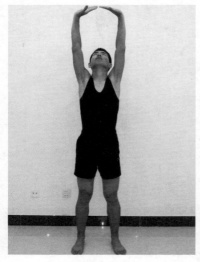

附图1-53

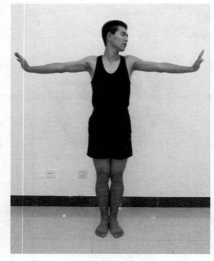

附图1-54

【练功次数】2～4 个八拍。

【得气感】颈、肩、肘、腕、指部有酸胀感。

第二节 拉弓射箭

【预备姿势】立正，两手自然下垂。

【动作】①左脚向左跨一步，成中开步，同时两手成立掌交叉于胸前约 30 厘米（附图 1-55）。②两腿成马步，同时左手向左侧立掌推出（掌心向外，眼视左手背），右臂前屈后顶（手握拳，拳心向下）（附图 1-56）。③两手变掌下按（掌心向下），同时两腿伸直（附图1-57）。④还原成预备姿势。⑤～⑧与①～④动作相同，方向相反。

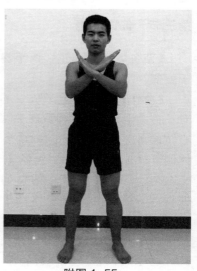

附图 1-55

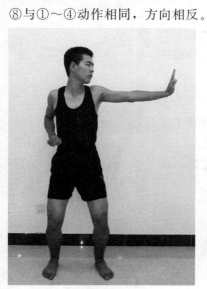

附图 1-56

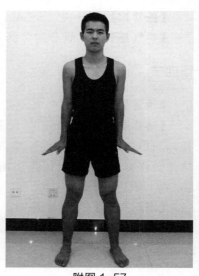

附图 1-57

【练功次数】2～4 个八拍。

【得气感】前臂、腕、指部有酸胀感。

第三节　伸臂转腕

【预备姿势】立正，两手握拳于腰部，拳心向上。

【动作】①屈臂上举（掌心相对，抬头上看）。②两手握拳（拳心转向外）（附图 1-58），两臂经体侧下落成预备姿势。先做 1～2个八拍。③两拳变掌，两臂向下伸直，掌心向外，再经体侧上举（掌心相对，抬头）。④两掌变拳屈腕（拳背相对），屈臂经体前下落，还原成预备姿势。再练 1～2个八拍。

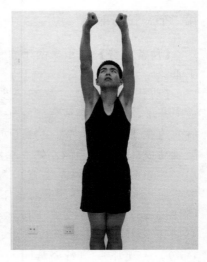

附图 1-58

【练功次数】分别做 2～4 个八拍。

【得气感】肩、臂、肘、腕部有酸胀感。

第四节　前后展臂

【预备姿势】分腿直立，两手握拳于腰部。

【动作】①右拳变立掌向斜上方推出（掌心向前，虎口张开），同时左拳内转后伸，拳心向上，眼看拳心（附图 1-59、附图 1-60）。②还原成预备姿势。③④与①②动作相同，方向相反。

【练功次数】2～4 个八拍。

【得气感】肩、臂、肘、腕、指及胸部有酸胀感。

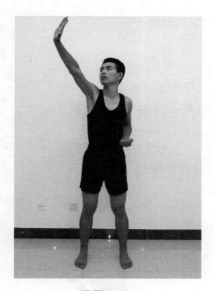

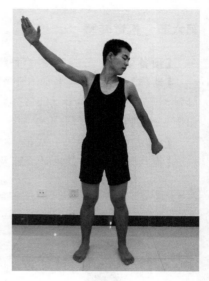

附图 1-59

附图 1-60

第五节　马步冲拳

【预备姿势】分腿直立，成中开步，两手握拳于腰部。

【动作】①两腿成马步的同时，向前冲左拳（拳心向下）（附图 1-61）。②左拳翻掌，还原成预备姿势。③④与①②动作相同，冲右拳。

【练功次数】2～4 个八拍。

【得气感】臂、腕、指及双腿有酸胀感。

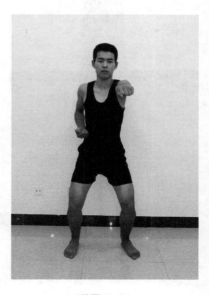

附图 1-61

第六节 松臂转腰

【预备姿势】分腿直立，手自然下垂。

【动作】①两臂侧平举（附图 1-62），同时向左转腰。②右手虎口触左肩，眼视左侧，左手背贴于腰部（附图 1-63）。③④和①②相同，方向相反。

【练功次数】2～4 个八拍。

【得气感】颈、肩、肘、腕及腰部有酸胀感。

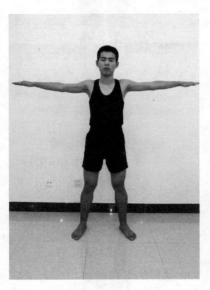
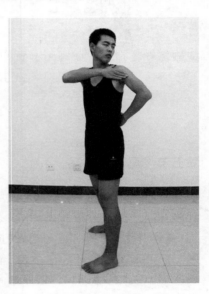

附图 1-62   附图 1-63

第六套 防治内脏器官功能紊乱的练功法

这套练功法包括按摩穴位以及四肢和躯干运动等。通过练功能改善血液循环，疏通经络，提高神经体液调节功能，有助于增强大脑及内脏器官活动能力，提高新陈代谢水平。

第一节　摩面揉谷

【预备姿势】分腿直立，手自然下垂。

【动作】　第一段　①两手中指从地仓往上经迎香、鼻通、睛明、印堂等穴至眉上处两掌左右分开，用力经太阳向下，用拇指沿下颌骨下捋，环绕一周。②～④与①相同（附图1-64）。⑤两掌向上擦脸至发际，沿百会至风池，两掌根压耳后经下颌内下捋绕一周（附图1-65）。⑥～⑧与⑤相同。

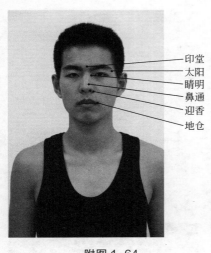
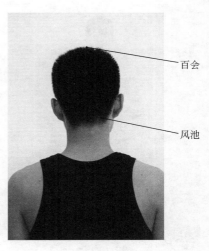

附图1-64　　　　　　　　　　　　　附图1-65

第二段　①～④左手掌紧贴上腹部，目视前方，舌舐上腭，用右手拇指揉左手睡眠穴（手背第1、2掌骨之间，合谷和三间连线中点，手阳明大肠经上）2～4遍（附图1-66）。

【练功次数】1～2个八拍。

【得气感】按摩面部时有发热的感觉，揉睡眠穴时局部有酸胀感。

第二节　按摩胸腹

【预备姿势】分腿直立，两手相叠于上腹（右掌根紧压左手背）。

【动作】双手于上腹部做顺时针小圈环形按摩 8 遍，然后由上腹部至下腹部经腹前季肋部、剑突处做顺时针大圈按摩 8 遍。继之做逆时针由大圈到小圈按摩各 8 遍（附图 1-67）。

【得气感】腹部感到温暖，胸部舒畅，有时会引起嗳气，更感到畅通舒服。

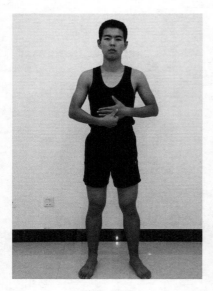 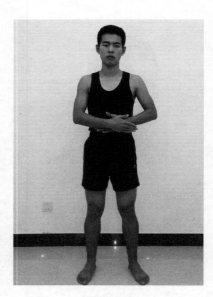

附图 1-66　　　　　　　　　　　　　　附图 1-67

第三节　梳头转腰

【预备姿势】分腿直立，两手自然下垂。

【动作】①右掌根紧贴头项，四指从发际督脉梳到风池，左臂屈肘，手背贴腰部。②上体左转，右手四指横梳风池数遍（附图 1-68）。

③从风池向前到率谷揉数遍。④从风池至太阳再揉数次，还原成预备姿势。⑤～⑧与①～④动作相同，方向相反。

【练功次数】2～4个八拍。

【得气感】头部感觉舒松。

第四节　托掌提膝

【预备姿势】立正，两手握拳于腰下部。

【动作】①重心移至左脚，左臂上举并翻掌上托（拇指向内，虎口张开，目视手背），同时右拳变掌下按（指尖向前）和屈髋提右膝（附图1-69）。②还原成预备姿势。③④与①②动作相同方向相反。

【练功次数】2～4个八拍。

【得气感】肩、臂、腿有酸胀感。

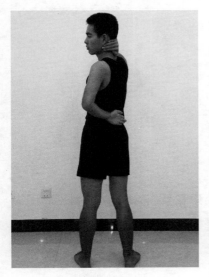

附图1-68

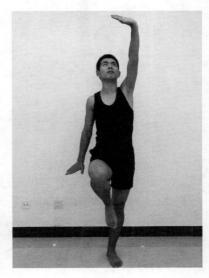

附图1-69

第五节　转腰俯仰

【**预备姿势**】分腿直立，两手握拳于腰部。

【**动作**】①两手翻掌，从体侧上举，目视手背，虎口相对，张开（附图1-70）。②两臂经体侧下落，两手托腰，两中指相触。③上体向左后转（目视左后方）（附图1-71）。④上体向右后转（目视右后方）。⑤还原成②。⑥上体前俯（眼视地面）（附图1-72）。⑦上体后仰（眼视上方）（附图1-73）。⑧还原成预备姿势。

【**练功次数**】1～2个八拍。

【**得气感**】颈、肩、腰、腿部有酸胀感。

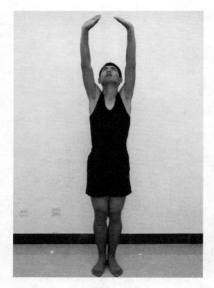

附图1-70

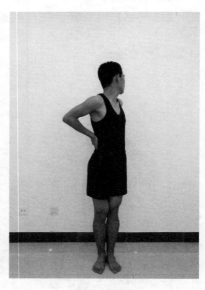

附图1-71

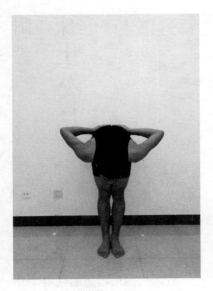

附图 1-72

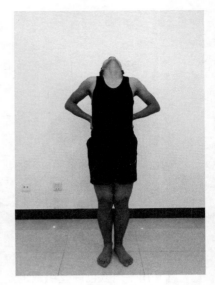

附图 1-73

第六节　展臂舒胸

【预备姿势】分腿直立，手自
然下垂。

【动作】①两臂经体前交叉前
上举，提踵抬头吸气（附图 1-
74）。②两臂经体前交叉下落，还
原成预备姿势，脚跟落地，呼气。
③④与①②动作相同。

【练功次数】2～4 个八拍。

【得气感】胸部舒畅。

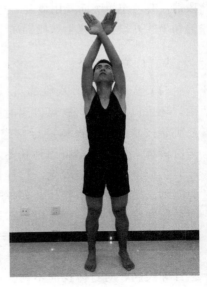

附图 1-74

附录
2

床上八段锦

锦是用不同颜色的丝织成的丝织品。古人把他们创造的保健动作比作美观悦目、五颜六色的锦；又因保健动作有八段，所以称之为八段锦，有动作简练而效用显著之意。八段锦历史悠久，分为站式八段锦和坐式八段锦。床上八段锦属于坐式，其特点是以按摩动作为主。

（一）基本要求

（1）姿势　床上八段锦可以坐在床上做，也可以坐在椅子上做，还可以躺着做，这可以因时因地因人制宜。但无论是坐着按摩或卧着按摩，最好裸体进行（或上体、四肢裸露进行）。如果平时坚持锻炼，由春夏坚持练到秋冬，而且身体健康状况又好，则在寒冷时仍应坚持裸体坐着做。这样做，不仅能收到按摩之效，而且还能起到一定的空气浴作用。如果平时缺乏锻炼或健康状况不好，不能适应寒冷的刺激，则可以躺在被窝内做。不过，这时有些动作不能做，或做不好（如搓脚心、浴腿等），但这也无妨，仍可产生一定效用。坐或卧要根据个人健康状况而定，不可勉强，否则会引起感冒等疾病，对身体反而不利。

卧着做时，头部功要仰卧抬着头做，搓脚心要穿好衣服坐起来做，搓腰眼则可侧卧轮流用一只手搓。

（2）意念　坐好或仰卧好以后，即排除杂念，耳不旁听，目不远视，心静神凝，意守肚脐，即只想着肚脐那个地方，别的一概不想。肚脐位于腹中部，而腹部是脏腑杂聚之所，因此意守此处，作用甚大。

（3）呼吸　姿势和意念调整好以后，即可进行几次深长呼吸。呼吸是用自然的腹式呼吸。

腹式呼吸主要有两种：一种是吸气时腹部凹下，同时胸部外鼓，这叫作逆式腹式呼吸；另一种是吸气时腹部凸出，同时胸部内缩，呼气时则腹部内收，这叫作自然的腹式呼吸。这两种腹式呼吸都可应用，但开始时最好用自然的腹式呼吸，因为逆式腹式呼吸比较激烈。身体好的人愿意两种呼吸方式混合着用也是可以的（每次练功时先用逆式腹式呼吸，后用自然的腹式呼吸，或这次用自然的腹式呼吸，下次用逆式腹式呼吸均可）。

呼吸时用鼻吸气，同时舌舔上腭；用口呼气，同时舌放下。如此呼吸 8～9 次（一呼一吸为 1 次，以下同此）。呼吸时，要逐渐做到悠缓细匀，绵静细长，以舒适自然、轻松愉快为度。

初练此功时，可以先呼吸 3～5 次，然后量力而行逐渐增加次数。如愿多练，还可以每天增加 3 次，逐渐增加到每次练功呼吸八十几次。但在增加次数时，必须根据个人身体健康情况，循序渐进；特别是体弱和多病的人，更应慎重，否则由于呼吸时横膈肌上下激烈起伏运动，可能伤及内脏。

呼吸时，要求室内空气新鲜。如果室内空气不新鲜（如冬季来不及换气），则可以暂不做深呼吸，而直接做八段锦。做完八段锦，穿衣起床后，可到空气新鲜的地方进行深长呼吸。

深长呼吸做完以后，在做床上八段锦或床下六段功时，呼吸始终保持自然，不必用意指挥。

（二）基本动作

第一段　干沐浴

为便于掌握这段功，又将干沐浴分为八小段。干沐浴有促进血液循环、畅通经络的功效，能活动四肢关节，促进肠胃蠕动。做完这段功之后，全身感觉舒适，精神爽快，能收到较为显著的效果。

（1）浴手　两手合掌搓热，左手紧握住右手背用力摩擦一下，接着右手紧握住左手背摩擦一下，相互共摩擦十几次（一左一右为一次）（附图 2-1）。

根据中医经络学说，手三阳经是从手走向头，手三阴经是从胸走向手。手是手三阳经和手三阴经的起止点，所以干沐浴先从手做起。摩擦手，能使手上气血调和，十指灵敏，有助于经络畅通，便于以后做功。

（2）浴臂　右手掌紧按左手腕内侧，然后用力沿臂内侧向上擦到肩膀，再由臂外侧向下擦到左手背。如此往复共擦十几次，然后用左手如上法擦右臂十几次（一往一复是一次）（附图 2-2）。

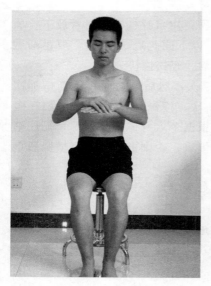 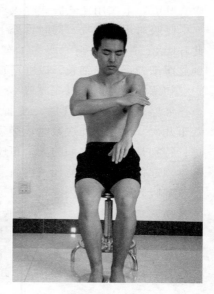

附图 2-1　浴手　　　　　　　　　附图 2-2　浴臂

臂部有三个重要关节，正当经络脉络的要道，故稍有不适，就会影响全身活动。浴臂可使关节更灵活，防治关节炎，并能通经活络，防止膀臂酸痛。

因受寒而臂痛者，可加做此功，次数可增加到几十次，甚至几百次，疗效比较显著。但因发炎而臂部热肿痛者，不可做此功。

（3）浴头　两手掌心按住前额，稍用力向下擦到下颌，再翻向头后两耳上，轻轻擦过头顶，还到前额，这是 1 次，共擦十几次（附图 2-3、附图 2-4）。接着，用十指指腹或指甲均匀地轻揉整个头部的发根 10～20 次。然后用两拇指由太阳穴附近向头上部捋，捋至头顶后，五指靠拢向下捋，捋到项部，这是 1 次（附图 2-5、附图 2-6）。这样捋十几次，有助于降低血压。如血压过高，可加捋30～70 次。

头是诸阳所会，百脉所通，因此要特别注意加以养护。浴头功可促进诸阳上升，使百脉调和，气血不衰，故久做浴头功的人至老面色仍红润。

毛发的毛囊和血管末梢相连接，轻轻揉发能改善头部末梢血液

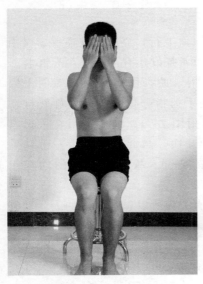

附图 2-3　浴头（一）

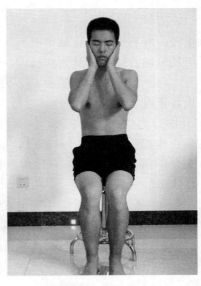

附图 2-4　浴头（二）

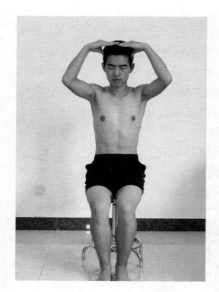 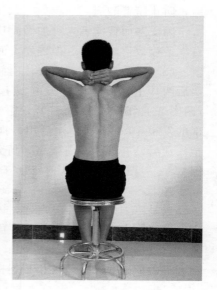

附图 2-5　浴头（三）　　　　　　　附图 2-6　浴头（四）

循环，既有助于防止脑出血，又能引血上行，克服脑缺血等。又由于揉发能直接活跃其生理机能，所以常揉发还有可能使发落重生。

（4）浴眼　两手轻握拳，两拇指弯曲，用拇指背分擦两上眼皮各十几次（附图 2-7），然后用两手拇指分按两侧太阳旋转揉动10 次，再向相反方向揉动 10 次（附图 2-8）；最后，用右手拇指和食指捏住两眉头中间部位，揪十几次，与此同时，用左手从后头发际向下捋到项部十几次（附图 2-9）。换手做同样的动作十几次。

按中医理论，眼的功能与五脏有关，所以患有肾病的人，其瞳孔多昏暗。浴眼可使眼部气血畅通，使肌肉保持丰满，防治眼睑下垂。此外，浴眼对近视和远视也有一定的预防作用。

太阳附近毛细血管非常多，揉动此处可通经活络，抵抗风寒侵袭；揉后使人感到特别舒适，有助于治疗头痛、头昏。

揪两眼中间部位，可使眼内虚火外泄，有助于防止眼疾。

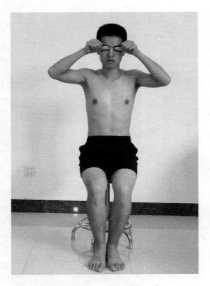

附图 2-7 浴眼（一）

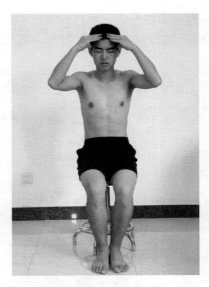

附图 2-8 浴眼（二）

（5）浴鼻　两手拇指微屈，其他四指轻握拳，用拇指背沿鼻梁骨两侧上下往返用力各擦 10 次（上擦到眼下部，下擦到鼻孔侧）（附图 2-10）；冬天或天气骤冷时可增到三十几次。擦鼻时，两手可以一同向上或向下擦，也可以一手向下，另一手向上交叉起来擦。一上一下，为 1 次。

擦鼻两侧，可使鼻腔血液畅通，温度保持正常，从而可使吸进的空气变得温和，减轻冷空气对肺脏的刺激，防止感冒。

（6）浴胸　先用右手掌按在右乳部上方，手指向下，用力推

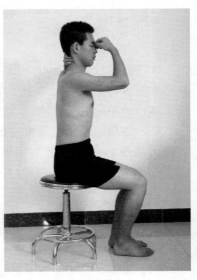

附图 2-9 浴眼（三）

到左大腿根处；然后再用左手从左乳部上方同样用力推到右大腿根处，如此左右手交叉进行，各推十几次（附图2-11）。

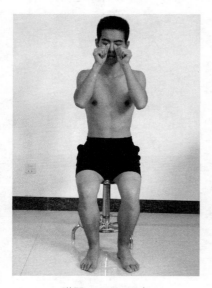

附图 2-10　浴鼻

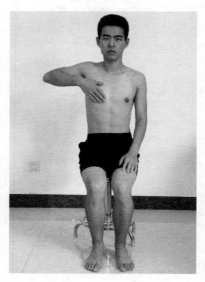

附图 2-11　浴胸

　　此功仰卧位做时，可先把右手按在左乳部，手指向上，用力擦到右大腿根部；然后把左手按在右乳部，手指向上，用力擦到左大腿根部；一左一右为1次，可连续擦十几次。

　　（7）浴腿　两手先紧抱一侧大腿根。用力向下擦到足踝，然后擦回大腿根，如此上下来回擦十几次（一上一下为1次）（附图2-12）。两腿擦法相同。对这种擦法如感觉不便，也可大腿、小腿分开擦。

　　腿是负担上体的骨干，是足三阳经和足三阴经的通行要路。因此，浴腿功可使关节灵活，腿肌增强，有助于防治腿疾，增强步行能力。

　　（8）浴膝　两手掌心紧按两膝，先齐向外旋转十圈，再向内旋转十圈（附图2-13）。

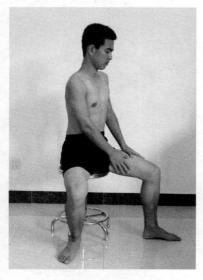
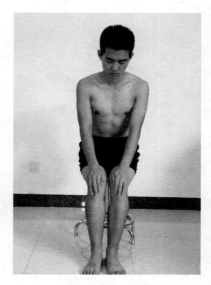

附图 2-12　浴腿　　　　　　　　　　　　附图 2-13　浴膝

　　膝关节在人体活动时承受的重量最大，而且多横纹肌和软骨韧带组织，血管分布较少，故最恶湿怕寒，也容易发生劳损。如能经常做浴膝功，则可增高膝部温度，驱逐风寒，灵活筋骨，从而增强膝关节功能，有助于防治关节炎等疾病。

第二段　鸣天鼓

　　两手掌心紧按两耳孔，两手中间三指轻击后头枕骨（小脑部）十几下。然后，掌心掩按耳孔，手指紧按后头枕骨部不动，再骤然抬离，这样连续开闭放响几十下（附图 2-14）。最后，两中指或食指插入耳孔内转动 3 下，再骤然拔开（附图 2-15），这是 1 次，共进行 3～5 次。

　　后头枕骨内是诸阳经聚会之所，又是小脑所在部位，故轻击此部位可使头脑清醒，增强记忆，特别是在早起或疲劳之后，效果更为明显。

　　两耳内有前庭等神经直通大脑，故通过开闭使两耳鼓膜震荡，可以增强听觉，预防耳疾。

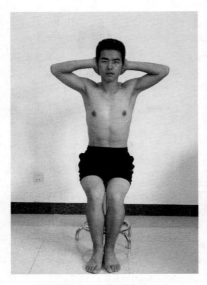

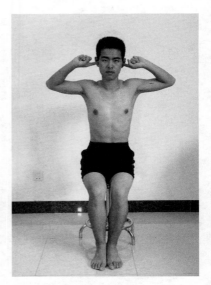

附图 2-14 鸣天鼓（一） 　　　附图 2-15 鸣天鼓（二）

第三段　旋眼睛

端坐凝神，头正腰直，两眼向左旋转 5～6 次，然后向前注视片刻；再向右旋转 5～6 次，前视片刻。

此功看起来非常简单，左右旋转不过十几次，效果似乎不大。但经验证明，只要每天早晚各认真做两遍，久久习练，会收到意想不到的效果。

第四段　叩齿

先心静神凝，口轻闭，然后上下牙齿互相轻轻叩击三十几下。

牙齿不仅是骨的末梢，同筋骨亦有直接关系，而且与胃、肠、脾、肾、肝等的活动也有密切联系。因此。经常练此功，可以增强牙齿功能，提高消化系统功能。

第五段　鼓漱

闭口咬牙，口内如含物，用两腮和舌做漱口动作，漱三十几下，漱口时，口内多生津液（唾液）。等津液满口时再分三口慢慢下咽。初练时可能津液不多，久练自增。

此功主要是为了使口内多生津液，以助消化。古人非常重视津液的作用，因此造字时取意"舌上的口水"为"活"字，这是很有道理的。

第六段　搓腰眼

两手对搓发热以后，紧贴腰眼，用力向下搓到尾闾部分，然后再搓回到两臂后屈尽处，这是1次，共用力搓三十几次（附图2-16）。

腰眼位居带脉（即环绕腰部的经脉）之中，也是肾脏所在部位，最喜暖恶寒。用掌搓腰之后，势必发热，这样不仅温暖了腰眼，而且可增强肾功能，疏通带脉，久练到老，腰直不弯，并且可防止腰痛。有人腰痛，搓到几百次，汗出方止，收到了一定疗效。

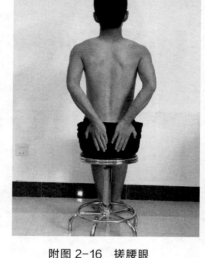

附图2-16　搓腰眼

第七段　揉腹

如果肠胃不适或患有慢性肠胃病，可做揉腹功。男子揉腹功的做法是：左手叉腰或放在左大腿根（仰卧揉腹时手的位置不限），右手从剑突左下方揉起，经过脐下、小腹向右擦揉，至原处为1次，共揉三十几次。然后右手叉腰或放在右大腿根，左手再揉擦三十几次，揉法同前，只是方向相反。揉腹用力要轻。由于此功费时，无肠胃病者，也可不做，也可只揉擦5～6次（附图2-17）。

肠管的蠕动方向是一定的，是由上向下蠕动的；但肠管在腹腔内的存在状态是盘旋状的，是不定向的，所以揉腹时可以左右各揉三十几次。长期坚持练习揉腹功，不仅能增强肠胃消化功能，而且有助于防治各种肠胃病。其之所以如此，是因为擦胸和揉腹时，内脏和膈肌受到外界压力，遂起伏升降，引起肠胃蠕动加大，各器官活动加强，新陈代谢功能旺盛，从而使脏腑功能增强，逐渐缓解病情。

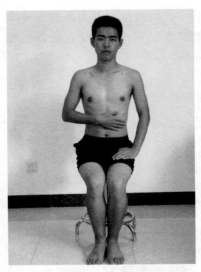

附图 2-17　揉腹（一）

由于妇女的生理特点，女性揉腹与男性做法不同，应手掌搓热，左手叉腰（拇指在后，四指在前），右手掌心由剑突处，向左下方旋转，经肚脐上方，旋转一周为一次，可揉转几十次（附图 2-18）。然后右手叉腰，左手掌心自肚脐处，向右下方旋转，经过小腹（耻骨边缘）回到原处为 1 次，也揉转几十次（附图 2-19）。左右手揉转的部位不同：右手揉转于肚脐上方和剑突下方之间，方向是向左下方开始转起，而左手则揉转于肚脐下方和小腹一带，方向是向右下方开始转起。女性

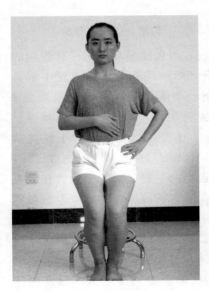

附图 2-18　揉腹（二）

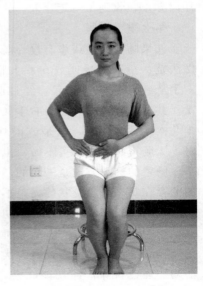

附图 2-19　揉腹（三）

久练此功，可以增强脏腑功能，促进消化，调经聚气。

第八段　搓脚心

两手搓热，然后搓两脚心八十多次（附图2-20）。

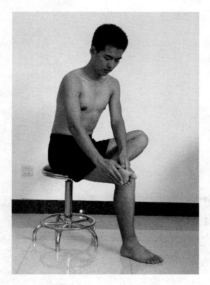

附图2-20　搓脚心

脚心分布有足少阴肾经（经络名）。此经起于脚心，止于胸上部，是浊气下降的地方，所以搓此处可导引肾脏虚火及上身浊气下降，并能舒肝明目。洗脚后顺便搓脚心，效果尤佳。

附录3 放松功

　　放松功是原上海市气功疗养所在继承古人静坐意守的基础上整理的一套从"放松"入手的静功，侧重精神内守，意导气行，与慢、细、匀、长的呼吸配合。古代虽无其名，但有类似的修炼内容，如《苏沈良方》中的"静守""静坐"、近代丁福保介绍的"松弛法"、美国的"渐进性放松疗法"、日本的"松弛反应"、苏联的"自我暗示、放松训练法"都与放松功相似。本功法通过有步骤、有节律地依次注意身体的各个部位，使大脑思维意识放松，把身体调整到自然、轻松、舒适的状态，解除身心紧张，以消除身体和大脑的疲劳，令紧张与松弛趋于平衡，恢复体力和精力；同时能使意念逐渐集中，排除杂念，安定心神，疏通经络，协调脏腑，有助于增强体质，防治疾病。本功法具有安全有效，不受环境条件地点的限制，易学、易练、易见效等特点，站、坐、卧、行均可练习。

　　放松功是学习气功入门的基础功法之一，也是入静、入定等高级功法的基础，适应范围较广，对一些慢性疾病有较好的治疗作用。该功法用于治疗高血压病、冠心病、青光眼、神经衰弱、胃肠病、哮喘等疾病，均取得较好疗效；对于各种原因引起的疼痛也能起到较好的镇痛作用。

具体功法如下。

（一）意松法

意松法是在大脑皮质意念的主动调节下，意念配合呼吸，对人体进行从头到脚，或逐段、分块，或整体、局部进行放松的一种方法。常用的方法有以下几种。

1. 松通养心法

松通养心法是有意识地将身体从上到下进行放松，要求目内视、意内想、耳内听，结合默念"松"和存想放松部位如发面、水波、电波一样一圈圈扩大，从而体会"松"感的方法。

（1）姿势　站、坐、卧、行均可。

（2）呼吸　采用自然呼吸或腹式呼吸。

（3）意念　头→颈→肩→上臂→肘关节→前臂→腕关节→手→胸背→腰腹→髋关节→大腿→膝关节→小腿→踝关节→脚。

意想每个部位，连续"松"3次。然后，男子左手在内，女子右手在内，双手轻轻按于腹部，意守肚脐，眼看肚脐，耳听肚脐；意守脐下3寸丹田，眼看丹田，耳听丹田；意守两肾间的命门，眼看命门，耳听命门。再静立片刻，待口中津液增多将津液分3次吞咽，用意引至下丹田，名为"玉液还丹"。咽津3次后，两手相搓如火，做干洗面、梳头，缓慢转动颈部，松肩，活动腰，随意散步，即可收功。

操作提示：操作时目内视，意内想，耳内收，每想到一处时默念"松"，意想该处像发面一样松开"变大"。并且借助意想"松"的动力向外扩散、变大。能感受到"松""变大"是练习本功法的关键。如有"松弛感""轻松感""通畅感"等体验是"松"的效应。

该法通过"松"而达到"通"的目的，"松"是通的关键，而"通"是治愈疾病的关键环节，能使浊气下降、清气上升、气血畅通、身体轻捷。

此外，津液吞咽可健胃、消食，治疗消化不良等病症；具有补养精气、使肾水上升、心火下降、水火既济、实于腹田、虚其心怀的作用。

2. 三线放松法

三线放松法是将身体划分成两侧、前面、后面三条线，各线均有 9 个放松部位、4 个静养止息点，练功时自上而下依次放松的方法。此法比较适合初练习气功意念难以集中者，是放松功的基本方法之一。

（1）**姿势**　初练功者采用仰卧或坐式较易放松，练功熟练者，可在各种姿势下练习如站、坐、卧、行。

（2）**呼吸**　一般从自然呼吸开始，逐步过渡到腹式呼吸。呼吸与默念相结合，吸气时静静地观想松的部位，呼气时默想部位"松"，同时意想放松的部位如海绵一样柔软。

（3）**意念**　属于流动式意守，松到哪个部位时，意念观想哪个部位，意导气行，以意导松，静心体会松后的微观变化。

第一条线：头部两侧松→颈两侧松→两肩松→两上臂松→两肘关节松→两前臂松→两手松，静养中指尖的中冲穴 1～2 分钟。

第二条线：面部松→颈前松→胸部松→腹部松→两大腿前面松→两膝关节松→两小腿前松→足背松→足大趾端松，静养大脚趾大敦穴 1～2 分钟。

第三条线：后脑松→项松→背部松→腰部松→大腿后面松→小腿后面松→足跟松→足心松。注意力放在足心上，静养足心涌泉穴 1～2 分钟。

操作提示：呼吸、意念和默念"松"字要协调配合，并且要细细体会"松"的感觉。如体会不到"松"感，可先使四肢肌肉紧张起来，再突然放松，体验"松"的感觉，这样可加速松弛反应的到来。

收功：做完三条线的放松练习后，将意念收回，观想肚脐内丹田处，意守 3～5 分钟结束。

3. 分段放松法

把全身分成若干段，自上而下分段进行放松，常用的分段方法有 2 种。

(1) 头部→肩臂手→胸部→腹部→两腿→两脚。

(2) 头部→颈部→两上肢→胸腹背腰→两大腿→两小腿及脚。

注意第一段，默念"松"2～3遍，再注意下一段，周而复始，放松 2～3 个循环，止息点在脐中。本法适用于初练功对三线放松感到部位多、记忆有困难者。

4. 局部放松法

在三线放松法的基础上，单独就身体的某一病变部位或某一紧张点，默念"松"20～30遍。本法适用于三线放松法掌握得比较好，而病变部位或紧张点有可能进行放松者，如青光眼的眼部、肝病的肝区等。

5. 整体放松法

以整个身体作为一个部位，默想放松。整体放松有 3 种方法。

(1) 似喷淋流水般从头到足笼统地向下放松。

(2) 就整个身体，以脐为中心，笼统地向外放松并默念"松"。

(3) 依据三线放松法的三条线，逐条线流水般地向下放松，不停顿。

本法适用于三线放松法、分段放松法掌握得比较熟练，能较好地调整身体、安定情绪者，或初练功感到进行三线、分段放松均有困难者，或肝阳上亢、阴虚火旺等上实下虚的患者。

6. 倒行放松法

把身体分成前后两条线进行倒行放松。

第一条线：脚底→足跟→小腿后面→腘窝→大腿后面→尾闾→腰部→背部→后项→后脑→头顶。

第二条线：脚底→足背→小腿前面→两膝→大腿前面→腹部→胸部→颈前→面部→头顶。

(二) 振颤放松法

自然站式，均匀呼吸，意想全身像网状一样，将体内病气、浊气向下抖动排出到地底下。全身振颤、抖动，重点在两手腕和两脚踝及脚跟，每次振颤 2～5 分钟，每分钟振颤 130～160 次。振颤后静立 3～6 分钟，也可根据身体状况适当延长时间，或练习其他动静功法。

临床实践证明，通过对全身有节律的振颤运动，可调节气机。该功法动静结合，单独练这一功法，持之以恒，不但能强身健体，而且对肝阳上亢或上实下虚证，如高血压病、神经衰弱、血管神经性头痛、更年期综合征等有显著作用。振颤常作为其他功法放松、入静的预备和引导方法。通过对手脚的振颤，调节人体的十二经脉及脏腑。凡不适宜做其他放松功法者，均可通过振颤放松法而达到松静效应。

（三）拍打放松法

适用于初学气功或学练其他放松法不见效者，采用拍打的方式由外动促使内动调节放松，容易见到效果。如果将拍打放松法与按摩点穴的方式结合起来，效果会更好。拍打放松法从头到脚依次分段有节律地拍打放松，同时口中默念"松"字导引。

拍打路线：头部→颈部→两肩→两肘关节→两手背→两手指→胸腹→背腰→两髋→两大腿→两膝→两脚背→两脚趾。

附录4

经络穴位速查表

经络	穴位	位置
手太阴 肺经	1. 中府	胸部,平第 1 肋间隙,锁骨下缘,前正中线旁开 6 寸(云门下 1 寸)
	2. 云门	胸部,锁骨下窝凹陷中,肩胛骨喙突上方,前正中线旁开 6 寸
	3. 天府	臂前区,腋前纹头下 3 寸,肱二头肌桡侧缘处
	4. 侠白	臂前区,腋前纹头下 4 寸,肱二头肌桡侧缘处(天府往下 1 拇指宽)
	5. 尺泽	肘区,肘横纹上,肱二头肌腱桡侧缘凹陷中
	6. 孔最	前臂前区,腕掌侧远端横纹上 7 寸,尺泽与太渊连线上,桡骨尺侧边
	7. 列缺	前臂,腕掌侧远端横纹上 1.5 寸,拇短伸肌腱与拇长展肌腱之间,拇长展肌腱沟的凹陷中,桡骨茎突的起点
	8. 经渠	前臂前区,腕掌侧远端横纹上 1 寸,桡骨茎突与桡动脉之间

经络	穴位	位置
手太阴 肺经	9. 太渊	腕前区,桡骨茎突与舟状骨之间,拇长展肌腱尺侧凹陷中
	10. 鱼际	手外侧,第 1 掌骨桡侧中点,赤白肉际处
	11. 少商	手指,拇指末节桡侧,指甲根角侧上方 0.1 寸
手厥阴 心包经	1. 天池	胸部,第 4 肋间隙,前正中线旁开 5 寸(乳头外旁开 1 寸)
	2. 天泉	臂前区,腋前纹头下 2 寸,肱二头肌的长、短头之间
	3. 曲泽	肘前区,肘横纹上,肱二头肌腱的尺侧缘凹陷中
	4. 郄门	前臂前区,腕掌侧远端横纹上 5 寸,掌长肌腱与桡侧腕屈肌腱之间
	5. 间使	前臂前区,腕掌侧远端横纹上 3 寸,掌长肌腱与桡侧腕屈肌腱之间
	6. 内关	前臂前区,腕掌侧远端横纹上 2 寸,掌长肌腱与桡侧腕屈肌腱之间
	7. 大陵	腕前区,腕掌侧远端横纹中,掌长肌腱与桡侧腕屈肌腱之间
	8. 劳宫	掌区,横平第 3 掌指关节近端,第 2、3 掌骨之间偏于第 3 掌骨(握拳屈指的中指尖处)
	9. 中冲	中指末端最高点(中指尖端)
手少 阴心经	1. 极泉	腋区,腋窝中央,腋动脉搏动处
	2. 青灵	臂前区,肘横纹上 3 寸,肱二头肌的内侧沟中,当极泉与少海的连线上
	3. 少海	肘前区,横平肘横纹,肱骨内上髁前缘
	4. 灵道	前臂前区,腕掌侧远端横纹上 1.5 寸,尺侧腕屈肌腱的桡侧缘
	5. 通里	前臂前区,腕掌侧远端横纹上 1 寸,尺侧腕屈肌腱的桡侧缘
	6. 阴郄	前臂前区,腕掌侧远端横纹上 0.5 寸,尺侧腕屈肌腱的桡侧缘
	7. 神门	腕前区,腕掌侧远端横纹尺侧端,尺侧腕屈肌腱的桡侧缘
	8. 少府	手掌,横平第 5 掌指关节近端,第 4、5 掌骨之间,握拳时,当小指尖处
	9. 少冲	手小指末节桡侧,指甲根角侧上方 0.1 寸

经络	穴位	位置
手阳明大肠经	1. 商阳	手食指末节桡侧,指甲根角侧上方 0.1 寸
	2. 二间	手第 2 掌指关节桡侧远端赤白肉际处
	3. 三间	手第 2 掌指关节桡侧近端凹陷中
	4. 合谷	手背第 2 掌骨桡侧的中点处
	5. 阳溪	腕区,腕背侧远端横纹桡侧,桡骨茎突远端,解剖学"鼻烟壶"凹陷中
	6. 偏历	前臂,腕背侧远端横纹上 3 寸,阳溪与曲池连线上
	7. 温溜	前臂,腕背侧远端横纹上 5 寸,阳溪与曲池连线上
	8. 下廉	前臂,肘横纹下 4 寸,阳溪与曲池连线上
	9. 上廉	前臂,肘横纹下 3 寸,阳溪与曲池连线上
	10. 手三里	前臂,肘横纹下 2 寸,阳溪与曲池连线上
	11. 曲池	肘区,尺泽与肱骨外上髁连线中点
	12. 肘髎	肘区,肱骨外上髁上缘,曲池上 1 寸
	13. 手五里	臂部,曲池与肩髃连线上,曲池上 3 寸
	14. 臂臑	臂部,三角肌前缘处,当曲池与肩髃连线上,曲池上 7 寸
	15. 肩髃	三角肌区,肩峰外侧缘前端与肱骨大结节两骨间凹陷中（屈臂外展,肩峰外侧缘前后呈现两个凹陷,前一较深凹陷即本穴）
	16. 巨骨	肩胛区,锁骨肩峰端与肩胛冈之间凹陷处
	17. 天鼎	颈部,横平环状软骨、胸锁乳突肌后缘。扶突直下,横平水突
	18. 扶突	胸锁乳突肌区,横平结喉,胸锁乳突肌前、后缘之间
	19. 口禾髎	面部,横平人中沟上 1/3 与下 2/3 交点,鼻孔外缘直下（水沟穴旁开 0.5 寸）
	20. 迎香	面部,鼻翼外缘中点旁,鼻唇沟中

经络	穴位	位置
手少阳三焦经	1. 关冲	手指,第4指末节尺侧,指甲根角侧上方0.1寸
	2. 液门	手背部,第4、5指间,指蹼缘上方赤白肉际凹陷处
	3. 中渚	手背部,第4、5掌骨间,第4掌指关节近端凹陷中
	4. 阳池	腕后区,腕背侧远端横纹上,指伸肌腱的尺侧缘凹陷处
	5. 外关	前臂后区,腕背侧远端横纹上2寸,尺骨与桡骨间隙中
	6. 支沟	前臂后区,腕背侧远端横纹上3寸,尺骨与桡骨间隙中
	7. 会宗	前臂后区,腕背侧远端横纹上3寸,尺骨的桡侧缘
	8. 三阳络	前臂后区,腕背侧远端横纹上4寸,尺骨与桡骨间隙中
	9. 四渎	前臂后区,肘尖下5寸,尺骨与桡骨间隙中
	10. 天井	肘后区,肘尖上1寸凹陷处
	11. 清冷渊	臂后区,肘尖与肩峰连线上,肘尖上2寸
	12. 消泺	臂后区,肘尖与肩峰连线上,肘尖上5寸
	13. 臑会	臂后区,肩峰角下3寸,三角肌的后下缘
	14. 肩髎	肩部,肩髃穴后方,当臂外展时,于肩峰后下方呈现凹陷处(在三角肌区,肩峰角与肱骨大结节两骨间凹陷中)
	15. 天髎	肩胛区,肩胛骨上角骨际凹陷中(肩井与曲垣连线的中点)
	16. 天牖	颈部,横平下颌角,胸锁乳突肌的后缘凹陷中
	17. 翳风	颈部,耳垂后方,乳突下端前方凹陷中
	18. 瘈脉	头部,乳突中央,角孙与翳风沿耳轮弧形连线的中、下1/3的交点处
	19. 颅息	头部,角孙与翳风沿耳轮弧形连线的上、中1/3的交点处
	20. 角孙	头部,耳尖正对发际处
	21. 耳门	耳区,耳屏上切迹与下颌骨髁突之间的凹陷中(微张口,耳屏上切迹前的凹陷中,听宫直上)
	22. 耳和髎	头部,鬓发后缘,耳郭根的前方,颞浅动脉的后缘
	23. 丝竹空	面部,眉梢凹陷中(瞳子髎直上)

经络	穴位	位置
手太阳小肠经	1. 少泽	手小指末节尺侧,指甲根角侧上方 0.1 寸处
	2. 前谷	手指,第 5 掌指关节尺侧远端,赤白肉际凹陷中
	3. 后溪	手内侧,第 5 掌指关节尺侧近端,赤白肉际凹陷中
	4. 腕骨	腕区,第 5 掌骨底与三角骨之间的赤白肉际凹陷处
	5. 阳谷	腕后区,尺骨茎突与三角骨之间的凹陷中
	6. 养老	前臂后区,腕背横纹上 1 寸,尺骨头桡侧凹陷中(手掌向下,用一手指按在尺骨头的最高点上,然后手掌旋后,在手指滑入的骨缝中)
	7. 支正	前臂后区,腕背侧远端横纹上 5 寸,尺骨尺侧与尺侧腕屈肌之间(阳谷与小海的连线上)
	8. 小海	肘后区,尺骨鹰嘴与肱骨内上髁之间凹陷处
	9. 肩贞	肩胛区,肩关节后下方,腋后纹头上 1 寸
	10. 臑俞	肩胛区,腋后纹头直上,肩胛冈下缘凹陷中
	11. 天宗	肩胛区,肩胛冈中点与肩胛骨下角连线的上、中 1/3 凹陷处
	12. 秉风	肩胛区,肩胛冈中点上方冈上窝中
	13. 曲垣	肩胛区,肩胛冈内侧端上缘凹陷中
	14. 肩外俞	脊柱区,第 1 胸椎棘突下,后正中线旁开 3 寸
	15. 肩中俞	脊柱区,第 7 颈椎棘突下,后正中线旁开 2 寸
	16. 天窗	颈部,横平喉结,胸锁乳突肌的后缘
	17. 天容	颈部,下颌角后方,胸锁乳突肌的前缘凹陷中
	18. 颧髎	面部,颧骨下缘,目外眦直下凹陷处
	19. 听宫	面部,耳屏正中与下颌骨髁突之间的凹陷中(微张口,耳屏正中前缘凹陷中,耳门与听会之间)
足太阴脾经	1. 隐白	足大趾末节内侧,趾甲根角侧后方 0.1 寸
	2. 大都	足趾,第 1 跖趾关节远端赤白肉际凹陷中
	3. 太白	跖区,第 1 跖趾关节近端赤白肉际凹陷中
	4. 公孙	跖区,第 1 跖骨底的前下缘赤白肉际处

经络	穴位	位置
足太阴脾经	5. 商丘	踝区,内踝前下方,足舟骨粗隆与内踝尖连线中点凹陷中
	6. 三阴交	小腿内侧,内踝尖上 3 寸,胫骨内侧缘后际
	7. 漏谷	小腿内侧,内踝尖上 6 寸,胫骨内侧缘后际(三阴交上 3 寸)
	8. 地机	小腿内侧,阴陵泉下 3 寸,胫骨内侧缘后际
	9. 阴陵泉	小腿内侧,胫骨内侧髁下缘与胫骨内侧缘之间的凹陷中
	10. 血海	股前区,髌底内侧端上 2 寸,股四头肌内侧头的隆起处
	11. 箕门	股前区,髌底内侧端与冲门连线的上 1/3 处,长收肌和缝匠肌交角的动脉搏动处
	12. 冲门	腹股沟区,腹股沟斜纹中,髂外动脉搏动处的外侧
	13. 府舍	下腹部,脐中下 4.3 寸,前正中线旁开 4 寸(冲门上方 0.7 寸)
	14. 腹结	下腹部,脐中下 1.3 寸,前正中线旁开 4 寸
	15. 大横	腹部,脐中旁开 4 寸
	16. 腹哀	上腹部,脐中上 3 寸,前正中线旁开 4 寸
	17. 食窦	胸部,第 5 肋间隙,前正中线旁开 6 寸
	18. 天溪	胸部,第 4 肋间隙,前正中线旁开 6 寸
	19. 胸乡	胸部,第 3 肋间隙,前正中线旁开 6 寸
	20. 周荣	胸部,第 2 肋间隙,前正中线旁开 6 寸
	21. 大包	胸外侧区,第 6 肋间隙,在腋中线上
足厥阴肝经	1. 大敦	足大趾末节外侧,趾甲根角侧后方 0.1 寸
	2. 行间	足背部,第 1、2 趾间,趾蹼缘后方赤白肉际处
	3. 太冲	足背部,第 1、2 跖骨之间,跖骨底结合部前方凹陷中,或触及动脉搏动处(从第 1、2 跖骨间向后推移至底部的凹陷中取穴)
	4. 中封	踝区,内踝前,胫骨前肌腱的内侧缘凹陷中(商丘与解溪中间)
	5. 蠡沟	小腿内侧,足内踝尖上 5 寸,胫骨内侧面的中央
	6. 中都	小腿内侧,足内踝尖上 7 寸,胫骨内侧面的中央
	7. 膝关	膝部,胫骨内侧髁的下方,阴陵泉后 1 寸

经络	穴位	位置
足厥阴肝经	8. 曲泉	膝部,腘横纹内侧端,半腱肌肌腱内缘凹陷中
	9. 阴包	股前区,髌底上 4 寸,股内肌与缝匠肌之间
	10. 足五里	股前区,气冲直下 3 寸,动脉搏动处
	11. 阴廉	股前区,气冲直下 2 寸
	12. 急脉	腹股沟区,横平耻骨联合上缘,前正中线旁开 2.5 寸
	13. 章门	侧腹部,当第 11 肋游离端的下方
	14. 期门	胸部,第 6 肋间隙,前正中线旁开 4 寸(在乳头直下)
足少阴肾经	1. 涌泉	足底部,屈足卷趾时足心最凹陷处(约当足底第 2、3 趾蹼缝与足跟连线的前 1/3 与后 2/3 交点的凹陷中)
	2. 然谷	足内侧,足舟骨粗隆下方,赤白肉际处
	3. 太溪	踝区,内踝尖与跟腱之间的凹陷处
	4. 大钟	跟区,内踝后下方,跟骨上缘,跟腱附着部的前缘凹陷处
	5. 水泉	跟区,太溪直下 1 寸,跟骨结节的内侧凹陷处
	6. 照海	踝区,内踝尖下 1 寸,内踝下缘边际凹陷处
	7. 复溜	小腿内侧,内踝尖上 2 寸,跟腱的前缘
	8. 交信	小腿内侧,内踝尖上 2 寸,胫骨内侧缘后际凹陷中(复溜前 0.5 寸)
	9. 筑宾	小腿内侧,太溪直上 5 寸,比目鱼肌与跟腱之间
	10. 阴谷	膝后区腘横纹上,半腱肌肌腱外侧缘
	11. 横骨	下腹部,脐中下 5 寸,前正中线旁开 0.5 寸
	12. 大赫	下腹部,脐中下 4 寸,前正中线旁开 0.5 寸
	13. 气穴	下腹部,脐中下 3 寸,前正中线旁开 0.5 寸
	14. 四满	下腹部,脐中下 2 寸,前正中线旁开 0.5 寸
	15. 中注	下腹部,脐中下 1 寸,前正中线旁开 0.5 寸
	16. 肓俞	腹部,脐中旁开 0.5 寸
	17. 商曲	上腹部,脐中上 2 寸,前正中线旁开 0.5 寸
	18. 石关	上腹部,脐中上 3 寸,前正中线旁开 0.5 寸
	19. 阴都	上腹部,脐中上 4 寸,前正中线旁开 0.5 寸

经络	穴位	位置
足少阴肾经	20. 腹通谷	上腹部,脐中上 5 寸,前正中线旁开 0.5 寸
	21. 幽门	上腹部,脐中上 6 寸,前正中线旁开 0.5 寸
	22. 步廊	胸部,第 5 肋间隙,前正中线旁开 2 寸
	23. 神封	胸部,第 4 肋间隙,前正中线旁开 2 寸
	24. 灵墟	胸部,第 3 肋间隙,前正中线旁开 2 寸
	25. 神藏	胸部,第 2 肋间隙,前正中线旁开 2 寸
	26. 彧中	胸部,第 1 肋间隙,前正中线旁开 2 寸
	27. 俞府	胸部,锁骨下缘,前正中线旁开 2 寸
足阳明胃经	1. 承泣	面部,眼球与眶下缘之间,瞳孔直下
	2. 四白	面部,瞳孔直下,眶下孔凹陷处
	3. 巨髎	面部,瞳孔直下,横平鼻翼下缘
	4. 地仓	面部,口角旁开 0.4 寸
	5. 大迎	面部,下颌角前方,咬肌附着部的前缘凹陷中,面动脉搏动处
	6. 颊车	面颊部,下颌角前上方约 1 横指(中指),当咀嚼时咬肌隆起,放松时按之凹陷处
	7. 下关	面部,颧弓下缘中央与下颌切迹之间凹陷中
	8. 头维	头部,额角发际直上 0.5 寸,头正中线旁开 4.5 寸
	9. 人迎	颈部,横平喉结,胸锁乳突肌的前缘,颈总动脉搏动处
	10. 水突	颈部,横平环状软骨,胸锁乳突肌的前缘
	11. 气舍	胸锁乳突肌区,锁骨上小窝,锁骨胸骨端上缘,胸锁乳突肌的胸骨头与锁骨头之间的凹陷中
	12. 缺盆	颈外侧区,锁骨上大窝,锁骨上缘凹陷中,前正中线旁开 4 寸
	13. 气户	胸部,锁骨下缘,前正中线旁开 4 寸
	14. 库房	胸部,第 1 肋间隙,前正中线旁开 4 寸
	15. 屋翳	胸部,第 2 肋间隙,前正中线旁开 4 寸
	16. 膺窗	胸部,第 3 肋间隙,前正中线旁开 4 寸

经络	穴位	位置
足阳明胃经	17. 乳中	胸部,第 4 肋间隙,前正中线旁开 4 寸(乳头中央)
	18. 乳根	胸部,第 5 肋间隙,前正中线旁开 4 寸
	19. 不容	上腹部,脐中上 6 寸,前正中线旁开 2 寸
	20. 承满	上腹部,脐中上 5 寸,前正中线旁开 2 寸
	21. 梁门	上腹部,脐中上 4 寸,前正中线旁开 2 寸
	22. 关门	上腹部,脐中上 3 寸,前正中线旁开 2 寸
	23. 太乙	上腹部,脐中上 2 寸,前正中线旁开 2 寸
	24. 滑肉门	上腹部,脐中上 1 寸,前正中线旁开 2 寸
	25. 天枢	腹部,横平脐中,前正中线旁开 2 寸
	26. 外陵	下腹部,脐中下 1 寸,前正中线旁开 2 寸
	27. 大巨	下腹部,脐中下 2 寸,前正中线旁开 2 寸
	28. 水道	下腹部,脐中下 3 寸,前正中线旁开 2 寸
	29. 归来	下腹部,脐中下 4 寸,前正中线旁开 2 寸
	30. 气冲	腹股沟区,耻骨联合上缘,前正中线旁开 2 寸,动脉搏动处
	31. 髀关	股前区,股直肌近端、缝匠肌与阔筋膜张肌 3 条肌肉围成的三角形凹陷的顶角下的凹陷中
	32. 伏兔	股前区,髌底上 6 寸,髂前上棘与髌底外侧端的连线上
	33. 阴市	股前区,髌底上 3 寸,股直肌肌腱外侧缘(伏兔与髌底外侧端连线中点)
	34. 梁丘	股前区,髌底上 2 寸,股外侧肌与股直肌肌腱之间(阴市直下 1 寸)
	35. 犊鼻	膝前区,髌韧带外侧凹陷中
	36. 足三里	小腿外侧,犊鼻下 3 寸,犊鼻与解溪连线上[在胫骨前肌上取穴,距胫骨前缘旁开一横指(中指)]
	37. 上巨虚	小腿外侧,犊鼻下 6 寸,犊鼻与解溪连线上
	38. 条口	小腿外侧,犊鼻下 8 寸,犊鼻与解溪连线上
	39. 下巨虚	小腿外侧,犊鼻下 9 寸,犊鼻与解溪连线上
	40. 丰隆	小腿外侧,外踝尖上 8 寸,胫骨前肌的外缘

经络	穴位	位置
足阳明胃经	41. 解溪	踝区,踝关节前面中央凹陷中,踇长伸肌腱与趾长伸肌腱之间(相当于内、外踝尖连线的中点)
	42. 冲阳	足背部,第2跖骨基底部与中间楔状骨关节处,可触及足背动脉
	43. 陷谷	足背部,第2、3跖骨间,第2跖趾关节近端凹陷中
	44. 内庭	足背部,第2、3趾间,趾蹼缘后方赤白肉际处
	45. 厉兑	足第2趾末节外侧,趾甲根角侧后方0.1寸
足少阳胆经	1. 瞳子髎	面部,目外眦旁,当眶外侧缘处
	2. 听会	面部,耳屏间切迹与下颌骨髁突之间的凹陷中
	3. 上关	面部,当颧弓的上缘中央凹陷处
	4. 颌厌	头部,从头维与曲鬓的弧形连线上1/4与下3/4交点处
	5. 悬颅	头部,当头维与曲鬓弧形连线的中点处
	6. 悬厘	头部,当头维穴与曲鬓穴弧形连线的上3/4与下1/4交点处
	7. 曲鬓	头部,耳前鬓角发际后缘与耳尖水平线的交点处
	8. 率谷	头部,当耳尖直上入发际1.5寸,咀嚼时,以手按之有肌肉鼓动
	9. 天冲	头部,当耳根后缘直上入发际2寸,率谷后0.5寸处
	10. 浮白	头部,耳后乳突的后上方,天冲与完骨的弧形连线的上1/3与下2/3的交点处
	11. 头窍阴	头部,当耳后乳突的后上方,天冲与完骨弧形连线的上2/3与下1/3的交点处
	12. 完骨	头部,当耳后乳突的后下方凹陷处
	13. 本神	头部,前发际上0.5寸,头正中线旁开3寸(神庭与头维弧形连线的内2/3与外1/3交点处)
	14. 阳白	前额部,瞳孔直上,眉上1寸
	15. 头临泣	头部,瞳孔直上,入前发际0.5寸(神庭与头维弧形连线的中点处)
	16. 目窗	头部,瞳孔直上,入前发际1.5寸(头临泣后1寸)

经络	穴位	位置
足少阳胆经	17. 正营	头部,瞳孔直上,入前发际 2.5 寸(目窗后 1 寸,距头正中线 2.25 寸)
	18. 承灵	头部,瞳孔直上,入前发际 4 寸(正营后 1.5 寸,距头正中线 2.25 寸)
	19. 脑空	头部,横平枕外隆凸的上缘,风池穴直上
	20. 风池	项部,枕骨之下,胸锁乳突肌上端与斜方肌上端之间的凹陷中,与风府相平
	21. 肩井	肩胛区,第 7 颈椎棘突下与肩峰最外侧连线的中点
	22. 渊腋	胸外区,第 4 肋间隙中,腋中线上
	23. 辄筋	胸外区,第 4 肋间隙中,腋中线前 1 寸(渊腋前 1 寸)
	24. 日月	胸部,当乳头直下,第 7 肋间隙,前正中线旁开 4 寸
	25. 京门	侧腰部,章门后 1.8 寸,当第 12 肋骨游离端的下方
	26. 带脉	侧腹部,当第 11 肋骨游离端下方垂线与脐水平线的交点上
	27. 五枢	下腹部,横平脐下 3 寸,髂前上棘内侧
	28. 维道	下腹部,髂前上棘内下 0.5 寸(五枢斜下 0.5 寸处)
	29. 居髎	髋部,髂前上棘与股骨大转子最凸点连线的中点处
	30. 环跳	臀部,侧卧屈股,当股骨大转子最凸点与骶管裂孔连线的外 1/3 与内 2/3 交点处
	31. 风市	股部,直立垂手,掌心贴于大腿时,中指尖所指凹陷中,髂胫束后缘
	32. 中渎	股侧,腘横纹上 5 寸,髂胫束后缘
	33. 膝阳关	膝部,股骨外上髁后上缘,股二头肌腱与髂胫束之间的凹陷中
	34. 阳陵泉	小腿外侧,当腓骨小头前下方凹陷处
	35. 阳交	小腿外侧,外踝尖上 7 寸,腓骨后缘
	36. 外丘	小腿外侧,外踝尖上 7 寸,腓骨前缘,平阳交
	37. 光明	小腿外侧,外踝尖上 5 寸,腓骨前缘
	38. 阳辅	小腿外侧,外踝尖上 4 寸,腓骨前缘

经络	穴位	位　置
足少阳胆经	39. 悬钟	小腿外侧,外踝尖上 3 寸,腓骨前缘
	40. 丘墟	踝区,外踝的前下方,趾长伸肌腱的外侧凹陷处
	41. 足临泣	足背部,第 4、5 跖骨底结合部的前方,第 5 趾长伸肌腱外侧凹陷中
	42. 地五会	足背部,第 4、5 跖骨间,第 4 跖趾关节近端凹陷中
	43. 侠溪	足背部,第 4、5 趾间,趾蹼缘后方赤白肉际处
	44. 足窍阴	第 4 趾末节外侧,趾甲根角侧后方 0.1 寸
足太阳膀胱经	1. 睛明	面部,目内眦内上方眶内侧壁凹陷中
	2. 攒竹	面部,眉头凹陷中,眶上切迹处
	3. 眉冲	头部,眶上切迹直上入发际 0.5 寸,神庭与曲差中间
	4. 曲差	头部,前发际正中直上 0.5 寸,旁开 1.5 寸(神庭与头维连线的内 1/3 与中 1/3 的交点)
	5. 五处	头部,前发际正中直上 1 寸,旁开 1.5 寸(曲差直上 0.5 寸)
	6. 承光	头部,前发际正中直上 2.5 寸,旁开 1.5 寸(五处直上 1.5 寸)
	7. 通天	头部,前发际正中直上 4 寸,旁开 1.5 寸(承光直上 1.5 寸)
	8. 络却	头部,前发际正中直上 5.5 寸,旁开 1.5 寸(通天直上 1.5 寸)
	9. 玉枕	头部,横平枕外隆凸上缘,后发际正中旁开 1.3 寸,横平脑户
	10. 天柱	项部,横平第 2 颈椎棘突上际,斜方肌外缘凹陷中
	11. 大杼	脊柱区,第 1 胸椎棘突下,后正中线旁开 1.5 寸
	12. 风门	脊柱区,第 2 胸椎棘突下,后正中线旁开 1.5 寸
	13. 肺俞	脊柱区,第 3 胸椎棘突下,后正中线旁开 1.5 寸
	14. 厥阴俞	脊柱区,第 4 胸椎棘突下,后正中线旁开 1.5 寸
	15. 心俞	脊柱区,第 5 胸椎棘突下,后正中线旁开 1.5 寸
	16. 督俞	脊柱区,第 6 胸椎棘突下,后正中线旁开 1.5 寸
	17. 膈俞	脊柱区,第 7 胸椎棘突下,后正中线旁开 1.5 寸

经络	穴位	位置
	18. 肝俞	脊柱区,第 9 胸椎棘突下,后正中线旁开 1.5 寸
	19. 胆俞	脊柱区,第 10 胸椎棘突下,后正中线旁开 1.5 寸
	20. 脾俞	脊柱区,第 11 胸椎棘突下,后正中线旁开 1.5 寸
	21. 胃俞	脊柱区,第 12 胸椎棘突下,后正中线旁开 1.5 寸
	22. 三焦俞	脊柱区,第 1 腰椎棘突下,后正中线旁开 1.5 寸
	23. 肾俞	脊柱区,第 2 腰椎棘突下,后正中线旁开 1.5 寸
	24. 气海俞	脊柱区,第 3 腰椎棘突下,后正中线旁开 1.5 寸
	25. 大肠俞	脊柱区,第 4 腰椎棘突下,后正中线旁开 1.5 寸
	26. 关元俞	脊柱区,第 5 腰椎棘突下,后正中线旁开 1.5 寸
	27. 小肠俞	骶部,骶正中嵴旁开 1.5 寸,横平第 1 骶后孔
	28. 膀胱俞	骶部,骶正中嵴旁开 1.5 寸,横平第 2 骶后孔
	29. 中膂俞	骶部,骶正中嵴旁开 1.5 寸,横平第 3 骶后孔
	30. 白环俞	骶部,骶正中嵴旁开 1.5 寸,横平第 4 骶后孔
足太阳膀胱经	31. 上髎	骶部,正对第 1 骶后孔中
	32. 次髎	骶部,正对第 2 骶后孔中
	33. 中髎	骶部,正对第 3 骶后孔中
	34. 下髎	骶部,正对第 4 骶后孔中
	35. 会阳	骶部,尾骨端旁开 0.5 寸
	36. 承扶	股后区,臀沟的中点
	37. 殷门	股后区,臀沟下 6 寸,股二头肌与半腱肌之间(承扶下 6 寸,大腿后侧正中)
	38. 浮郄	膝后区,腘横纹上 1 寸,股二头肌腱的内侧缘(委阳上 1 寸)
	39. 委阳	膝部,腘横纹上,股二头肌腱的内侧缘
	40. 委中	膝后区,腘横纹中点,股二头肌腱与半腱肌腱中间
	41. 附分	脊柱区,第 2 胸椎棘突下,后正中线旁开 3 寸
	42. 魄户	脊柱区,第 3 胸椎棘突下,后正中线旁开 3 寸

经络	穴位	位置
足太阳膀胱经	43. 膏肓	脊柱区,第 4 胸椎棘突下,后正中线旁开 3 寸
	44. 神堂	脊柱区,第 5 胸椎棘突下,后正中线旁开 3 寸
	45. 譩譆	脊柱区,第 6 胸椎棘突下,后正中线旁开 3 寸
	46. 膈关	脊柱区,第 7 胸椎棘突下,后正中线旁开 3 寸
	47. 魂门	脊柱区,第 9 胸椎棘突下,后正中线旁开 3 寸
	48. 阳纲	脊柱区,第 10 胸椎棘突下,后正中线旁开 3 寸
	49. 意舍	脊柱区,第 11 胸椎棘突下,后正中线旁开 3 寸
	50. 胃仓	脊柱区,第 12 胸椎棘突下,后正中线旁开 3 寸
	51. 肓门	腰部,第 1 腰椎棘突下,后正中线旁开 3 寸
	52. 志室	腰部,第 2 腰椎棘突下,后正中线旁开 3 寸
	53. 胞肓	腰部,横平第 2 骶后孔,骶正中嵴旁开 3 寸
	54. 秩边	腰部,横平第 4 骶后孔,骶正中嵴旁开 3 寸
	55. 合阳	小腿后区,腘横纹下 2 寸,腓肠肌内、外侧头之间(委中与承山的连线上,委中直下 2 寸)
	56. 承筋	小腿后区,腘横纹下 5 寸,腓肠肌两肌腹之间(合阳与承山连线的中点)
	57. 承山	小腿后区,腓肠肌两肌腹与肌腱交角处(伸直小腿或足跟上提时,腓肠肌肌腹下出现的尖角凹陷处)
	58. 飞扬	小腿后区,昆仑直上 7 寸,腓肠肌外下缘与跟腱移行处
	59. 跗阳	小腿后区,昆仑直上 3 寸,腓骨与跟腱之间
	60. 昆仑	踝区,外踝尖与跟腱之间的凹陷处
	61. 仆参	跟区,昆仑直下,跟骨外侧,赤白肉际处
	62. 申脉	踝区,外踝尖直下,外踝下缘与跟骨之间凹陷中
	63. 金门	足背部,外踝前缘直下,第 5 跖骨粗隆后方,骰骨下缘凹陷中
	64. 京骨	跖区,第 5 跖骨粗隆前下方,赤白肉际处
	65. 束骨	跖区,第 5 跖趾关节的近端,赤白肉际处
	66. 足通谷	第 5 跖趾关节的远端,赤白肉际处
	67. 至阴	足小趾末节外侧,趾甲根角侧后方 0.1 寸

经络	穴位	位置
	1. 会阴	会阴部,男性当阴囊根部与肛门连线的中点,女性当大阴唇后联合与肛门连线的中点
	2. 曲骨	下腹部,前正中线上,耻骨联合上缘
	3. 中极	下腹部,前正中线上,脐中下4寸
	4. 关元	下腹部,前正中线上,脐中下3寸
	5. 石门	下腹部,前正中线上,脐中下2寸
	6. 气海	下腹部,前正中线上,脐中下1.5寸
	7. 阴交	下腹部,前正中线上,脐中下1寸
	8. 神阙	脐区,脐中央
	9. 水分	上腹部,前正中线上,脐中上1寸
	10. 下脘	上腹部,前正中线上,脐中上2寸
	11. 建里	上腹部,前正中线上,脐中上3寸
任脉	12. 中脘	上腹部,前正中线上,脐中上4寸
	13. 上脘	上腹部,前正中线上,脐中上5寸
	14. 巨阙	上腹部,前正中线上,脐中上6寸
	15. 鸠尾	上腹部,前正中线上,胸剑结合部下1寸
	16. 中庭	胸部,前正中线上,胸剑结合中点处,平第5肋间隙
	17. 膻中	胸部,前正中线上,平第4肋间隙(两乳头连线的中点)
	18. 玉堂	胸部,前正中线上,平第3肋间隙
	19. 紫宫	胸部,前正中线上,平第2肋间隙
	20. 华盖	胸部,前正中线上,平第1肋间隙
	21. 璇玑	胸部,前正中线上,胸骨上窝中央下1寸
	22. 天突	颈部,前正中线上,胸骨上窝中央
	23. 廉泉	颈部,前正中线上,喉结上方,舌骨上缘凹陷处
	24. 承浆	面部,颏唇沟的正中凹陷处

经络	穴位	位置
督脉	1. 长强	会阴区,尾骨端下方,尾骨端与肛门连线的中点处
	2. 腰俞	骶部,适对骶管裂孔,后正中线上
	3. 腰阳关	脊柱区,第 4 腰椎棘突下凹陷中,后正中线上
	4. 命门	脊柱区,第 2 腰椎棘突下凹陷中,后正中线上
	5. 悬枢	脊柱区,第 1 腰椎棘突下凹陷中,后正中线上
	6. 脊中	脊柱区,第 11 胸椎棘突下凹陷中,后正中线上
	7. 中枢	脊柱区,第 10 胸椎棘突下凹陷中,后正中线上
	8. 筋缩	脊柱区,第 9 胸椎棘突下凹陷中,后正中线上
	9. 至阳	脊柱区,第 7 胸椎棘突下凹陷中,后正中线上
	10. 灵台	脊柱区,第 6 胸椎棘突下凹陷中,后正中线上
	11. 神道	脊柱区,第 5 胸椎棘突下凹陷中,后正中线上
	12. 身柱	脊柱区,第 3 胸椎棘突下凹陷中,后正中线上
	13. 陶道	脊柱区,第 1 胸椎棘突下凹陷中,后正中线上
	14. 大椎	脊柱区,第 7 颈椎棘突下凹陷中,后正中线上
	15. 哑门	项部,第 2 颈椎棘突上际凹陷,后正中线上(后发际正中直上 0.5 寸)
	16. 风府	项部,枕外隆凸直下,两侧斜方肌之间凹陷中
	17. 脑户	头部,枕外隆凸的上缘凹陷处
	18. 强间	头部,后发际正中直上 4 寸(脑户上 1.5 寸)
	19. 后顶	头部,后发际正中直上 5.5 寸(百会后 1.5 寸)
	20. 百会	头部,前发际正中直上 5 寸
	21. 前顶	头部,前发际正中直上 3.5 寸(百会前 1.5 寸)
	22. 囟会	头部,前发际正中直上 2 寸
	23. 上星	头部,前发际正中直上 1 寸
	24. 神庭	头部,前发际正中直上 0.5 寸
	25. 素髎	面部,当鼻尖的正中央
	26. 水沟	面部,人中沟的上 1/3 与中 1/3 的交点处
	27. 兑端	面部,上唇结节的中点
	28. 龈交	上唇内,上唇系带与上齿龈的相接处

经络	穴位	位置
经外奇穴	四神聪	头顶部,百会前后左右各 1 寸处
	当阳	头部,瞳孔直上,前发际上 1 寸
	印堂	头部,当两眉毛内侧端中间的凹陷中
	太阳	头部,眉梢与目外眦之间,向后约 1 寸的凹陷中
	鱼腰	头部,瞳孔直上,眉毛的中心
	球后	面部,眶下缘外侧 1/4 与内侧 3/4 交界处
	上迎香	面部,当鼻翼软骨与鼻甲交界处,近鼻唇沟上端处
	内迎香	正坐仰靠,于鼻翼软骨与鼻甲交界的黏膜处取穴
	金津玉液	舌下紫脉下,左为金津,右为玉液(舌系带两侧静脉上,左为金津,右为玉液)
	耳尖	耳区,耳轮的最高点
	翳明	项部,翳风后 1 寸
	安眠 1	头颞部,胸锁乳突肌停止部,乳突下凹陷点前 0.5 寸处(翳风与翳明之间)
	安眠 2	颞部,项部肌肉隆起外缘的凹陷,与胸锁乳突肌停止部乳突下凹陷连线的中点(翳明与风池之间)
	安眠	翳风与风池连线的中点
	兴奋	头颞部,乳突后缘,乳突下凹陷上 0.5 寸(安眠 2 斜上 0.5 寸)
	子宫	下腹部,脐中下 4 寸,前正中线旁开 3 寸
	颈百劳	项部,第 7 颈椎棘突直下 2 寸,后正中线旁开 1 寸
	定喘	脊柱区,横平第 7 颈椎棘突下,后正中线旁开 0.5 寸
	胃脘下俞	脊柱区,横平第 8 胸椎棘突下,后正中线旁开 1.5 寸
	华佗夹脊	脊柱区,自第 1 胸椎至第 5 腰椎棘突下两侧,后正中线旁开 0.5 寸
	痞根	腰区,横平第 1 腰椎棘突下,后正中线旁开 3.5 寸
	腰眼	腰区,横平第 4 腰椎棘突下,后正中线旁开 3.5 寸凹陷中
	十七椎	腰区,后正中线上,第 5 腰椎棘突下凹陷中取穴

经络	穴位	位置
经外奇穴	腰奇	骶部,尾骨端直上2寸,骶角之间凹陷处
	二白	前臂掌侧,腕横纹上4寸,桡侧腕屈肌腱的两侧,一手两穴
	中泉	前臂后区,腕背侧远端横纹上,指总伸肌腱桡侧的凹陷处(阳溪与阳池连线的中点)
	腰痛点	手背,当第2、3掌骨及第4、5掌骨之间,当腕背侧远端横纹与掌指关节的中点处,一手2穴
	外劳宫	手背,第2、3掌骨之间,掌指关节后0.5寸凹陷中
	八邪	手背,第1~5指间,指蹼缘后方赤白肉际处,左右共8穴
	四缝	手指,第2~5指掌面的近端指间关节横纹的中央,一手4穴
	十宣	手指,十指尖端,距指甲游离缘0.1寸,左右共10穴
	百虫窝	股前区,髌底内侧端上3寸
	鹤顶	膝前区,髌底中点的上方凹陷处
	膝眼	膝部,膝盖之下两侧陷中(髌尖两侧凹陷中)
	胆囊	小腿外侧,腓骨小头直下2寸
	阑尾	小腿外侧,髌韧带外侧凹陷下5寸,胫骨前嵴外1横指(中指)
	八风	足背,第1~5趾间,指蹼缘后方赤白肉际处,左右共8穴

一、软伤洗剂

软伤洗剂系崔述生老师与北京中医药大学药学院合作研究，已应用于临床 20 余年。方中以牛膝补肝肾强筋骨，兼活血祛瘀，鸡血藤活血补血、通经止痛，桃仁、红花活血通经、祛瘀止痛，共奏补而不留瘀、祛瘀不伤正之功；荆芥、防风祛风解表胜湿以除表邪，羌活、独活、威灵仙祛风湿、通经络、止痹痛以除内湿、表里双解；天花粉清风寒湿痹经久不愈、蕴而化热之热邪，旋覆花下气行水消痰；瓜蒌清热化痰、消肿止痛，共化痰浊，风寒湿痹经久不愈，可蕴而化热，天花粉清热生津，与瓜蒌共奏清热之功；伸筋草、透骨草祛风散寒、除湿消肿、舒筋活血，二药相合治肝肾不足，筋骨失养，屈伸不利，肢体麻木，筋骨挛缩，有伸筋透骨之效。诸药合用，共奏祛风除湿、活血通络止痛之功。

本方崔老师每用于外洗、熏熁，使皮肤毛细血管扩张充血，血液循环加速，同时由于组织温度升高，新陈代谢旺盛，加速组织再生能力和细胞的活力，促进炎症产物及代谢产物的吸收，从而使药物直达病所，局部组织内的药物浓度显著高于其血液浓度，故发挥作用充分，达到内病外治的目的。

二、疼痛熥剂

疼痛熥剂在软伤洗剂基础上加减而成，去除软伤洗剂方中桃仁、威灵仙、牛膝三味，加乳香、没药、艾叶、白芷四味药组成。

乳香，味辛、苦，性温。李中梓于《雷公炮制药性解》中言"乳香辛香发散，于十二经络无所不入"，黄元御于《玉楸药解》中言"活血舒筋，消肿止痛""舒筋脉挛缩"。《中药学》中讲该药"凡临床内、妇、外、伤诸科，见有瘀滞疼痛之证者，用以活血止痛，其效颇佳"。可见乳香能行气散滞、活血化瘀，尤善止痛。

没药，味辛、苦，性平。《雷公炮制药性解》中言"主破癥结宿血，止痛……，跌打损伤……，历节诸风，骨节疼痛，制同乳香""没药与乳香同功，大抵血滞则气壅淤，气壅淤则经络满急，故痛且肿，得没药以宣通气血，宜其治也"。《玉楸药解》中言"破血止痛，消肿生肌""没药破血行瘀，化老血宿癥，治……跌扑损伤、一切血瘀肿痛"。

艾叶，味辛、苦，性温。黄元御于《长沙药解》中言"燥湿除寒，温经止血"。《中药学》中言其功效为温经止血、散寒止痛。

白芷，味辛，性温。《中药学》中言其功效可祛风燥湿、止痛。

疼痛熥剂与软伤洗剂在临床应用中各有其专精之处。从加减药物亦可体现，疼痛熥剂在软伤洗剂基础上去除桃仁、威灵仙、牛膝三味善于治疗下焦疾病，有引经气下行功效的药物，增加乳香、没药、艾叶、白芷四味，以重点增强活血散寒止痛的功效。因此在临床应用中，软伤洗剂常用于治疗膝关节滑膜炎，伴有关节腔积液者疗效更为显著；疼痛熥剂常用于腰背部肌肉慢性劳损导致的腰背疼痛，效果更佳。临床实践中当鉴别应用。

三、速效损伤灵

速效损伤灵由崔述生老师结合多年临床经验，在传统伤科验方基础上，结合现代急性伤科疾病特点配制而成。本方为外用制剂，应用方便，功善消肿止痛、接骨续筋。尤其对于急性软组织损伤、扭伤、挫伤，在缓解疼痛、消除肿胀方面效果显著，且对于肌肉、肌腱、韧带撕裂伤，可促进损伤修复。对于骨折，可促进骨骼及软组织修复。鉴于其显著疗效和在学科发展中的突出贡献，本品获得了市级科技进步三等奖。本方已申请国家专利，故此处仅择取部分药物以简述全方配伍特点与治疗思路，供君参考。

　　全方以血竭为君药，血竭既可止血，又可散瘀，现代医学发现其可促进肌肉生长。入血分散瘀滞，活血止痛效佳。黄元御《玉楸药解》言其"破瘀行血，止痛续伤""血竭破瘀血，癥瘕积块、跌扑停瘀皆良"。以乳香、没药为臣药。乳香，辛香温通走窜，能透达经络，活血止痛生肌。李中梓《雷公炮制药性解》言其"亦入敷膏，止痛生肌""乳香辛香发散，于十二经络无所不入"。《玉楸药解》言其"活血舒筋，消肿止痛""乳香活血行瘀……平跌打溃烂……舒筋脉挛缩"。没药辛散苦泄，气香走散，活血散瘀，功善消肿止痛生肌。《雷公炮制药性解》言其"入十二经。主破癥结宿血，止痛，疗金疮、杖疮、痔疮，诸恶肿毒，跌打损伤""没药与乳香同功，大抵血滞则气壅淤，气壅淤则经络满急，故痛且肿，得没药以宣通气血，宜其治也"。佐以青黛，青黛咸寒，助以凉血、止血、消肿。《玉楸药解》言其"入足厥阴肝经……敷金疮臃肿"。肝主筋，肾主骨，故在伤科疾病中，历代医家均非常重视肝肾的调补，同时，应用引经药常能起到画龙点睛的作用。本方以骨碎补为使，入肝、肾经，《雷公炮制药性解》言"骨碎补，温而下行，专入肾家，以理骨病"，且骨碎补用于跌扑闪挫、筋骨损伤，有活血、止血、续伤的功效。

崔述生名医工作室介绍

崔述生名医工作室于 2012 年 7 月经北京市中医管理局批准成立，2017 年晋升为"崔述生全国名老中医药专家传承工作室"。崔述生教授师从卢英华老先生，以"拨筋"和"点穴"见长，在临床中善于运用推拿疗法，结合针灸、中药治疗骨伤科及内科、妇科、儿科疾病，疗效显著，深受广大患者的认可。工作室致力于全面系统整理崔述生教授的学术思想，深入挖掘燕京推拿流派中"拨筋"与"点穴"的渊源与传承。同时积极开展创新性研究，编写《名老中医崔述生推拿手法图谱》等四部专著，在核心期刊发表学术论文二十余篇。

工作室现有成员 51 人，从三甲医院到社区卫生服务中心，广泛分布于医疗卫生系统的各个岗位。工作室秉承新时期国家中医药发展战略的核心思想，全面培养中医药临床、研究与科普人才，探索新的培养模式，注重工作室成员的全面发展，不断为中医药事业的发展注入新鲜血液。

在临床工作之余，工作室还致力于中医药文化的推广与宣传，参加了数届地坛中医文化节，定期为社区及党政机关单位进行健康咨询与宣教；建立微信公众号，推送原创科普文章，通过自媒体互联网普及中医药知识；先后创立电脑工作室"闹钟式"颈部保健操、青少年脊柱保健操，并积极推广，取得了良好的社会影响。